Cyndi Dale

Energieheilung für Stress, Trauma und chronische Beschwerden

CYNDI DALE

ENERGIEHEILUNG

für Stress, Trauma und chronische Beschwerden

Harmonisiere deine feinstofflichen Energien
und aktiviere deine Selbstheilungskräfte

Aus dem Englischen von
Juliane Molitor

Lotos

Die Originalausgabe erschien 2020 unter dem Titel
»Energy Healing for Trauma, Stress & Chronic Illness« im Verlag Llewellyn Publications,
Woodbury, MN 55125-2989. www.llewellyn.com

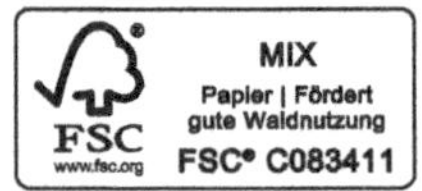

Penguin Random House Verlagsgruppe FSC®-N001967

2. Auflage

Einbandgestaltung: Guter Punkt, München,
unter Verwendung eines Motivs von © gothappy / iStock
Illustrationen © Mary Ann Zapalac
Satz: Satzwerk Huber, Germering
Druck und Bindung: CPI books GmbH, Leck
ISBN 978-3-7787-8305-4

www.ansata-integral-lotos.de
www.facebook.com/Integral.Lotos.Ansata

Inhalt

Einleitung 7

Teil 1
Physisches und Feinstoffliches. Die Energien von Trauma, Stress und chronischer Krankheit

1. Alle Herausforderungen sind energetische Herausforderungen 15
Orientierungshilfe 1: *Trauma und Herausforderungen, Teil 1 – Häufige Arten und Ursprünge* 19

2. Die Energien, die unseren Herausforderungen zugrunde liegen: Einsicht in die Kräfte und Signaturen, unsere Energieanatomie und die Energetik des Traumas 23
Persönliche Einschätzung: *Die gegenwärtigen Herausforderungen in meinem Leben* 45

3. Die physische Anatomie: Was passiert, wenn wir uns verletzen 49
Orientierungshilfe 2: *Ihr Körper und seine Systeme. Ein kompaktes Handbuch* 74
Persönliche Einschätzung: *Von Ihrem Trauma hervorgerufene körperliche Symptome* 92
Schaubild: *Körperliche Symptome (Beispieldiagramm)* 94

4. Feinstoffliche Stressfaktoren: Die unsichtbaren Einflüsse hinter Herausforderungen und wie sie uns energetisch beeinflussen 97
Tabelle: *Überblick über die Chakras* 99
Persönliche Einschätzung: *Ihr Problem und Ihr feinstofflicher Körper* 130
Beispieldiagramm: *Chakra-Symptome* 133
Persönliche Einschätzung: *Geistige Kräfte – Nichtphysische Wesen, Energien von anderen und mehr* 134

5. Feinstoffliches und Stoffliches zusammen 137
Tabelle: *Marthas feinstoffliche Stressoren – Überblick* 148
Orientierungshilfe 3: *Trauma und Herausforderungen, Teil 2 – Einsichten in die Bedeutung feinstofflicher Energie für gängige chronische Krankheiten und Probleme* 162
Persönliche Einschätzung: *Dem Ursprung Ihres Problems auf der Spur* 173

6. Das trauernde Herz und Co-Abhängigkeit 177
Orientierungshilfe 4: *Trauma und Herausforderungen, Teil 3 – Der Einfluss von Co-Abhängigkeit und nicht erlöster Trauer* 188
Persönliche Einschätzung: *Nicht erlöste Trauer* 198
Persönliche Einschätzung: *Energetische Co-Abhängigkeit* 199

Teil 2
Die Befreiung. Techniken für die Genesung und Heilung des Selbst

7. Herausforderungen meistern: Zehn Techniken für Ihren feinstofflichen Werkzeugkasten 203
Tabelle: *Chakra-Aktivierung nach Alter* 213

8. Ein Trauma überwinden: Techniken zur Unterstützung eines traumatisierten Selbst 225

9. Feinstoffliche Energieheilungstechniken für chronische Krankheiten 251
Orientierungshilfe 5: *Die feinstoffliche Energie chronischer Krankheiten ansprechen – Weitere Tipps* 272

10. Techniken zur Weiterführung Ihrer Genesung 283
Tabelle: *Den Chakras zugeordnete Nahrungsmittel und Substanzen* 286
Tabelle: *Den Chakras zugeordnete Suchtprobleme* 297
Tabelle: *Den Chakras zugeordnete Aktivitäten* 302

Nachwort 305

Anhang 307
Verzeichnis der Energieheilungstechniken 307
Abbildungsverzeichnis 309
Quellen 310
Anmerkungen 318
Register 323

Einleitung

Man muss die Taten bis zu ihrer Vollendung verfolgen.
Was immer ihr Ausgangspunkt auch sein mag, ihr Ende ist schön.
Jean Genet: *Tagebuch eines Diebes*

Ich arbeite seit mehr als dreißig Jahren als intuitive Heilerin und Energieheilerin. Die meisten der 65 000 Menschen, mit denen ich mich in dieser Zeit beschäftigte, hatten es mit den Auswirkungen eines nicht geheilten Traumas zu tun.

Das klingt nach viel, ich weiß. Aber so weit verbreitet sind nicht geheilte Traumata nun mal.

Darüber hinaus haben die meisten meiner Klienten, die an einem nicht geheilten Trauma leiden, auch mit chronischen Krankheiten und anderen bleibenden Herausforderungen wie Beziehungsproblemen, finanziellen Schwierigkeiten oder geringem Selbstbewusstsein zu kämpfen. Für mich als Energieheilerin ist diese Überschneidung kein Zufall. Immer wieder konnte ich bei vielen Klienten einen deutlichen, wenn auch komplexen Zusammenhang zwischen chronischen Problemen und einem nicht geheilten Trauma feststellen. Ich bin alles andere als überrascht, wenn ich lese, dass sechs von zehn Erwachsenen in den USA an einer chronischen Krankheit leiden und vier von zehn dieser Erwachsenen mehr als eine chronische Krankheit haben.[1]

Wenn Menschen mit chronischen Krankheiten und Problemen zu mir kommen, erzählen sie mir normalerweise ganz ähnliche Geschichten. Sie haben ihre Probleme auf vielfältige Weise angegangen, einschließlich verschiedener Bereiche der allopathischen Medizin, der Psychotherapie sowie der komplementären und alternativen Medizin, und vielleicht haben sie ein gewisses Maß an Heilung oder Erleichterung erfahren, aber *etwas* fehlt noch. Sie wissen vielleicht nicht, was es ist, aber *etwas* hindert sie daran, sich so zu fühlen, wie sie sich fühlen wollen – so, wie sie sich einem tiefen Wissen in ihrem Herzen zufolge fühlen *könnten*, sei es nun glücklich oder zufrieden, sicher oder geliebt, ganz oder frei. Etwas hält sie davon ab, heil zu werden und dabei ihr optimales Potenzial auszuschöpfen.

Was ihnen fehlt, ist *Energie*, genauer gesagt feinstoffliche Energie. Wenn wir zusammenarbeiten, stelle ich ihnen die unsichtbaren, aber sehr mächtigen Energien vor, die alles in unserer Welt regulieren, uns selbst eingeschlossen. Gemeinsam betrachten wir die verschiedenen Teile ihrer feinstofflichen Anatomie, die unsichtbaren Zentren, Felder und Leitbahnen in unserem physischen Körper und in seinem Umfeld und wie diese Teile von feinstofflichen Energien beeinflusst wurden oder werden. Ich zeige ihnen, wie sich der nicht entdeckte energetische Schaden aufgrund traumatischer Stressfaktoren und die Reaktion unserer feinstofflichen Anatomie darauf am Ende sehr oft im physischen Körper manifestiert, und zwar in Form von chronischen Krankheiten, zu denen auch Autoimmunerkrankungen gehören. Er kann sich auf der physischen Ebene genauso gut als ein anderes chronisches Problem manifestieren, wie Sucht, Lernschwierigkeiten, Verhaltensauffälligkeiten oder wiederkehrende psychologische, emotionale oder Beziehungen bestimmende Muster, die sich nicht zu verändern scheinen, wie immer sie auch angegangen werden.

Zusammen mit meinen Klienten decke ich die feinstofflichen Energien des Traumas auf, die Energien, die an der durch das Trauma ausgelösten Stressreaktion beteiligt sind, und die Energien, die ihren chronischen Krankheiten und Problemen zugrunde liegen. Dann arbeiten wir mit ihrer feinstofflichen Anatomie und anderen hilfreicheren Energien, um die Heilung in Gang zu setzen, die sie suchen.

Ich habe beobachtet, wie eine junge Mutter mit Hauttuberkulose (Lupus) allmählich immer gesünder wurde und endlich ihren kleinen Sohn in den Arm nehmen konnte, ohne dabei zusammenzuzucken. Ich habe miterlebt, wie ein Großvater mit Agoraphobie seine Angst vor der Welt bis zu einem frühkindlichen Ereignis zurückverfolgte und sich zum ersten Mal seit zwanzig Jahren seinen Stock schnappte und in einen Laden ging. Es ist mir eine Ehre, Kriegsveteranen zu unterstützen, die unter den langfristigen Auswirkungen dessen leiden, was sie im Krieg erlebt haben; Menschen mit Sucht und Allergien, Co-Abhängige,[2] die in schlechten Beziehungen stecken, und Menschen mit fast allen anderen Sorgen.

Und es ist mir eine Ehre, in diesem Buch dieselben Konzepte und Techniken vorzustellen, mit denen ich meine Klienten bekannt gemacht habe, damit Sie, meine Leser und Leserinnen, die gleiche Hilfe und Heilung erfahren können.

Ihr Leitfaden für die Beschäftigung mit den Energien der Herausforderung

In den Kapiteln 1 und 2 erfahren Sie mehr über das Wesen von Energie, etwa darüber, wie sie funktioniert, und über die zwei verschiedenen Arten von Energie, die physische und die feinstoffliche. Anschließend beschreibe ich im Rest von Teil 1 im Detail, wie bestimmte Formen von feinstofflicher Energie, die »Kräfte« genannt werden, uns zunächst während einer Krise beeinflussen und dann anhaltende Schwierigkeiten oder Herausforderungen verursachen, wenn ihre Auswirkungen nicht angesprochen werden.

Kapitel 1: Wie ein Trauma Herausforderungen hervorbringt. Ein Trauma führt zu chronischen Herausforderungen, und Energie ist der Hauptgrund dafür. In diesem Kapitel lernen Sie die grundlegenden Konzepte des Buches kennen. Der erste Teil dieses Leitfadens mit mehreren Kapiteln listet verschiedene Arten von Traumata und Herausforderungen auf, die Sie mithilfe dieses Buches ansprechen können.

Kapitel 2: Was Sie über Energetik wissen müssen. In diesem Kapitel erfahren Sie mehr über Energie, einschließlich energetischer Signaturen, Kräfte und unserer energetischen beziehungsweise feinstofflichen Anatomie.

Kapitel 3: Ihre körperliche Anatomie unter Stress. In diesem Kapitel werden alle physischen Belange hinsichtlich der Energetik des Traumas und chronischer Krankheiten untersucht. Im Prinzip gebe ich eine aktuelle Biologie-Lektion über Traumata und den dadurch bedingten Stress. Dazu gehört eine Kurzanleitung, in der aufgeführt ist, wie die verschiedenen Systeme des Körpers auf den durch ein Trauma bedingten Stress reagieren.

Kapitel 4: Ihre feinstoffliche Anatomie unter Stress. Hier zeige ich, wie Ihr feinstoffliches Selbst, das aus Organen, Kanälen und Feldern besteht, auf die Energien eines Traumas und den nachfolgenden, durch das Trauma bedingten Stress reagiert – und dadurch Schaden nehmen kann. In diesem Kapitel werden auch einige feinstofflich-energetische (oder spirituelle) Faktoren behandelt, die zu den Auswirkungen von Traumata und unseren chronischen Herausforderungen beitragen können.

Kapitel 5: Wie das Körperliche und das Feinstoffliche in Reaktion auf ein Trauma interagieren. Wenn wir von gestörten Energien belagert werden, reagiert sowohl unsere körperliche als auch unsere feinstoffliche Anatomie sofort und über einen längeren Zeitraum – manchmal sogar über mehrere Lebenszeiten hinweg. Fallstudien werden zeigen, warum die Energien des Traumas so lange vorhanden und oft so komplex sind. Der Leitfaden zu Traumata und Herausforderungen aus Kapitel 1 wird hier noch erweitert und gibt Ihnen Einblicke in bestimmte Angelegenheiten.

Kapitel 6: Die Rolle, die Trauer und Co-Abhängigkeit bei der Heilung spielen. Wir müssen die Traumata des Lebens betrauern. Wenn wir dies nicht tun, bleiben wir nicht nur in einer Schockreaktion stecken, sondern können auch co-abhängige Einstellungen, Verhaltensweisen und Beziehungen entwickeln. In diesem Kapitel werden sowohl Trauer als auch Co-Abhängigkeit und die energetische Brücke dazwischen untersucht. Im dritten Abschnitt des Leitfadens zu Traumata und Herausforderungen geht es um die Auswirkungen von Trauer und Co-Abhängigkeit auf bestimmte Traumata und chronische Herausforderungen.

Die Auswirkungen von Traumata, durch Traumata bedingten Stress und chronischen Herausforderungen können komplex sein, und Teil 1 enthält viele detaillierte Informationen. Damit Sie selbst herausfinden können, wie die Details auf Sie zutreffen, habe ich am Ende der Kapitel 2 bis 6 Möglichkeiten zur persönlichen Bewertung hinzugefügt. Die Erkenntnisse, die Sie aus diesen Bewertungen gewinnen, bereiten Sie auf Teil 2 vor, in dem Sie eine Fülle von Heilmethoden finden, die Sie auf die Ansätze aus den vorherigen Kapiteln anwenden können.

Kapitel 7: Grundlegende Techniken zur Heilung von Traumata und Lösung von Problemen auf der feinstofflichen Energieebene. Sind Sie bereit, Ihren Werkzeugkasten für feinstoffliche Energie aufzufüllen? In diesem Kapitel lernen Sie meine Top Ten der feinstofflichen Energietechniken zur Transformation von Traumata und zur Lösung der durch sie ausgelösten Probleme kennen. Wenn Sie mit dem einen oder anderen meiner Bücher über Energiemedizin vertraut sind, werden Sie manche dieser Verfahren wiedererkennen. Sie wurden jedoch für die Zwecke dieses Buches angepasst.

Kapitel 8: Feinstoffliche Energie zur Heilung von Traumata. Aufbauend auf den Techniken zur Befreiung von traumatischen Erfahrungen, die in Kapitel 7 behandelt wurden, lernen Sie hier noch weitere kennen.

Kapitel 9: Beschäftigung mit feinstofflichen Energien hinter chronischen Krankheiten. Die in diesem Kapitel angebotenen tiefen inneren Heilungsweisheiten und -prozesse helfen Ihnen, chronische Krankheiten zu lindern, Autoimmunerkrankungen eingeschlossen. Hier werden vor allem feinstoffliche Mittel und Wege zur Behandlung chronischer Krankheiten behandelt. Unterstützung auf der körperlichen Ebene ist Thema des nächsten Kapitels. Ein spezieller Leitfaden am Ende des Kapitels gibt Einblicke in subtile Energiezusammenhänge bei vielen chronischen Krankheiten.

Kapitel 10: Zusätzliche Techniken zur Unterstützung Ihrer Heilung. Heilungsprozesse, die auf der feinstofflichen Ebene stattfinden, laufen erheblich besser ab, wenn sie durch konkrete Veränderungen unterstützt werden. In diesem Kapitel werden Probleme behandelt, die in Zusammenhang mit Suchtproblemen und Allergien auftreten und zu deren Bewältigung sowohl feinstoffliche Energie als auch physische Gegenmittel eingesetzt werden.

Bevor Sie sich aufmachen, um Ihr eigenes Heilungsabenteuer zu bestehen, möchte ich noch ein paar weitere Erkenntnisse an Sie weitergeben, die ich in meiner jahrelangen Arbeit mit Klienten gewonnen habe.

Erstens wird die Heilung, die Sie bewirken, sehr tief gehen, und eine solche Heilung braucht häufig ihre Zeit. Ihre chronischen Krankheiten und Ihre Probleme haben sich nicht über Nacht entwickelt und verschwinden normalerweise auch nicht von heute auf morgen. Ich konnte zwar durchaus auch sehen, dass Menschen plötzliche und dramatische Verbesserungen erfahren, wenn sie mit feinstofflicher Energie arbeiten, aber andere Veränderungen finden nach und nach statt. Manchmal macht man einen großen Sprung nach vorn, und dann scheint eine Zeit lang gar nichts zu passieren. Bitte vertrauen Sie darauf, dass sich Ihre Heilung genau in dem Zeitrahmen entfaltet, der für Sie ideal ist.

Zweitens ist feinstoffliche Energieheilung normalerweise das fehlende Glied in der Kette unserer allgemeinen Heilungsbemühungen. Sie ist kein Ersatz für andere Teile wie allopathische Medizin oder Komplementärmedizin. Die Auswirkungen eines Traumas und unsere Reaktionen darauf sind vielfältig, und auch Ihr Heilungsansatz muss vielfältig sein. Manchmal kann feinstoffliche Energieheilung dazu beitragen, dass konventionelle Behandlungen effizienter sind. Manchmal sind konventionelle Behandlungen erforderlich, um die Voraussetzungen für eine erfolgreiche feinstoffliche Energiearbeit zu schaffen. Verzichten Sie nicht auf die Vorzüge der Medizin, auf medizinische Ratschläge oder auf die Unterstützung gut ausgebildeter Therapeuten oder Fachleute. Denn wenn Sie es tun, lassen Sie andere wichtige Teile Ihrer Heilung einfach aus.

Schließlich sollten Sie wissen, dass Sie nicht allein sind. Wie ich zu Beginn dieser Einführung schon sagte, sind Traumata und ihre Auswirkungen so weit verbreitet, dass es sich dabei fast um eine universelle Erfahrung handelt. Aber wie viele der Menschen, mit denen ich zusammengearbeitet habe, Ihnen sagen können, ist diese Erfahrung auch etwas, was Sie ansprechen und heilen können. Auf diese Weise tragen Sie zu einer besseren Genesung auch Ihrer Mitmenschen bei. In unserer chaotischen Welt kann es uns leicht so vorkommen, als siege die Dunkelheit über das Licht. Aus diesem Grund ist jede einzelne Seele auf diesem Planeten aufgerufen, jetzt zu leuchten. Indem Sie Ihre tief sitzenden Probleme lösen, steigen Sie wie Phönix aus der Asche auf – bereit, Ihr einzigartiges Licht in die Welt zu tragen.

Sie hatten die Kraft, mit Ihrem Trauma und den daraus resultierenden Herausforderungen zu leben. Jetzt ist es Zeit, die Kraft zu erlangen, die Sie brauchen, um sich von ihnen zu befreien. Weil Sie dieses Buch lesen, glaube ich, dass Sie dazu bereit sind. Ich glaube an Ihre Fähigkeit zu heilen, und ich glaube an Sie.

Teil 1
Physisches und Feinstoffliches

Die Energien von Trauma, Stress und chronischer Krankheit

Sie möchten deutliche Fortschritte in Hinblick auf Ihre Gesundheit und Ihr Wohlbefinden machen und haben sie auch verdient. Es ist viel einfacher, die Probleme zu lösen, die Ihnen Ihr Leben schwer machen, wenn Sie verstehen, wie sie entstanden sind.

Der Handlungsstrang der Not verläuft nicht ganz so gradlinig, wie grundlegende biologische oder therapeutische Ansätze behaupten. Wir sind Energie – physische und feinstoffliche Energie. Das bedeutet, dass sämtliche Blockaden in unserem Leben mit beiden Arten von Energie verankert sind. In der Tat sage ich Klienten gern, dass sie aus Licht, Klang, Seele und Ton (oder irdischen Elementen) bestehen. Alle diese Komponenten schwingen sowohl auf substanziellen als auch auf nichtsubstanziellen Ebenen.

In Teil 1 bekommen Sie ausführliche Erklärungen Ihres *vollständigen* menschlichen Selbst, das sowohl konkret ist als auch immateriell und alles dazwischen. Bereiten Sie sich im Flug durch die ersten sechs Kapitel dieses Buches auf den endgültigen Landeplatz vor – das trauernde Herz. Heilung bedeutet vor allem, dass wir Rücksicht auf unsere Gefühle nehmen. Auf einer Ebene können sie wie Bindemittel wirken und unsere Traumata, unseren Stress und unsere chronischen Krankheiten festhalten, aber sie tragen auch zu unserer Befreiung bei.

Bis es so weit ist, führen persönliche Bewertungsfragebögen dazu, dass Sie Ihre eigenen Probleme vor dem Hintergrund der Informationen aus jedem Kapitel betrachten können. Dann sind Sie bereit, alle Informationen in Teil 2 sinnvoll zu nutzen.

Kapitel 1

Alle Herausforderungen sind energetische Herausforderungen

Heilen ist eine Frage der Zeit,
mitunter aber auch eine Frage der Möglichkeit.
Hippokrates

Die sechzigjährige Highschool-Lehrerin Maureen litt unter ständiger Müdigkeit, Schmerzen, Herzrhythmusstörungen (Arrhythmie), Lungenentzündungen, Depressionen, Angstzuständen und Stimmungsschwankungen. Als sie zu mir kam, war sie bereits bei Dutzenden von Ärzten gewesen, die eine Autoimmunerkrankung, hormonelle Ungleichgewichte und idiopathische Schmerzen, also »Schmerzen mit unbekannter Ursache« bei ihr diagnostiziert hatten. Ihre ganzheitlichen Therapeuten vermuteten, sie leide an Borreliose, am Leaky-Gut-Syndrom (durchlässige Darmwand), an ungelösten Problemen aus früheren Leben, an Schimmelpilzinfektionen und vielem mehr. Zu den Behandlungen, die sie ausprobiert hatte, gehörten eine milde Form der Chemotherapie, kognitive Therapie, die Gabe von Vitaminpräparaten und Hypnose.

Ich konnte sagen, dass tief in Maureen problematische Energien lagen, die nie thematisiert und geklärt worden waren. Es gab in der Tat einen Aspekt ihres Selbst, der weggesperrt, in diesen Energien gefangen und nicht in der Lage war, sich zu befreien und gesund zu werden. Es war nicht schwer, die Ereignisse zu identifizieren, die diese Energien hervorbrachten: In einigen Monaten ihrer Kindheit hatte Maureen eine Katastrophe nach der anderen erlebt. Ein Tornado hatte die Farm ihrer Familie vernichtet. Bald darauf war ihr Vater an einem Herzinfarkt gestorben. Dann entwickelte ihre Mutter eine schwere Schimmelpilzinfektion in der Lunge und verlor allmählich die Kontrolle über ihre Gefühle, was dazu führte, dass sie die Kinder oft anschrie.

Maureen durchlebte das Leid, das sie in dieser schrecklichen Phase ihrer Kindheit durchgemacht hatte, immer noch und immer wieder, weil die mit diesen Ereignissen verbundenen Energien nicht nur in ihrem physischen Körper vorhanden und aktiv waren, sondern auch in ihrer Energieanatomie.

Was meine ich mit »Energien«? In diesem Kapitel gebe ich Ihnen eine einfache Momentaufnahme von Energie und Trauma, um Sie auf die detaillierten Informationen auf den folgenden Seiten dieses Buches vorzubereiten.

Warum alle Herausforderungen energiebasiert sind

Energie ist Information in Bewegung und umfasst absolut alles, einschließlich unserer materiellen und immateriellen Aspekte. Energie liegt jedem zerstörerischen Faktor in unserem Leben zugrunde und dem Leid, das daraus resultiert – körperlich, seelisch und geistig. Sie ist auch Ausgangspunkt jeder guten Sache im Leben und der daraus resultierenden Freude und des Friedens – körperlich, seelisch und geistig. Dies bedeutet, dass kraftvolle Veränderungen auftreten können, wenn wir auf einer energetischen Ebene alles dafür tun.

Wenn Sie verstehen möchten, wie das vor sich geht, müssen Sie wie schon angedeutet zunächst wissen, dass es zwei Arten von Energien gibt: physische oder stoffliche und feinstoffliche. Die meisten Heilverfahren, wie der Einsatz von verschreibungspflichtigen Medikamenten, bestimmte Diäten, Körpertherapien, einfache kognitive Prozesse und sogar das alte Sprichwort »Zeit heilt alle Wunden«, basieren auf physischer Energie. Das materielle Universum spielt sicher eine Rolle, wenn wir unsere Widrigkeiten lindern wollen. Es gibt in der Tat biologische Gründe, warum unser Körper Heilung braucht (ihr aber auch widersteht), und es gibt physische Energiemodalitäten, welche die Heilung unterstützen. Der Schlüssel zur Freiheit liegt jedoch oft in einem anderen energetischen Bereich, dem der feinstofflichen Energie.

Diese subtilen Energien – auch außersinnliche, intuitive und Quantenenergien genannt – sind untrennbar mit dem materiellen Selbst verbunden. Sie sind nicht nur so etwas wie mystische Phänomene, die willkürlich herumschweben. Tatsächlich untermauern und organisieren sie die physische Realität, einschließlich Ihres physischen Körpers. Ich behaupte, dass sehr spezifische feinstoffliche Energien die Hauptursachen für chronische Krankheiten und andere hartnäckige Herausforderungen sind.

In einer Krise werden wir von feinstofflichen Energien getroffen, die »Kräfte« genannt werden. Jede der sechs vitalen Kräfte – Umweltkräfte, fehlende Kräfte, moderne Kräfte, physische, psychische und geistige Kräfte – kann in der Krise selbst Probleme machen, aber es ist die Stressreaktion, die von den Kräften ausgelöst wird, die letztendlich zu chronischen Krankheiten und anderen bleibenden Beschwerden führen kann. Während wir weiterhin von den ursprünglichen Kräften betroffen sind, lösen diese Kräfte Mechanismen in uns aus, die das verwundete Selbst (den Aspekt unserer Psyche, der am stärksten von dem traumatischen Ereignis betroffen ist) in einer Schockblase einschließen. Wenn dieses verwundete Selbst nicht aus der Schockblase befreit wird, leidet es weiterhin im Verborgenen und löst neue energetische Reaktionen aus, die noch mehr Schaden anrichten.

Was Kräfte konstruktiv oder destruktiv und schädlich macht, sind nicht die Energien selbst, sondern die Frage, ob sie mit unserer ursprünglichen energetischen Signatur kompatibel sind oder nicht. Dies ist unser energetischer Meistercode, der Höhepunkt von allem, was an unserem Körper, unserem Geist und unserer Seele einzigartig ist. Diese Signatur bestimmt, welche äußeren Energien uns nähren oder schädigen, ob wir sie nun im Rahmen bestimmter Lebensereignisse aufnehmen, mit der Nahrung oder anderen physischen Substanzen oder in Form von Gefühlen und Gedanken. Unabhängig davon, ob wir uns in einer einmaligen Krise befinden oder mit einer dauerhaften Herausforderung konfrontiert sind, können wir auf die Energien reagieren, die unserer ursprünglichen energetischen Signatur entsprechen, und wir reagieren negativ auf die Energien, bei denen dies nicht der Fall ist.

Ich definiere Trauma als den Schaden, der durch die anfängliche störende, inkompatible Kraft verursacht wird, die von außerhalb unserer selbst ausgeübt wird. Da ein Trauma von außen nach innen verursacht wird, muss es auf die gleiche Weise geheilt werden. Wir brauchen Hilfe von einer anderen Person, einem Lebewesen oder sogar einem Geistführer oder dem großen Geist. In Teil 2 werde ich Ihnen eine Vielzahl von Techniken vorstellen, mit denen Sie Traumata auf diese Weise energetisch heilen können – von außen nach innen.

Abgesehen von diesem anfänglichen Trauma gibt es den Schaden, der durch Sekundärenergien oder Sekundärkräfte verursacht wird. Diese sekundären Energien oder Kräfte werden während der physischen und energetischen Reaktion unseres Systems auf das anfängliche Trauma von innen erzeugt. Wenn sie nicht angesprochen werden, bleiben sie in unserem Körper und in unseren Energiesystemen stecken und richten noch mehr Schaden an – Schaden, der sich im Laufe der Zeit meist in Form einer chronischen Krankheit oder anderer dauerhafter Probleme manifestiert. Da diese Sekundärenergien selbst hervorgebracht sind und uns von innen schaden, müssen sie auch von innen energetisch geheilt werden. Ich werde Ihnen Einblicke und Techniken geben, mit denen Sie diese tiefe innere Metamorphose in Gang setzen können.

Als ich mir Maureens Probleme aus energetischer Sicht betrachtete, konnte ich sehen, dass sowohl ihre physische als auch ihre feinstoffliche Energieanatomie von Kräften beeinträchtigt und traumatisiert worden war, die ihrer ursprünglichen energetischen Signatur stark zuwiderliefen. Da niemand zur Verfügung stand, der ihr hätte helfen können, die traumatischen Ereignissen in der Kindheit zu betrauern und sich davon zu erholen, waren die Aspekte, die traumatisiert und in eine Schockblase eingeschlossen worden waren, nie befreit worden. In der Zwischenzeit waren die ursprüngliche Kraft und deren energetische Auswirkungen sowohl von ihrem Körper als auch von ihrem Energiesystem aufgenommen worden, wo sie verweilten, sich verwandelten und ihre physische Anatomie allmählich ebenso von innen beschädigten wie ihre feinstoffliche Anatomie, was schließlich eine chronische Krankheit auslöste. Sie brauchte Hilfe, um sowohl von außen nach innen als auch von innen nach innen zu heilen.

In Kapitel 2 werden wir uns eingehender mit unserer physischen und unserer feinstofflichen Energieanatomie, unserer ursprünglichen energetischen Signatur sowie mit den Kräften und ihrer energetischen Wirkung befassen. Dort erfahren Sie auch, was Maureen geholfen hat.

Orientierungshilfe 1

Trauma und Herausforderungen, Teil 1

Häufige Arten und Ursprünge

Wie gesagt definiere ich Trauma als die Ursache einer Herausforderung oder eines Problems, einschließlich einer chronischen Krankheit. Jede Art von Trauma kann körperliche und feinstoffliche Probleme verursachen. Hier werden einige der häufigsten aufgeführt. Dabei kann es sich sowohl um ein anfängliches Trauma als auch um ein nachfolgendes Problem handeln, das durch die Stressreaktion auf ein Trauma ausgelöst wird.

Umweltbedingtes Trauma

Umweltbedingt, natürlich

- *Naturkatastrophen*
- *kosmische Strahlung*
- *Klimawandel*

Umweltbedingt, vom Menschen verursacht

- *Umweltverschmutzung (Toxizität in der Luft)*
- *geogene Belastung*
- *Lärmbelastung*
- *elektromagnetische Belastung*

Physisches Trauma

Verletzungen

- *versehentlich*
- *absichtlich*

Körperliche Misshandlung und Gewalt
Sexueller Missbrauch und sexuelle Gewalt
Primärer oder sekundärer Schmerz (primärer Schmerz ist normalerweise das Ergebnis einer körperlichen Kraft, und sekundärer Schmerz ist die Folge dieser Herausforderung, einschließlich Folgeverletzungen, die etwa postoperativ oder als emotionaler »Fallout« auftreten)
Mikrobielle Infektionen
Genetisch
Epigenetisch (eine chemische Suppe aus Mikroben und Ahnenerinnerungen, in der die kodierenden Gene schwimmen)
Krankheiten

Psychisches Trauma

Emotionaler Missbrauch
Verbaler Missbrauch
Psychischer Missbrauch (impliziert emotionalen Missbrauch, ist aber umfassender)
Moralisches Trauma (etwa gezwungen zu werden, gegen das eigene Wertesystem zu handeln)
Digitaler Missbrauch

- *Cybermobbing*
- *Dating-Manipulation*
- *schneller Kurznachrichtenaustausch*
- *Hyperverfügbarkeit*

Lernprobleme

- *Aufmerksamkeitsdefizit-Hyperaktivitätsstörung (ADHS)*
- *Autismusspektrum*
- *somatische (körperliche) Empfindlichkeiten*
- *Legasthenie und ähnliche Probleme*

Psychische Erkrankungen und Zustände

- *Depression (einschließlich verschiedener Arten wie klinische, situative und postpartale Depression)*
- *Angst*
- *posttraumatische Belastungsstörung (PTBS)*
- *Co-Abhängigkeit (vier Typen, einschließlich energetischer Co-Abhängigkeit)*

- *weitere psychische Erkrankungen wie Borderline- und biopolare Störung, Schizophrenie und mehr*

Sucht und Allergien

- *Substanzen*
- *Verhalten*
- *Essen (und andere Probleme mit der Ernährung)*

Altern

Finanzielle Probleme

Beziehungsprobleme

Spirituelle und psychische Probleme (wie seelische Verwundungen, Anhaftungen, Angriffe durch Entitäten, Absorption der Energien anderer und mehr)

Komplikationen beim Trauern

Noch einmal sei darauf hingewiesen, dass es sich bei vielen Punkten auf dieser Liste je nach Person und Umständen sowohl um ein anfängliches Trauma als auch um eine nachfolgende Herausforderung handeln kann. Beispielsweise können Lernschwierigkeiten für jemanden ein traumatisierendes Langzeitereignis sein, während ein anderer aufgrund eines Traumas, etwa des Verlusts eines Elternteils in der frühen Kindheit und fehlender emotionaler Unterstützung beim Trauern um den Verlust, Lernprobleme entwickeln kann. Für Ersteren ist das Lernproblem ein kausales Trauma. Für Letzteren ist es eine Herausforderung, die sich aufgrund eines Traumas entwickelt. Ein Teil des Heilungsprozesses besteht also darin zu bestimmen, bei welchen Leiden es sich um ein anfängliches Trauma handelt und welche Herausforderungen daraus erwachsen.

Wenn sie unbeachtet bleiben, können die Energien des Traumas und die Reaktion unseres Systems darauf chronische Krankheiten verursachen oder zu ihrer Entstehung beitragen. Die Grenzen zwischen einem Trauma der ersten Ebene, Stressreaktionen der zweiten Ebene und nachfolgenden Langzeitstörungen verschwimmen, wenn wir es mit vielen psychischen und allergiebezogenen Problemen sowie mit Lernschwierigkeiten und Suchtthemen zu tun haben. Wir werden dies in diesem Buch zumindest kurz ansprechen. Sie sollten wissen, dass jede Art von Herausforderung uns sowohl physisch als auch energetisch beeinflussen kann.

• • • • •

Zusammenfassung

Alle Herausforderungen sind im Prinzip energetischer Natur. Ein Trauma ist eine signifikante Störung des Lebens, die uns nicht nur physisch, sondern auch energetisch beeinträchtigt. Die Kraft oder Energie des Traumas schadet uns, wenn sie nicht mit unserer ursprünglichen energetischen Signatur oder unserer angeborenen charakteristischen Energie harmoniert. Kräfte lösen eine physische und energetische Stressreaktion aus. Diese Energien und die sekundären Energien, die Teil dieser Stressreaktion sind, sind der Ursprung unserer chronischen Herausforderungen. Bei diesen chronischen Herausforderungen kann es sich nicht nur um chronische körperliche Erkrankungen, sondern auch um beständige psychische und zwischenmenschliche Probleme handeln.

Tauchen wir nun tiefer in die Dynamik der Energie ein, um zu verstehen, wie und warum sie sich so stark auf uns auswirkt, obwohl sie oft unsichtbar ist.

Kapitel 2

Die Energien, die unseren Herausforderungen zugrunde liegen: Einsicht in die Kräfte und Signaturen, unsere Energieanatomie und die Energetik des Traumas

Jeder wichtige, aber auch schwierige Scheideweg tut tendenziell so, als sei er gar nicht wirklich vorhanden.

Bill McKibben: *The End of Nature*

Im vorangegangenen Kapitel habe ich Ihnen einen Überblick darüber gegeben, wie inkompatible Energie uns nicht nur während eines traumatischen Ereignisses schadet, sondern im Laufe der Zeit auch weiterhin negativ beeinflusst, wenn wir uns nicht damit befassen. Jetzt werden wir einige der Schlüsselkonzepte, die ich eingeführt habe, genauer unter die Lupe nehmen, etwa unsere feinstoffliche Energieanatomie (und wie sie sich auf unsere physische Anatomie bezieht), unsere ursprüngliche energetische Signatur, unsere Kräfte und ihre Funktionsweise sowie unsere physischen und energetischen Reaktionen auf ein Trauma und darauf, wie sie den Grundstein für chronische Krankheiten, einschließlich Autoimmunerkrankungen, legen können. Mit diesem Wissen ausgerüstet, sind Sie bereit zu verstehen, wie Sie sich von den Auswirkungen eines Traumas und den nachfolgenden Herausforderungen heilen können, genau wie es meine Klientin Maureen getan hat.

Für den Anfang ist es hilfreich, ein bisschen mehr über Energie an sich zu erfahren.

Energie = Information + Schwingung

Energie besteht aus zwei Komponenten: Information und Bewegung. Die Information ist die Programmierung, die einem Ding »sagt«, was es zu sein hat. Beispielsweise haben die Informationen in Ihrem morgendlichen Kaffee ihm »erzählt«, dass er ein Kaffee sein soll. Wenn diese Informationen geändert wird, könnte sich auch der Kaffee demnächst verändern – vielleicht von einer dunklen in eine helle Röstung?

Die Energie von allem in diesem Universum schwingt oder bewegt sich ebenfalls. Selbst etwas so Solides wie ein für unsere Sinne festes Objekt besteht in Wirklichkeit aus Schwingung oder Frequenzwellen. Licht und Klang sind die zwei Arten von Schwingung. Diese grundlegenden Energieeinheiten unterscheiden sich in ihrer Schwingungszahl. Wir wissen aufgrund der Schwingung, welche Farbe etwas hat. Auf die gleiche Weise können wir den Unterschied zwischen dem Bellen eines Hundes und dem Miauen einer Katze erkennen.

Was passiert nun, wenn Sie die Schwingung eines Objekts anpassen? Sie verändert sich. Schwingungsmäßig verändern wir die Realität ständig. Die Frequenzen kalter Atome, die niedrig und langsam sind, verwandeln Wasser in Eis. Seien Sie jedoch vorsichtig, wenn Sie Eiswürfel auftauen. Frequenzen heißer Atome sind sehr schnell. Wenn Sie die Würfel zu stark erhitzen, verdampfen sie – und Sie haben immer noch Durst, nachdem Sie die flüssige Phase vollständig übersprungen haben.

Das zweifache Wesen der Energie – Information und Schwingung – erklärt, warum ein Stressor Sie nicht nur physisch, sondern auch energetisch beeinflussen kann. Stellen Sie sich vor, ein Hund beißt Sie und hinterlässt Bisswunden. Nicht nur haben die Zähne des Hundes Ihre Haut aufgerissen, sondern die Aktion des Hundes, ob aggressiv oder defensiv, hat auch noch störende Energiedaten in Ihre Haut eingebracht. Diese Daten unterbrechen die Schwingung der Haut, führen zu einer Trennung der Wundränder und machen es ihnen unmöglich, sich leicht wieder zu verbinden.

Zwei Arten von Energie: physikalisch und feinstofflich

Physikalische Energien unterliegen den Gesetzen der klassischen Naturwissenschaft. Sie sind messbar und reagieren auf konkrete Aktivitäten. Feinstoffliche Energie hingegen kann nicht immer gemessen werden und funktioniert nach anderen Regeln oder deren Fehlen. Es gibt viele andere Bezeichnungen für feinstoffliche Energie, etwa »außersinnliche«, »geistige« und »mystische« Energie. Ich mag das Wort »feinstofflich«, weil es das Wesen dieser schlüpfrigen, listigen und erstaunlichen Energien, die von der Quantenphysik erklärt werden, am besten beschreibt.

Quanten sind die kleinsten Einheiten der Realität. Es gibt verschiedene Arten von Quanten, etwa Quarks, Tachyonen und Gluonen. Wir wissen allerdings nicht wirklich, wie viele Arten von Quanten es gibt, weil sie auf einzigartige Weise agieren. Beispielsweise existiert ein Objekt in der Quantenwelt nur, wenn es beobachtet wird. Wenn sich zwei Teilchen treffen, bleiben sie für immer verschränkt oder miteinander verbunden. Sie werden sich auch weiterhin gegenseitig beeinflussen, selbst wenn sie Tausende Kilometer voneinander entfernt sind.

Die Quantenphysik bietet den Schlüssel zum Verständnis der Wirklichkeit. Die klassische Naturwissenschaft kann nicht erklären, wie alles zusammenwirkt, wohl aber beschreiben, wie die grundlegenden beobachtbaren Kräfte funktionieren, etwa die schwache Kernkraft, die starke Kernkraft, die elektromagnetische Kraft und die Schwerkraft. Phänomene wie die mystische Übertragung von Gedanken und Gefühlen, Wunderheilung, Geist-Körper-Interaktion, hellsichtige Einsichten, geistige Verbundenheit und den Segen der Kreativität kann die klassische Naturwissenschaft jedoch nicht erklären. Die Antworten auf diese Rätsel haben etwas mit dem Vorhandensein feinstofflicher Energie und deren Verhalten zu tun.[3]

Tatsächlich liegen den von der klassischen Naturwissenschaft aufgestellten Regeln zum Verhalten von Energie Quantengesetze zugrunde. Quanten sind nicht konkret, solange sie nicht bewusst in die Realität gewählt werden, und die materielle Welt ist es auch nicht. Und was ist mit allem um Sie herum? Das meiste davon ist leerer Raum. Die Objekte darin werden durch das Erscheinen und Verschwinden von Quanten oder feinstofflichen Energien bestimmt, die aus winzig kleinen, schwingenden Energieketten bestehen. Nach Ansicht von Albert Einstein handelt es sich bei Materie um Energiewellen, deren Schwingung gesenkt wurde, die in unterschiedlichen Frequenzen schwingen und den hauptsächlich leeren Raum einnehmen.[4]

All dies bedeutet, dass so etwas wie ein Hundebiss nicht nur ein physisches Ereignis ist. Wenn der Hund wütend, verletzt oder traurig war, können sich diese Emotionen, die aus feinstofflicher Energie bestehen, in der Bisswunde festsetzen. Wenn der Hund verbliebene Erinnerungen an einen früheren missbräuchlichen Besitzer mit sich herumträgt, können diese feinstofflichen Energien zusammen mit physischen Bakterien aus dem Maul des Hundes in den punktförmigen Wunden landen. Und wenn Sie eine negative Vorgeschichte mit Hunden haben, werden vielleicht die Energien Ihrer eigenen Assoziationen mit Hunden aufgewühlt und machen es unter Umständen nahezu unmöglich, dass dieser einfache Biss heilt – es sei denn, Sie beschäftigen sich mit den feinstofflichen Energien, die mit dem Hundebiss zu tun haben. Denken Sie aber auch daran, dass nicht jedes Ereignis einen negativen Einfluss auf Sie hat. Dieses

Buch soll Ihnen helfen, die Energien, die sich für Sie als schädlich oder verletzend erwiesen haben, zu identifizieren und ihnen entgegenzuwirken.

Wie gehen Sie mit solchen Ereignissen um? Zunächst müssen Sie wissen, dass Sie mit zwei energetischen Anatomien arbeiten, die zwar voneinander verschieden, aber auch miteinander verflochten sind.

Die physische und die feinstoffliche Anatomie – zwei voneinander abhängige Strukturen

Wenn Sie eine Anatomieprofessorin fragen, wo Ihre Leber liegt, zeigt sie auf eine Stelle auf der rechten Seite Ihres Oberbauches. Fragen Sie jedoch einen chinesischen Arzt, wird er auf viele verschiedene Stellen Ihres Körpers zeigen. Das liegt daran, dass in der traditionellen chinesischen Medizin (TCM) wie in anderen asiatischen und indigenen Heilmethoden das Organ Leber lediglich der sichtbare Bestandteil einer viel umfassenderen, wenn auch unsichtbaren Struktur ist.

Die meisten von uns wurden zumindest bis zu einem gewissen Grad über ihre physische Anatomie aufgeklärt. Ihre Komponenten können in drei Hauptkategorien eingeteilt werden: Organe, Kanäle oder Gefäße und elektromagnetische Felder. Zu den Organen gehören beispielsweise Leber, Herz und Milz. Zu den Kanälen oder Gefäßen gehören die Lymphkanäle und die Herz-Kreislauf-Gefäße. Jeder Teil Ihres Körpers, selbst die kleinsten Atome in Ihren Zellen, erzeugt Elektrizität, die wiederum elektrische, magnetische oder elektromagnetische Felder erzeugt. Die meisten dieser Felder summieren sich zu einer Sammlung von elektromagnetischen Feldern (EMFs) oder Lichtfeldern, die das Selbst bilden. In gewisser Weise sind Sie also eine riesige Glühbirne.[5]

Zudem schwingen alle Felder in Ihrem Körper. Und weil alles, was schwingt, Schallwellen erzeugt, sind Sie auch ein enormer Klangerzeuger. Die so entstehenden Licht- und Klangfelder tauschen Energien zwischen verschiedenen Teilen des Körpers sowie zwischen dem Körper und der Außenwelt aus.[6] In der Tat können diese Felder sowohl Energie aufnehmen, die gut für Sie ist, als auch solche, die *nicht* gut für Sie ist.

Weniger bekannt ist die feinstoffliche Anatomie unseres Körpers. Sie besteht aus den gleichen drei Bestandteilen wie die physische, nämlich aus Organen, Kanälen und Feldern, aber diese Komponenten interagieren deutlich komplexer und sind leistungsfähiger.

Die einflussreichsten feinstofflichen Organe sind die Chakras oder Energiezentren. Jedes Chakra reguliert und beeinflusst eine bestimmte Region des physischen Körpers und die damit verbundenen Funktionen. Es übernimmt auch eine Reihe von psychischen und geistigen Aufgaben. Indem sie sozusagen die ganze Zeit mitsummen, wandeln Chakras physische oder stoffliche Energien in feinstoffliche Energien um und umgekehrt. Das bedeutet, dass Chakras nicht nur auf der physischen und materiellen, sondern auch auf der emotionalen, mentalen, verbalen und spirituellen Ebene registrieren, was gerade mit Ihnen passiert. Sie fungieren auch als so etwas wie ein Minigehirn für Ihren Körper und entscheiden, wie Sie auf Reize reagieren.

Abbildung 1 zeigt das Zwölf-Chakra-System, mit dem ich arbeite, und seine grundlegenden Komponenten. Es gibt sieben Chakras innerhalb des Körpers und fünf außerhalb davon. Die meisten westlichen Systeme konzentrieren sich ausschließlich auf die sieben Chakras im Körper, aber ich halte es für entscheidend wichtig zu erkennen, dass das Selbst kein geschlossenes System ist. Weil wir aus feinstofflicher Energie bestehen, dehnt sich unser »Körper« über seine physischen Grenzen hinaus aus – sogar bis in andere Dimensionen. Chakras steuern im Grunde alles um uns herum. Es ist also wichtig, sie zu verstehen, wenn wir unsere expansive Natur und unsere energetischen Herausforderungen verstehen wollen.

Wie der physische Körper enthält auch der feinstoffliche Kanäle. Es gibt vorrangig zwei subtile Kanalsysteme, die Sie kennen sollten, wenn Sie energetische Herausforderungen verstehen wollen. Das eine sind die Meridiane, welche die Lebensenergie Qi im ganzen Körper verteilen. Bei den Meridianen, die hauptsächlich durch das Bindegewebe verlaufen, handelt es sich um Flussläufe aus Licht und Ton, die Muskeln und Faszien versorgen und mit dem Herz-Kreislauf-System zusammenarbeiten. Sie übermitteln nicht nur feinstoffliche Energien, sondern auch bestimmte materielle Substanzen und sind von ihrem Wesen her elektrisch. Die Hauptmeridiane sind in Abbildung 2 dargestellt.

Bei den anderen wichtigen feinstofflichen Kanälen handelt es sich um die Nadis. Es gibt Tausende von Nadis im Körper. Auf der physischen Ebene bedienen sie hauptsächlich das Nervensystem (oder fungieren als dieses). Der zentrale Nadi, »Sushumna« genannt, entspricht der Wirbelsäule. Ida, der Nadi, der von der linken Seite des ersten Chakras ausgeht, bezieht sich auf das parasympathische oder entspannende Nervensystem. Pingala, der von der rechten Seite des ersten Chakras ausgehende Nadi, betreibt das sympathische oder reaktive Nervensystem. Die Nadis sind in Abbildung 3 dargestellt.

Wie Sie sehen, sind diese feinstofflichen Kanäle sowohl auf der physischen als auch auf der feinstofflichen Ebene einsatzbereit. In ihnen spiegeln sich zwei physische Systeme des Körpers wider, und sie empfangen und verteilen feinstoffliche Energien, womit sie als Zufuhrsysteme für die innerkörperlichen Chakras dienen. Wenn diese Kanäle überlastet sind oder nicht richtig funktionieren, können fast alle Arten von

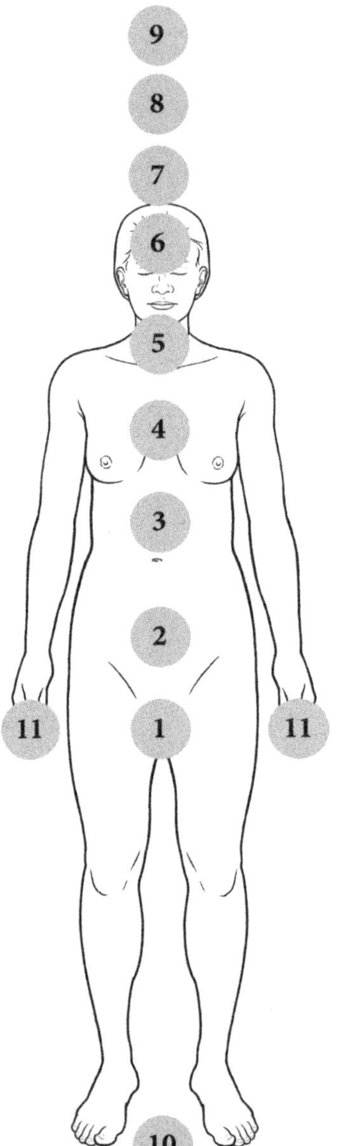

Chakra	Allgemeine Hauptfunktionen
Erstes	Überleben und Körperlichkeit
Zweites	Kreativität und Emotionalität
Drittes	Struktur und Mentalität
Viertes	Heilung und Beziehungen
Fünftes	Kommunikation
Sechstes	Strategie und Vision
Siebtes	Spiritualität und Bestimmung
Achtes	Mystik
Neuntes	Harmonie
Zehntes	Natur und Abstammung
Elftes	Beherrschen von Kräften
Zwölftes	Für jede Person einzigartig

Abbildung 1: Das Zwölf-Chakra-System. *Das Zwölf-Chakra-System besteht aus sieben Chakras innerhalb und fünf Chakras außerhalb des Körpers. Das zwölfte Chakra (hier nicht abgebildet) ist ein Energiefeld, das den Körper umgibt.*

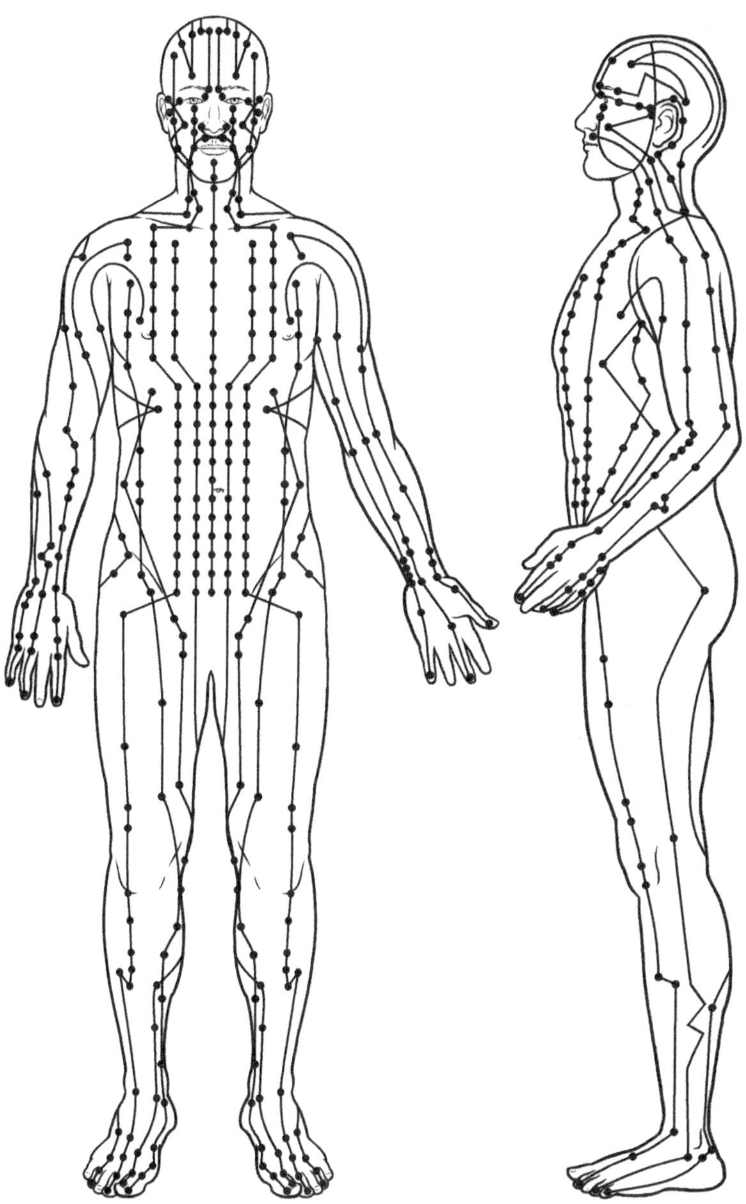

Abbildung 2: Die Hauptmeridiane. *Es gibt zwölf Hauptmeridiane und zwei zusätzliche, nämlich das Konzeptionsgefäß und das Lenkergefäß, die als gleich wichtig betrachtet werden. Das Konzeptionsgefäß ist auf dieser Abbildung von der Unterlippe bis kurz über den Genitalien zu sehen. Das Lenkergefäß befindet sich ebenfalls entlang der Zentralachse des Körpers, aber auf dessen Rückseite. Meridiane verlaufen durch das Bindegewebe und transportieren die feinstoffliche Energie Qi durch das ganze System.*

Problemen auftreten, von physischen bis hin zu mystischen. Ich werde in Kapitel 4 näher auf die Meridiane und die Nadis eingehen und auch ihre Hauptfunktionen behandeln.

Schließlich gibt es noch die feinstofflichen Felder. In diesem Buch konzentrieren wir uns auf eine bestimmte Reihe feinstofflicher Felder. Ihr gesamtes *Aurafeld* besteht aus zwölf einzelnen feinstofflichen oder Aurafeldern, die jeweils von einem der zwölf Chakras erzeugt und wie die Schichten eines Parfaits übereinanderliegen. Jedes Aurafeld ist eine Erweiterung und ein Ausdruck des mit ihm verwandten Chakras. Was immer mit einem Aurafeld passiert, wird auf ein Chakra übertragen und umgekehrt. Während Chakras das Ich *in Ihnen* regulieren, steuern ihre Felder das Ich *außerhalb* von Ihnen.

Jedes Chakra mit dem ihm entsprechenden Aurafeld arbeitet in einem bestimmten Frequenzbereich. Wie Sie in Abbildung 4 sehen, hat jedes Feld eine andere Farbe, aber dieselbe Farbe wie das Partnerchakra. Jedes Chakra samt Feld kann auch als einzigartiger Klangbereich verstanden werden.

Gemeinsam wirken die Chakras und die ihnen entsprechenden Aurafelder wie verbundene Kommunikationsgeräte. Ein externes Aurafeld absorbiert Energien, die seiner Frequenz entsprechen, und übermittelt diese Daten an ein Chakra. Ein Chakra wiederum diskutiert diese Informationen mit den damit verbundenen physischen Organen und sendet sie durch die Wirbelsäule nach oben an das Gehirn, wo die Botschaften entschlüsselt werden.

Außerdem strahlt jedes Feld Energie in die Welt, genau wie das ihm entsprechende Chakra. Die Entscheidungen darüber, welche Energien eingelassen werden oder draußen bleiben sollen, sind kompliziert, werden jedoch hauptsächlich von Ihrem letzten Leben, Ihrer Kindheit und soziokulturellen Prägung sowie von Ihrer ursprünglichen energetischen Signatur bestimmt.

Die Aurafelder um Ihren physischen Körper können Energien absorbieren, die Ihre Haut gar nicht berühren. Sie können sich auch auf die Gedanken und Gefühle einer anderer Person einstellen und sogar auf deren Erinnerungen. Sie können selbst die feinstofflichen Auswirkungen eines physischen Schlages absorbieren, der eine Person in Ihrer Nähe trifft, oder die feinstofflichen Auswirkungen von Kindergekicher. Generell kann die Energie von allem, was um Sie herum oder mit Ihnen geschieht, in jedes Aurafeld gelangen, was der Frequenz dieses Ereignisses entspricht, und diese Energien je nach Programmierung des Feldes direkt sowohl in das zugehörige Chakra bringen als auch in Ihren Körper. Die ankommenden Energien breiten sich dann nicht nur über die Kanäle Ihrer feinstofflichen Anatomie aus, sondern auch über die Ihres physischen Körpers.

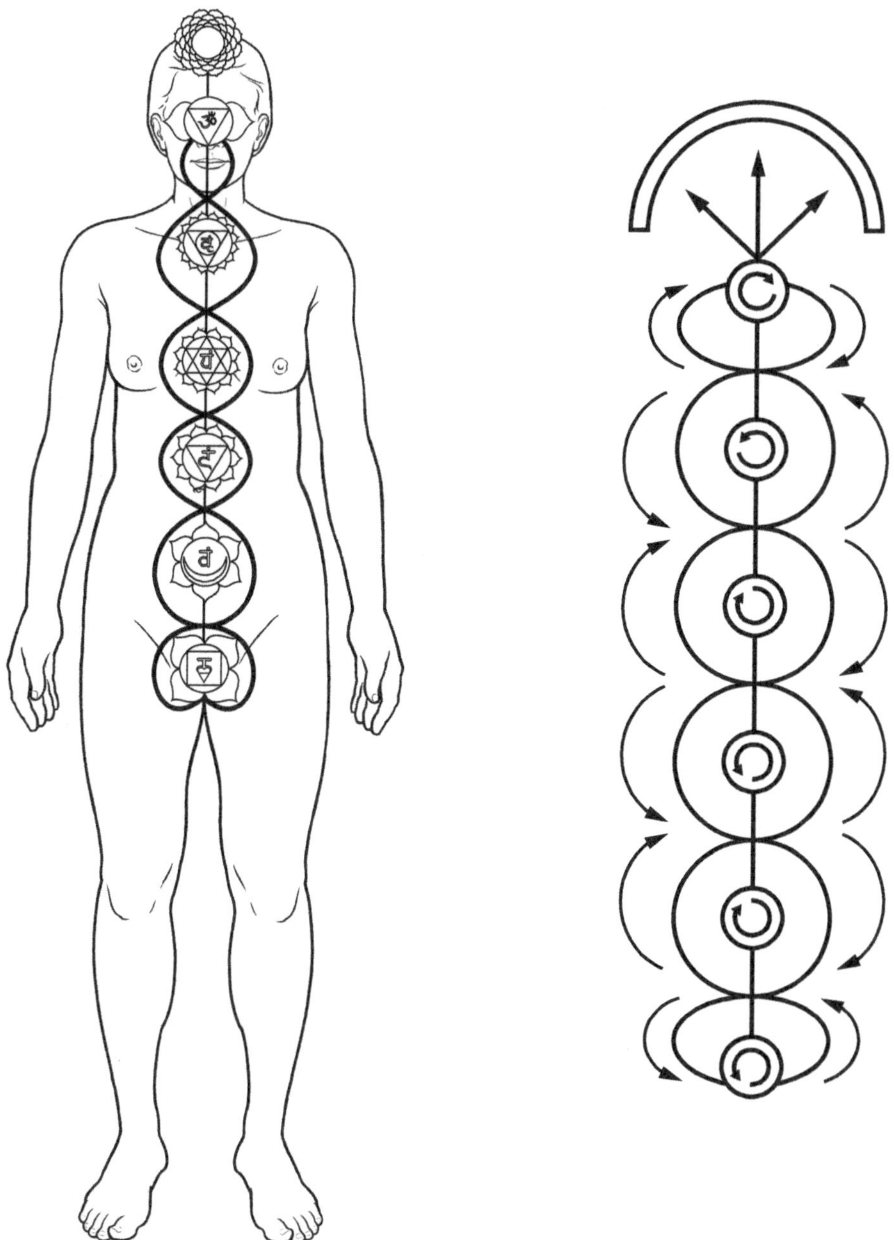

Abbildung 3: Die sieben innerkörperlichen Chakras und die drei Hauptnadis. *Es gibt Tausende von Nadis, Kanäle für die feinstoffliche Energie, die mit dem Nervensystem assoziiert werden. Die drei Hauptnadis sind hier zu sehen. Sushumna verläuft in der Wirbelsäule. Ida geht von der linken Seite des ersten Chakras aus, Pingala von der rechten. Einer der Gründe, warum sich die Chakras drehen, ist, dass sich die Energien von Ida und Pingala mehrfach kreuzen.*

Aurafeld	Farbe
Erstes	rot
Zweites	orange
Drittes	gelb
Viertes	grün
Fünftes	blau
Sechstes	violett
Siebtes	weiß
Achtes	schwarz
Neuntes	golden
Zehntes	braun
Elftes	rosa
Zwölftes	durchsichtig

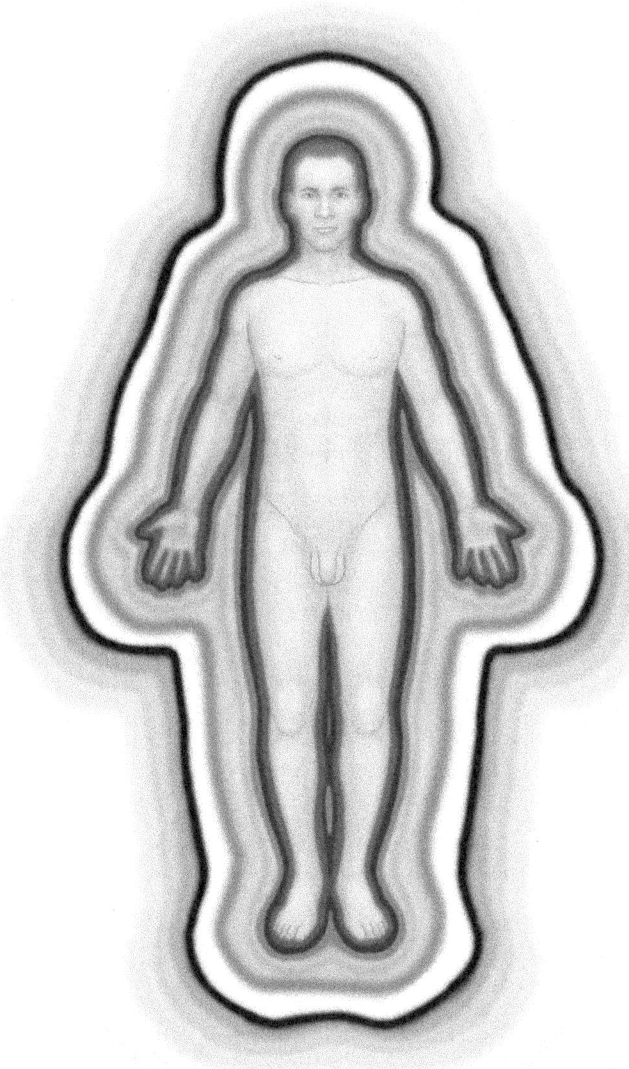

Abbildung 4: Die zwölf Aurafelder. *Im Zwölf-Chakra-System gibt es zwölf Aurafelder. Jedes Feld hat die gleiche Farbe wie das mit ihm assoziierte Chakra – und kommuniziert mit ihm. Das Aurafeld des ersten Chakras liegt dem Körper am nächsten.*

Neben den Aurafeldern sind Millionen anderer Felder Teil Ihrer feinstofflichen Anatomie. Wie bereits erläutert, generiert jeder elektrische Impuls in einer Zelle physikalisch messbare Felder. Nun, er erzeugt auch feinstoffliche Felder. Die mit dieser Aktivität verbundenen Quanten sind weit entfernt, erscheinen in Dimensionen jenseits der dritten und verbinden sich sogar mit Quanten in anderen Zeiträumen wie der längst verflossenen Vergangenheit, einer alternativen Gegenwart und möglichen Zukunftsformen. Tatsächlich glaube ich, dass sie sich mit Aspekten Ihrer Seele aus vergangenen, alternativen und künftigen Leben verbinden können – Ideen, auf die ich in Kapitel 3 näher eingehen werde.

Sie sind eine einzigartige energetische Signatur

Wie findet Ihr System, ein Gemisch aus Ihrem physischen und feinstofflichen Selbst, heraus, auf welche Energien (physisch oder feinstofflich) Sie reagieren müssen? Wie entscheidet es, ob diese ankommenden Energien gesunde oder ungesunde Reaktionen hervorrufen? Das Messgerät, das diese Bestimmungen vornimmt, ist Ihre *ursprüngliche energetische Signatur.*

Diese Signatur ist die Summe der Frequenzen, die benötigt werden, um Körper, Verstand, Seele und großen Geist zu vereinen. Sie definiert, welche Frequenzen Sie aufnehmen müssen, um Ihren Seelenauftrag erfüllen und sich liebevoll zum Ausdruck bringen zu können. Sie entscheidet, welche Speisen und Getränke, welche Farben, Geräusche, klimatischen Bedingungen und sogar Gedanken und Gefühle förderlich und welche schädlich für Sie sind. Es gibt also zwei Haupttypen von Frequenzen, mit denen wir interagieren: konstruktive und destruktive.[7] Ihre ursprüngliche energetische Signatur entscheidet, welche welche sind.

Über die Seele und den großen Geist

Ihr Verstand, Ihr Körper, Ihre Seele und Ihr Geist sind verschiedene Aspekte Ihres gesamten Selbst. Seele definiere ich als den Aspekt, der sich durch die Zeit und verschiedene Leben bewegt und dabei Erfahrungen sammelt. Wie ich in Kapitel 4 noch ausführen werde, glaube ich, dass die Seele unterstützend oder aber unbeabsichtigt destruktiv sein kann, wenn es um Ihr Wohlbefinden geht und um die Art und Weise, wie Sie mit herausfordernden Energien umgehen.

Ihr Geist unterscheidet sich von Ihrer Seele. Er ist Ihre spirituelle Essenz, der Aspekt, der wissentlich mit dem verbunden ist, was ich den Geist nenne. (Sie können ihn mit jedem Namen belegen, der Ihnen geläufig ist: Gott, das Göttliche, das Universum, Allah, die Göttin, höhere Macht, das All oder etwas anderes.) Ihr Geist gibt Ihnen die wichtigsten und genauesten Informationen darüber, welche Energien hilfreich und unterstützend für Sie sind und welche nicht. Er verkörpert Ihre ursprüngliche energetische Signatur. Im weiteren Verlauf dieses Buches erfahren Sie mehr über Ihren Geist und über die Rolle, die er im Umgang mit Herausforderungen spielen kann.

Die Vorstellung, eine einzigartige energetische Signatur zu haben (oder zu sein), ist nicht nur ein metaphysisches Konzept. Sie ist auch eine wissenschaftlich stichhaltige Tatsache. Beispielsweise weist jedes menschliche Herz eine derart individuelle Biometrie auf, dass es bald tragbare technologische Geräte geben soll, bei denen eine Authentifizierung über den Herzschlag ihres Besitzers erfolgt und nicht mehr über ein Passwort.[8] Untersuchungen haben auch ergeben, dass das Gehirn einer Person angeborene Eigenschaften zum Ausdruck bringt und über spezielle Signalwege verfügt.[9] Sogar unsere Stimmen sind einzigartig. Verschiedene Faktoren wie Stimmband-, Lungen- und Nasenfunktionen und die entsprechenden Frequenzen verschmelzen, um Originalität zu gewährleisten.[10]

Unsere ursprüngliche energetische Signatur wird unserem Körper während der Empfängnis einprogrammiert. Und dann kommt das Leben. Von Anfang an interagieren wir mit physischen und feinstofflichen Energien, die für uns nicht konstruktiv sind. Die meiste Zeit passen wir uns an. Wir nehmen wohltuende Energien auf und verarbeiten sie und neutralisieren schwächende Energien. Wenn die aufgenommenen Energien jedoch extrem abträglich sind oder wir dauerhaft inkompatiblen Energien ausgesetzt sind, kann Folgendes passieren:

Wir können unsere Entscheidungen nicht personalisieren: Wenn wir uns nicht auf unsere ursprüngliche energetische Signatur beziehen können, sind wir nicht in der Lage herausfinden, was gut für uns ist. Wir hängen in der Luft und können uns für nichts entscheiden, angefangen mit gesunden Lebensmitteln bis hin zu Beziehungspartnern, die uns aufbauen.

Wir akzeptieren die Projektionen anderer: Wenn wir uns nicht auf unseren inneren Code beziehen können, schließen wir uns möglicherweise zu häufig den Meinungen anderer an. Sollten wir beispielsweise nicht wissen, welche Art von Beruf wir ergreifen möchten, arbeiten wir vielleicht einfach im Familienunternehmen – und sind möglicherweise unglücklich.

Wir projizieren auf andere: Irgendwo in uns kennen wir unser wahres Selbst und wissen, was wir wirklich brauchen. Wenn wir das nicht für uns selbst in Anspruch nehmen können, projizieren wir es auf andere. Beispielsweise könnte ein Elternteil versuchen, aus seinem Kind den Arzt zu machen, den er selbst immer sein wollte.

Wir machen uns Energien zu eigen, die nicht die unseren sind, und reagieren auf sie: Je größer die Kluft zwischen den Bedürfnissen unserer ursprünglichen energetischen Signatur und den Umständen, denen wir ausgesetzt sind, ist, desto häufiger nehmen wir Energien auf, die destruktiv und schädlich für uns sind. Immerhin gilt es, eine innere Leere zu füllen!

Wir reagieren negativ auf positive Energien: Je mehr uns unsere ursprüngliche energetische Signatur und ihre Signale verborgen bleiben, desto mehr neigen wir dazu, unsere wahren Wünsche durch andere Energien zu ersetzen. Wenn wir beispielsweise Liebe brauchen und sie nie bekommen, weisen wir wahre Liebe vielleicht zurück, weil wir sie nicht zu schätzen wissen, und geben uns weiterhin mit einem schlechten Ersatz zufrieden.

Woran erkennen wir unsere ursprüngliche energetische Signatur? Die meisten von uns haben zumindest in ihrer Kindheit erlebt, wie ihre ursprüngliche energetische Signatur hin und wieder aufblitzte. Diese Momente der Inspiration, in denen wir ganz »wir selbst« waren. Denken Sie an die Zeiten, in denen Sie das Gefühl hatten, im Fluss und im Einklang mit sich selbst zu sein; die Zeiten, in denen Sie instinktiv wussten, was Sie mochten und was nicht; in denen Sie ohne Entschuldigung ein Nickerchen machten, wenn Sie Schlaf brauchten; in denen Sie genau wussten, auf welches Essen Sie am meisten Lust hatten, wenn Sie Hunger hatten, und in denen Sie das, was Sie trugen und womit Sie spielten, nur aufgrund dessen auswählten, wobei Sie sich am besten fühlten. Die Zeiten, in denen Sie eine Art innerlich mitschwingende Harmonie spürten, bei der Sie sich sowohl geerdet als auch leicht fühlten. Es überrascht nicht, dass wir uns aufgrund unserer vielen Erfahrungen oft sehr weit von unserer ursprünglichen energetischen Signatur, diesem Gefühl des inneren Wissens, entfernt fühlen. Technik 12 (»Die Wiederentdeckung Ihres ursprünglichen Selbst und Ihrer ursprünglichen Signatur«) zeigt Ihnen, wie Sie die Verbindung zu Ihrem Geist stärken können, dem Teil von Ihnen, der Ihre ursprüngliche energetische Signatur enthält.

Weil Sie einzigartig sind, kann ein Ereignis, das Sie verletzt, möglicherweise niemand anderen traumatisieren – und umgekehrt. Beispielsweise ist es eines der großen soziologischen Rätsel, warum das eine Geschwisterkind nach Kindesmissbrauch Resilienz entwickelt und ein anderes große Problem im Leben hat. Es gibt viele Gründe dafür, einschließlich der Tatsache, dass das eine Kind möglicherweise anders behandelt wird als das andere, aber die zentrale Erklärung liegt im Bereich der ursprünglichen energetischen Signaturen.

Stellen Sie sich vor, die ursprüngliche energetische Signatur eines kleinen Jungen ist die eines archetypischen »Kriegers«. Er ist frech, mutig und tapfer. Die ursprüngliche energetische Signatur seines Bruders hingegen ist die eines Friedensstifters, ruhig und sensibel. Mit verbal und körperlich extrem missbräuchlichen Eltern könnte der »Kriegerbruder« theoretisch kompetent und offen aus der Kindheit hervorgehen. Der Friedensstifterbruder hingegen könnte psychisch krank ins Erwachsenenalter eintreten, weil seine angeborenen Fähigkeiten im Umfeld nicht gefördert wurden. Andererseits könnte der Kriegerbruder nach dem erlittenen Missbrauch auch eine übermäßig aggressive oder aggressive Persönlichkeit entwickeln. Und der Friedensstifter könnte aufgrund derselben Erfahrung mehr Empathie und einen gesteigerten Gerechtigkeitssinn entwickeln. Es hängt alles davon ab, wie die ursprüngliche energetische Signatur jedes einzelnen Bruders in den einzigartigen Energien des ursprünglichen Missbrauchs und den sekundären Energien, die sich danach entwickelt haben, nachhallt und diese verarbeiten kann.

Kräfte überall

Die meisten Traumata werden durch Kräfte verursacht, die nicht unserer ursprünglichen energetischen Signatur entsprechen. Dieses Prinzip gilt für alle lebenden Organismen, auch für Tiere und Pflanzen.

Was ist eine Kraft? Aus Sicht der klassischen Naturwissenschaften handelt es sich dabei um etwas, was einen Druck oder Zug auf ein Objekt ausübt. Wenn eine Kraft mit einem Objekt interagiert, wird dieses Objekt auf irgendeine Weise verändert. Weht beispielsweise der Wind, während Sie spazieren gehen, fliegt Ihr Hut möglicherweise weg.

Kräfte entstehen auch, wenn zwei oder mehr Objekte interagieren. Kehren wir noch einmal zu dem Spaziergang zurück. Diesmal bricht der Wind einen Ast ab, der Ihnen wiederum den Hut vom Kopf schlägt. Die erste Kraft (der Wind) hat eine Dynamik erzeugt, die dazu führte, dass zwei Objekte (der Ast und Ihr Hut) kollidierten und eine weitere Kraft erzeugten.

Eine Kraft ist eigentlich keine Eigenschaft eines Objekts. Sie ist energetisch unabhängig. So wie der Wind abgefallene Blätter aufnehmen und tragen kann, kann eine Kraft zusätzliche feinstoffliche Energien oder Ladungen aufnehmen und tragen. Stellen Sie sich eine Kraft als ein sich bewegendes Energiefeld oder eine Welle vor, die einzelne kleine Energieeinheiten in sich tragen kann, mit anderen Worten: als geladene feinstoffliche Energien. Wenn eine Kraft jemandem »aufgezwungen« oder während eines Austauschs gebildet wird, können diese feinstofflichen Energien auf jeden

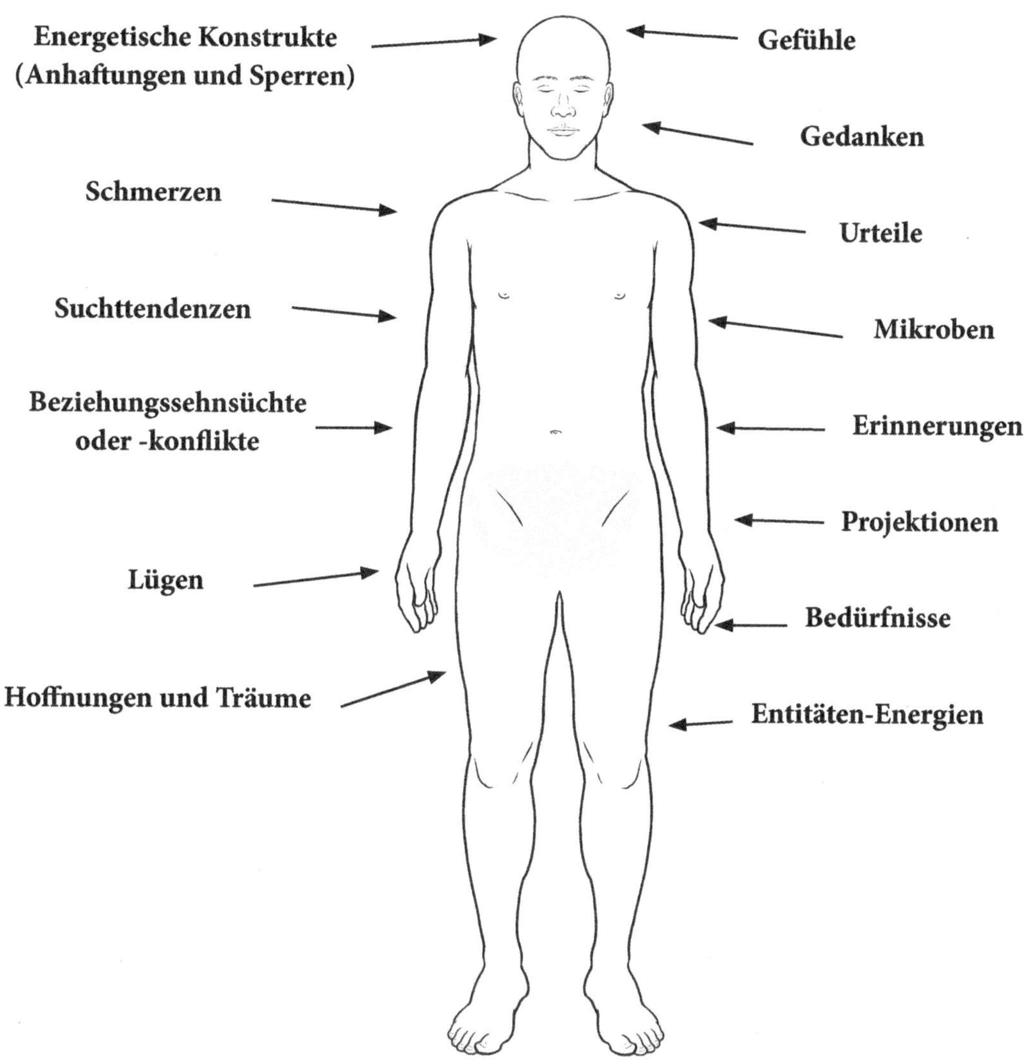

Abbildung 5: Der Einfluss von Kräften. *Jede Kraft kann zusätzliche feinstoffliche Energien in das System einer Person bringen. Sowohl die Kräfte als auch die feinstofflichen Energien können eine Herausforderung darstellen, wenn sie nicht zu der ursprünglichen energetischen Signatur der betreffenden Person passen. Diese Illustration zeigt einige der unterschiedlichen Arten von feinstofflicher Energie, die Herausforderungen verursachen oder zu ihnen beitragen können.*

(oder alles) in der Umgebung übertragen werden. Die feinstofflichen Energien, die den größten Schaden verursachen, sind diejenigen, die am wenigsten mit einer ursprünglichen energetischen Signatur übereinstimmen. Gleiches gilt auch für die mit der Kraft verbundenen physikalischen Energien.

Noch einmal zurück zu Ihrem Spaziergang. Stellen Sie sich diesmal vor, der Wind hätte messbare (physikalische) radioaktive Energien von einer weit entfernten Atomkatastrophe aufgenommen, bevor er Sie erreichte. Diese radioaktiven Energien richten mit Sicherheit ernsthafte Schäden an. Stellen Sie sich nun vor, der Wind hätte einen randalierenden Alkoholiker umgefegt, bevor er Sie erreichte. Er hätte die Wut und die Einstellung des Mannes aufgenommen, vielleicht sogar einige der Gründe, aus denen er sich betrunken hatte. Seine Emotionen und seine momentane Geisteshaltung sind Beispiele für die kleinen Energieeinheiten oder Ladungen, die eine Umweltkraft (oder irgendeine Art von Kraft) mit sich führen kann. Der stürmische Wind - die Potenz einer Kraft - kann diese feinstofflichen Ladungen direkt an Ihre Aurafelder abgeben. Diese Energien könnten sofort abprallen, und Sie werden unbekümmert weitergehen, oder sie könnten Ihnen erheblichen Schaden zufügen. Letzteres mag passieren, wenn Sie nicht gut mit Wut umgehen können oder wenn diese Frequenzen in Ihrer ursprünglichen energetischen Signatur sublimiert wurden, weil Ihr Vater Alkoholiker war. Dann sind Sie für den Rest des Tages vielleicht frustriert oder haben möglicherweise sogar den Eindruck, selbst betrunken zu sein, ohne zu wissen, warum.

Kräfte zeitigen nicht immer ein negatives Ergebnis. Wie bereits erwähnt, reagieren Sie möglicherweise gar nicht auf eine bestimmte Kraft und auch nicht auf die feinstofflichen Ladungen, die sie mit sich bringt, während jemand anderes vielleicht auf beide reagiert. Kräfte können auch positive Energien wie Freude, Liebe, Hoffnung und Güte tragen. Doch auch die »positiven« Energien, die für eine Person gut sind, sind für eine andere Person vielleicht nicht gut. Beispielsweise kann jemand, der eine hohe, lebendige Energie ausstrahlt, Ihr System mit einem Gefühl der Überforderung oder des Ungleichgewichts beeinflussen. Und wie bereits erwähnt, reagieren Sie möglicherweise negativ auf genau die Energie, die zur Aufrechterhaltung Ihrer ursprünglichen energetischen Signatur erforderlich ist.

Abbildung 5 zeigt, welchen Einfluss Kräfte auf Sie ausüben.

Verschiedene Arten von Kräften

Es gibt sechs Haupttypen von Kräften, die für ein Trauma relevant sind. Jeder Krafttyp kann uns physisch beeinflussen und feinstoffliche Ladungen tragen, die möglicherweise einen negativen Einfluss haben, je nachdem, wie sie mit unserer ursprünglichen energetischen Signatur interagieren.

Umweltkräfte können durch Ereignisse wie den Klimawandel, Wetterextreme und Umweltverschmutzung übertragen werden. Die mit diesen Kräften verbundenen physischen Energien sind manchmal so stark, dass sie Häuser oder Dämme niederreißen. Zu den feinstofflichen Ladungen in diesen Kräften kann das Entsetzen der Opfer ebenso gehören wie die Ängste der Tiere, die Angst vor Verarmung und sogar die feinstofflichen Energien der Mikroben, die sich nach solchen Katastrophen enorm vermehren (ein Thema, das ich in Kapitel 4 ansprechen werde).

Physische Kräfte implizieren irgendeine Art von physischer Interaktion – die Art, die bei Autounfällen auftritt, bei körperlicher Misshandlung, einem Sturz oder sogar, wenn man Zeuge wird, wie eine Person eine andere verletzt. Abgesehen davon, dass sie körperliche oder materielle Schäden anrichten, können physische Kräfte die feinstofflichen Ladungen von allem möglichen tragen – von dunklen Erinnerungen bis hin zu dysfunktionalen Überzeugungen.

Psychische Kräfte teilen sich in drei Typen: emotional, mental und verbal. Gefühle können mit den Worten eines Menschen transportiert werden, aber auch über intuitive Ätherwellen. Dies gilt auch für kritische und grausame Gedanken. Mit verbalen Kräften oder hörbar geteilten Botschaften werden häufig sowohl hörbare Informationen als auch feinstoffliche Gefühle und Gedanken verbreitet. Beispielsweise haben Sie wahrscheinlich schon einmal ein Gespräch geführt, in dem das Gegenüber behauptet, sich zu freuen, Sie zu sehen, aber tief im Inneren spüren Sie, dass der Betreffende gar nicht besonders glücklich darüber ist, ausgerechnet Ihnen jetzt über den Weg zu laufen. Unser feinstoffliches Selbst ist sich der Energien oft sehr viel klarer bewusst als unser Alltagsselbst.

Geistige Kräfte umfassen eine Vielzahl unsichtbarer Energiequellen, die einen störenden Einfluss ausüben können. Auf der Liste stehen Geister, verstorbene Vorfahren und die negativen Energien, die einem Haus oder Objekt einprogrammiert sind. (Wir werden in Kapitel 4 noch ausführlich auf dieses Thema eingehen.)

Zu den **modernen Kräften** gehören die Energien, die ständig von Stromleitungen, Mobiltelefonen, dem Internet, dem Fernsehen und dergleichen ausgehen. In diese Kategorie gehört auch der Inhalt digitaler Medien, der physisch ist, wenn wir eine schreckliche Website betrachten, aber auch intuitiv wahrnehmbar. Beispielsweise könnten wir die gewalttätige Energie des pornografischen Materials spüren, das sich eine andere Person gerade angeschaut hat, oder die Negativität noch nicht ausgestrahlter Nachrichten aufgreifen.

Bei den **fehlenden Kräften** handelt es sich um jene, die wir in unserem Leben hätten erhalten sollen, aber nicht bekommen haben. Beispielsweise sind alle Säuglinge von Natur aus so programmiert, dass sie bedingungslose Liebe voraussetzen. Wenn uns diese Liebe nicht zuteilwird, versuchen wir später vielleicht, diesen leeren Raum mit etwas anderem zu füllen. In Kapitel 5 werde ich Ihnen zeigen, dass fehlende Kräfte die Ursache für viele Arten von Allergien, Abhängigkeiten und andere chronische Herausforderungen und Krankheiten sind.

Die Energetik des Traumas und chronischer Krankheiten

Aus energetischer Sicht verursachen besonders störende und schädliche Energien zwei Hauptprobleme: Traumata und chronische Krankheiten, darunter auch Autoimmunerkrankungen.

In der Regel wird ein Trauma als etwas betrachtet, was eine überwältigende Menge an Stress verursacht. Je intensiver seine Wirkung ist, desto größer ist die Wahrscheinlichkeit, dass wir weiterhin unter seinem Einfluss leiden – zumindest bis wir die physischen, psychischen oder geistigen Ergebnisse des Ereignisses integrieren können. Für die Zwecke dieses Buches biete ich eine umfassendere Definition von Trauma: Es ist das nachteilige Ergebnis einer Kraft, die unser Inneres von außen schädigt. Wieder sind wir wohl am stärksten nachteilig von den physischen und feinstofflichen Kräften betroffen, die nicht unserer ursprünglichen energetischen Signatur entsprechen.

Erschwerend kommt hinzu, dass eine eindringende Kraft häufig einiges oder alles von dem, was im Folgenden aufgeführt wird, hinterlässt.

Eine Eintrittswunde: wo die Kraft in unseren physischen und/oder feinstofflichen Körper eindringt.

Eine Austrittswunde: wo die Kraft, wenn überhaupt, aus unserem physischen und/oder feinstofflichen Körper austritt.

Einen Weg: den Weg, den die Kraft durch unseren Körper genommen hat.

Punkte, an denen die Energie festsitzt: Manchmal tritt eine Kraft nicht aus, sondern sie bleibt stecken. Diese Blockade muss beseitigt und durch positive Energie ersetzt werden.

Fehlende Energien: Diese Kräfte sollten liebevolle Energien transportieren, sie tun es aber nicht. Das Einbringen der benötigten Energien ist der Schlüssel zur Heilung vieler traumatischer Probleme und chronischer Krankheiten.

Wenn die Wunden, die eine Kraft verursacht hat, und der Weg, den sie genommen hat, tatsächlich physisch sind, etwa wenn eine Kugel in den Körper eingedrungen ist, sind physische Maßnahmen zur Heilung erforderlich. Wir müssen die hauptsächlich betroffene(n) Wunde(n) ebenso behandeln wie alle anderen Körperteile, die vom Aufprall der Kraft in Mitleidenschaft gezogen wurden. Und wahrscheinlich müssen wir Medikamente einsetzen, um die Selbstheilung des Körpers zu unterstützen und die Entwicklung von Sekundärproblemen zu verhindern. Die Auswirkungen des Aufpralls der Kraft sollten auf der feinstofflichen Energieebene in gleicher Weise behandelt werden. Wir müssen die Eintritts- und Austrittswunden behandeln. Der Weg muss gereinigt, gefüllt oder aufgefüllt und möglicherweise rekonstruiert werden. Fehlende Energien müssen bereitgestellt werden.

Wenn die Auswirkungen eines Traumas nicht geheilt werden, können sekundäre feinstoffliche Ladungen der Kraft ähnliche Traumata anziehen und einen ganzen Traumenzyklus auslösen. Wenn beispielsweise ein Mädchen in der Kindheit sexuell missbraucht wurde, besteht eine höhere Wahrscheinlichkeit, dass sie auch als Erwachsene Opfer von Übergriffen wird.[11] Diese Aussage basiert nicht nur auf sozialwissenschaftlichen Forschungen. Die durch den Missbrauch verursachten feinstofflichen Verletzungen und die energetischen Ladungen, die der Täter in ihre sublime Anatomie eingebracht hat (Sie erinnern sich an den randalierenden Alkoholiker), führen dazu, dass ihre Energiefelder die gleichen traumatisierenden Energien von außen anziehen und sie eben nicht vor ihnen schützen können.

Und es gibt einen weiteren Faktor, der das Heilungstrauma noch komplexer macht: Sowohl der physische als auch der feinstoffliche Körper reagieren automatisch, um den verletzten Teil der Psyche in eine Schockblase einzuschließen. Bis er befreit und liebevoll unterstützt wird, bleibt dieser festsitzende Teil des Selbst in der Blase gefangen, wo er das ursprüngliche Trauma immer wieder neu erlebt. Er bleibt weggesperrt und steckt für immer in der Energie des Traumas fest, während der Rest des Selbst einfach weitermacht. Möglicherweise möchte das in der Blase eingeschlossene Selbst nicht einmal gefunden werden. Wer will sich schon erneut verletzen lassen? Wenn sich dieses verwundete Selbst zu lange verschanzt, entwickeln der physische und der feinstoffliche Körper schließlich eine Reihe von Sekundärkräften. Diese selbst erschaffenen verletzenden inneren Sekundärkräfte bilden die Grundlage für chronische Krankheiten, darunter auch Autoimmunerkrankungen.

Die moderne Gesellschaft erlebt einen unglaublichen Anstieg chronischer Krankheiten und eine entsprechende Unfähigkeit der medizinischen Fachwelt, darauf zu reagieren. Ich glaube, das liegt daran, dass moderne Behandlungen die Tatsache außer Acht lassen, dass der physische Körper sich nicht wirklich selbst verletzen will.

Vielmehr versucht er oft, die störenden oder schädlichen feinstofflichen Ladungen, die während eines Traumas entstanden sind oder sich infolge der körperlichen Reaktion auf ein Trauma entwickelt haben, zu zerstören oder sich von ihnen zu befreien. Diese feinstofflichen Ladungen und Sekundärkräfte setzten sich zwar biochemisch im Körper fest, sind jedoch eher Geister als solide Einheiten. Der physische Körper kann sie nicht wirklich ausräumen, versucht es aber trotzdem. Im Fall von Autoimmunerkrankungen zielen die Immunzellen zwar auf schädliche feinstoffliche Ladungen und Sekundärkräfte, treffen aber nur gesunde Zellen. (Laut westlicher Medizin ist eine Autoimmunerkrankung eine Krankheit, bei der das körpereigene Immunsystem gesunde Zellen angreift.) Im Fall von Krebs werden die Immunzellen durch die sekundären Ladungen getäuscht und glauben gemacht, dass dort gar nichts ist. Bei Allergien täuschen die sekundären Ladungen Ihr Immunsystem dahin gehend, dass eine nützliche oder gutartige Substanz tatsächlich eine Bedrohung darstellt oder »der Feind« ist. Aus diesem Grund glaube ich, dass chronische Krankheiten, einschließlich der über achtzig bekannten Autoimmunerkrankungen, eher ein feinstoffliches als ein körperliches Problem sind.

Und was können wir gegen Traumata oder chronische Krankheiten tun?

Kurz gesagt, wir müssen das Trauma genauso heilen, wie es das System beeinflusst hat: von außen nach innen. Daher wird zur Heilung eines Traumas die Unterstützung einer anderen Person, eines Helfers, ja sogar eines Geistführers oder des großen Geistes benötigt. Wir müssen auch dem verwundeten Selbst helfen, das in seiner Schockblase gefangen bleibt, und Eigenschaften wie Mitgefühl und Vergebung anwenden, um dem verwundeten inneren Selbst zu helfen, zu trauern und ans Licht zu kommen. Chronische Krankheiten, zumindest ihre feinstofflichen Anteile, erfordern eine Lösung von innen nach innen. Wir müssen auch die sekundären Auswirkungen eines nicht geheilten Traumas behandeln, einschließlich fortlaufender selbstverletzender Prozesse.

Zurück zu Maureen

Maureen, die sechzigjährige Highschool-Lehrerin, haben Sie bereits in Kapitel 1 kennengelernt. Es dauerte ungefähr ein Jahr, aber schließlich lösten sich Maureens Probleme – Müdigkeit, Schmerzen, Herzrhythmusstörungen, Lungenentzündungen, Depressionen, Angstzustände und Stimmungsschwankungen – in Luft auf. Unser Behandlungsplan war kompliziert. Es begann damit, dass ich ihre großen Kindheitstraumata anerkannte und herausfand, welche Energien mit jedem einzelnen verbunden waren.

Die erste Ebene der Heilung konzentrierte sich darauf, die Kräfte und feinstofflichen Ladungen von dem Tornado zu entfernen, der die Farm ihrer Familie zerstört hatte. Diese Umweltkraft versetzte einen Teil des Selbst der jungen Maureen in eine Schockblase. Sie füllte auch ihren Körper und ihre subtile Anatomie mit den feinstofflichen Ladungen des Schreckens und Entsetzens, die von ihrer Familie und ihrer Gemeinschaft ausgegangen waren. Diese Ladungen waren in ihrem zehnten Chakra eingeschlossen geblieben und erfüllten ihr zehntes Aurafeld mit denselben qualvollen Gefühlen. Mit Liebe und den feinstofflichen Energietechniken, die ich in späteren Kapiteln dieses Buches vorstellen werde, trugen wir dazu bei, ihr verwundetes Selbst zu befreien und die störenden feinstofflichen Ladungen aufzulösen.

In ihrem vierten Chakra im Herzbereich praktizierten wir fast genau das Gleiche. Hier hatte sie die feinstofflichen Ladungen aufgenommen, die vom Herzinfarkt ihres Vaters ausgegangen waren. Keiner von uns kann Energien heilen, die nicht die eigenen sind. Wir arbeiteten spirituell mit diesem Thema und luden die Seele ihres Vaters zu unserer Sitzung ein. Maureen kommunizierte mit ihm und konnte ihm die Energien seiner emotionalen Probleme sanft zurückgeben.

Als »energetischer Schwamm« hatte Maureen auch Energien absorbiert, die etwas mit der Pilzinfektion ihrer Mutter zu tun hatten. (In Kapitel 4 erfahren Sie, wie Mikroben uns sowohl physisch als auch feinstofflich beeinflussen.) Während sie die feinstofflichen Energien ihrer eigenen Pilzinfektion verarbeitete, wurde ihre Lunge allmählich wieder heil. Sie hatte auch die Stimmungen ihrer Mutter auf sich übertragen, um ihre jüngeren Geschwister zu schützen. Auch diese mussten wir liebevoll freigeben.

Schließlich entdeckten wir eine Schnur aus feinstofflicher Energie in ihrem ersten Chakra. Diese Schnur war an ihrer noch lebenden Mutter befestigt. Über diese Art von energetischen Konstrukten tauschen wir Energie mit einer anderen Person oder einem anderen Wesen aus. Maureens extreme Müdigkeit war darauf zurückzuführen, dass sie ihrer Mutter ihre Lebensenergie gab und im Gegenzug die Probleme ihrer Mutter aufnahm. Kinder »stimmen« dieser Art von Verbindung oft unbewusst zu, um diejenigen zu unterstützen, die sie lieben. Nachdem wir uns mit dieser Schnur befasst hatten, wurde Maureens Energie sofort wieder normal. In Kapitel 4 erfahren Sie mehr über Schnüre und ähnliche energetische Konstrukte. In den Kapiteln 9 und 10 lernen Sie, sie zu heilen.

Zur Unterstützung unserer Sitzungen stellte Maureen ihre Ernährung um und konzentrierte sich dabei hauptsächlich auf entzündungshemmende Lebensmittel. (Weitere Informationen zu diesen Lebensmitteln finden Sie in Kapitel 10.) Außerdem machte sie Körperarbeit, und zwar hauptsächlich emotionale Trauerbewältigung und die EMDR-Therapie. EMDR (Eye Movement Desensitization and Reprocessing) ist außerordentlich vorteilhaft, weil durch diese Therapie die herausfordernden Energien, die in physischen Zellen eingeschlossen sind, ebenso transformiert werden wie die Infra-low-frequency-(ILF-)Gehirnwellen. Auf die Schichten des Traumas werden wir in Kapitel 3 und auf die ILF-Gehirnwellen in Kapitel 7 näher eingehen. Dort und im weiteren Verlauf werden sie der Einfachheit halber als infraniedrige Gehirnwellen bezeichnet (Anm. d. Übers.).

Maureen wollte ihre Traumata nie wieder erleben. Aber am Ende fand sie, dass sie ihre Vergangenheit ebenso hinter sich lassen konnte wie die Gefühle der Scham und des Schreckens, die so oft mit einem Trauma einhergehen. Stattdessen würde sie die Weisheit ihres Heilungsprozesses annehmen und sich um ihre Schüler kümmern. Sie arbeitete in einem Problemschulbezirk und wusste aus erster Hand, dass sie bereits mehr als genug mit den Herausforderungen des Lebens konfrontiert wurden.

Maureens Geschichte ist nur eine von vielen, die Sie in diesem Buch lesen werden. In den nächsten Kapiteln werden Sie andere Menschen treffen, deren Geschichten von den Energien der Herausforderung handeln. Es gibt eine Geschichte für alles und jeden. Zum Glück sind wir mehr als unsere Geschichten.

Persönliche Einschätzung: *Die gegenwärtigen Herausforderungen in meinem Leben*

Dieser kurze Fragebogen wird Ihnen helfen, über die Ursache oder die Ursachen einer gegenwärtigen Herausforderung im Leben nachzudenken. Sie brauchen Schreibzeug, Papier und etwa zwanzig Minuten Zeit, in der Sie ungestört sind.

1. Atmen Sie ein paarmal tief durch, und konzentrieren Sie sich auf eine Herausforderung, mit der Sie sich heute konfrontiert sehen. Antworten Sie jetzt auf diese Aussagen:
   - *Ich würde die Herausforderung so beschreiben:*

     ____

     ____

     ____

   - *Ich würde die negativen Auswirkungen dieser Herausforderung auf einer Skala von 1 bis 4 wie folgt bewerten, wobei die 1 für die schlimmsten Auswirkungen steht und die 4 für die geringsten:*

     physisch __________,
     emotional __________,
     mental __________,
     spirituell __________.

   - *Diese Herausforderung hat einen negativen Einfluss auf ____ Prozent meines täglichen Lebens.*
   - *Diese Herausforderungen wirkt sich monatlich zu ____ Prozent auf mein Leben aus.*
   - *Mein Leben würde sich um ____ Prozent verbessern, wenn dieses Problem gelöst oder transformiert werden könnte.*

2. Ich glaube, dass die folgenden Arten von Kräften dieser bestimmten Herausforderung zugrunde liegen (Sie können eine oder mehr als eine nennen):
   - *Umweltkräfte,*
   - *physische Kräfte,*

- *psychische Kräfte:*
  emotional (auf Gefühlen basierende Kräfte),
  mental (auf Gedanken basierende Kräfte),
  verbal (Kräfte, die man entweder laut oder außersinnlich gehört hat),
- *geistige Kräfte,*
- *moderne Kräfte,*
- *fehlende Kräfte.*

3. Schauen Sie sich die Kräfte an, die Sie sich als Antwort auf Frage 2 notiert haben. Geben Sie neben den ausgewählten Kräften an, ob Sie die Verletzung auf folgende Weise erleben:
   - *als durch ein Trauma induzierten Stress,*
   - *als chronische Erkrankung oder andere dauerhafte Herausforderung wie Lernschwierigkeiten oder finanzielle Probleme,*
   - *als durch ein Trauma induzierter Stress und chronische Erkrankung/Herausforderung.*

4. Haben Sie neben den dunklen Wolken dieser Herausforderung auch den Silberstreif am Horizont gesehen? Denken Sie über alle Informationen nach, die Sie gesammelt haben, und schreiben Sie dann Ihre Wahrnehmungen auf.

5. Sind Sie bereit, jeden notwendigen Trauerprozess zu durchlaufen, um diese Herausforderung zu meistern? Falls nicht, was müssten Sie sich erlauben, um betrauern zu können, was geschehen ist oder geschieht?

Merken Sie sich diese Ergebnisse. Sie werden sie in den nächsten Kapiteln ergänzen. Die persönlichen Einschätzungen am Ende der Kapitel in Teil 1 helfen Ihnen zu erkennen, wie die Symptome Ihrer chronischen Krankheit oder Ihres Problems sowohl auf der physischen als auf der feinstofflichen Energieebene zusammenhängen. Diese Informationen werden Ihnen dann helfen, sich intensiv mit den Heiltechniken zu beschäftigen, die in Teil 2 vorgestellt werden.

* * * * *

Zusammenfassung

In diesem Kapitel untersuchten wir die Energetik von Herausforderungen. Sie konnten erfahren, dass Energie Information in Bewegung ist und dass es zwei Haupttypen von Energie gibt, feinstoffliche und physische. Unser System besteht aus einem feinstofflichen und einem physischen Körper, und wir können damit jede Art von Energie handhaben, während wir mit ihr interagieren. Diese Körper sind voneinander abhängig, obwohl der feinstoffliche Körper umfassendere Funktionen hat.

Beide Körper funktionieren optimal, wenn sie Energien aufnehmen und verarbeiten können, die Ihrer ursprünglichen energetischen Signatur entsprechen – dem persönlichen Frequenzspektrum, das Ihr wahres Selbst definiert. Energien, die diese ursprüngliche energetische Signatur nähren und aufrechterhalten, schaffen Wohlbefinden. Und Energien, die das nicht tun, verursachen Störungen und bereiten Probleme.

Die ultimativen Herausforderungen werden von Kräften oder unsichtbaren Energiewellen übermittelt, die physische Auswirkungen haben und außerdem feinstoffliche Ladungen in sich tragen können. Kräfte und feinstoffliche Ladungen, die nicht mit unserer ursprünglichen energetischen Signatur übereinstimmen, richten den größten Schaden an.

Es gibt sechs Haupttypen von Kräften: Umwelt-, physische, psychische, geistige, moderne und fehlende Kräfte. Alle diese Kräfte, die uns während eines traumatisierenden Ereignisses beeinflussen, bahnen sich Verletzungswege, die man finden, reinigen und heilen muss. Das schwierigste Ereignis schließt das verwundete Selbst in eine Schockblase ein, in der es gefangen bleibt. Wir können uns nicht vollständig von den Ergebnissen einer solchen Kraft erholen oder durch sie verwandeln, bis wir das verwundete Selbst aus der Schockblase befreien und Trauer ermöglichen und bis wir die störenden feinstofflichen Ladungen beseitigen, die zusammen mit der Kraft gekommen sind.

Es gibt zwei Hauptbedingungen, die sich aus diesen traumatisierenden Kräften ergeben, und sie müssen auf unterschiedliche Weise behandelt werden. Traumatische Verletzungen müssen von außen nach innen geheilt werden, genau wie sie verursacht wurden. Chronische Krankheiten, einschließlich Autoimmunerkrankungen, die einen selbstverletzenden Prozess implizieren, müssen von innen nach innen verändert werden.

Blättern Sie nun weiter zu Kapitel 3, und erfahren Sie mehr darüber, wie der physische Körper auf die schädlichen Störfaktoren im Leben reagiert.

Kapitel 3

Die physische Anatomie: Was passiert, wenn wir uns verletzen

Das ist lange her, aber es stimmt nicht, was sie über die Vergangenheit sagen. Ich habe gelernt, wie man sie begraben kann. Aber die Vergangenheit kämpft sich immer wieder hoch.
Khaled Hosseini: *Drachenläufer*

Der Körper ist so wunderbar. Er enthält unsere Seele, erleuchtet unseren Geist und spiegelt die Wechselfälle des Lebens wider. Die Stärken unseres Körpers sind seiner Zerbrechlichkeit ebenbürtig, was das Leben poetisch, aber auch beängstigend macht. Und weil sich der Körper an alles erinnert, können wir uns vor nichts verstecken – eine Tatsache, die uns sowohl nützt als auch herausfordert.

Stress bildet den Nährboden für Traumata und chronische Erkrankungen. Um den durch ein Trauma und gewisse Herausforderungen verursachten Schaden wirklich rückgängig machen zu können, müssen wir die komplexe Kaskade chemischer und neurologischer Aktivitäten verstehen, die der Körper durchläuft, während er gestresst ist. Wenn uns unser Leben zu schwierig vorkommt, liegt dies letztendlich daran, dass unser Körper den Stressor noch nicht vollkommen bewältigt hat. Die Hauptstressfaktoren mögen in der Vergangenheit liegen oder in der Gegenwart bestehen, aber unabhängig davon sind sie die Wurzel unserer Probleme.

Dieses Kapitel ist eine ausführliche Biologie-Lektion und ein Crashkurs zum Thema »Wie die verschiedenen Körpersysteme auf Stress reagieren«. Am Ende gebe ich eine spezielle Orientierungshilfe für dieses und spätere Kapitel. Ich empfehle Ihnen, diese Orientierungshilfe zurate zu ziehen, wenn es darum geht, die Folgen von Stress und Traumata einzuschätzen, und wenn Sie auf der Suche nach Genesung sind. Sie enthält nämlich die ausführlichsten und tiefstgehenden Daten dieses Buches. Nach meiner Beobachtung hat Heilung oft viel damit zu tun, wie gut wir »unser Gehirn füttern« oder die fundamentalen Grundlagen einer Herausforderung beziehungsweise eines Krankheitsprozesses durchschauen. Je besser wir die Biologie eines Problems verstehen, desto weniger Angst haben wir, wenn sich eine Erholung abzeichnet, und desto besser können wir uns erfolgreich erholen.

Wenn Sie beispielsweise mit einer chronischen Krankheit zu kämpfen haben und die involvierten Erreger kennen, können Sie diese in der Orientierungshilfe nachschlagen und besser verstehen, was sie mit Ihrem Körper anstellen. Dann werden Sie einen klaren Plan für den Umgang damit fassen.

In den nächsten beiden Kapiteln erfahren Sie mehr über die feinstoffliche Energie dieser Erreger. Sie können die physische und die feinstoffliche Sichtweise kombinieren, um einen noch präziseren Heilungsansatz zu entwickeln.

Der Stresskreislauf

Jede der in Kapitel 2 beschriebenen Kräfte kann unseren Körper belasten. Die Stressfaktoren, die uns besonders gravierend betreffen, erzeugen das, was ich mir als eine Endlosschleife aus miteinander verflochtenen physischen, psychischen und geistigen Reaktionen vorstelle. Wie Sie in Abbildung 6 sehen, kann Ihnen ein Stressfaktor, egal, wo er den Stresskreislauf in Gang setzt, auch auf die beiden anderen Arten schaden.

Ich arbeitete beispielsweise mit einer Frau namens Hannah, die sowohl Büroleiterin als auch Mutter von drei Kindern war. Sie erhielt bis zu 1500 E-Mails am Tag. Sie war vollkommen überlastet, vor allem weil sie der Ansicht war, immer sofort auf alle eingehenden Mitteilungen reagieren zu müssen. Was als psychisches Missverständnis begann, das in ihrer Überzeugung wurzelte, perfekt sein zu müssen, führte zu Schlaflosigkeit, Müdigkeit, Kopfschmerzen, Albträumen und schließlich zu einem körperlichen beziehungsweise nervlichen Beinahezusammenbruch (physische Wirkung). Es führte auch dazu, dass sie sich ernsthaft die Frage nach dem Sinn ihres Lebens stellte (spirituelle Wirkung).

Im Laufe der Zeit half ich Hannah auf jeder Stufe ihrer persönlichen Herausforderung. Sie änderte ihre Überzeugung und lernte nach und nach, ihre menschlichen Grenzen zu akzeptieren. Sie hielt ihre E-Mail-Korrespondenz in Grenzen, selbst die mit ihrem Chef. Sie beschäftigte sich mit ihrem tief verwurzelten Perfektionismus und schloss Frieden mit ihrem Bedürfnis nach Grenzen. Schließlich beschäftigte sie sich auch mit dem spirituellen Aspekt des Ganzen und fragte sich, was sie wirklich mit ihrem Leben anfangen wollte. Am Ende suchte sie sich eine neue Stelle und kon-

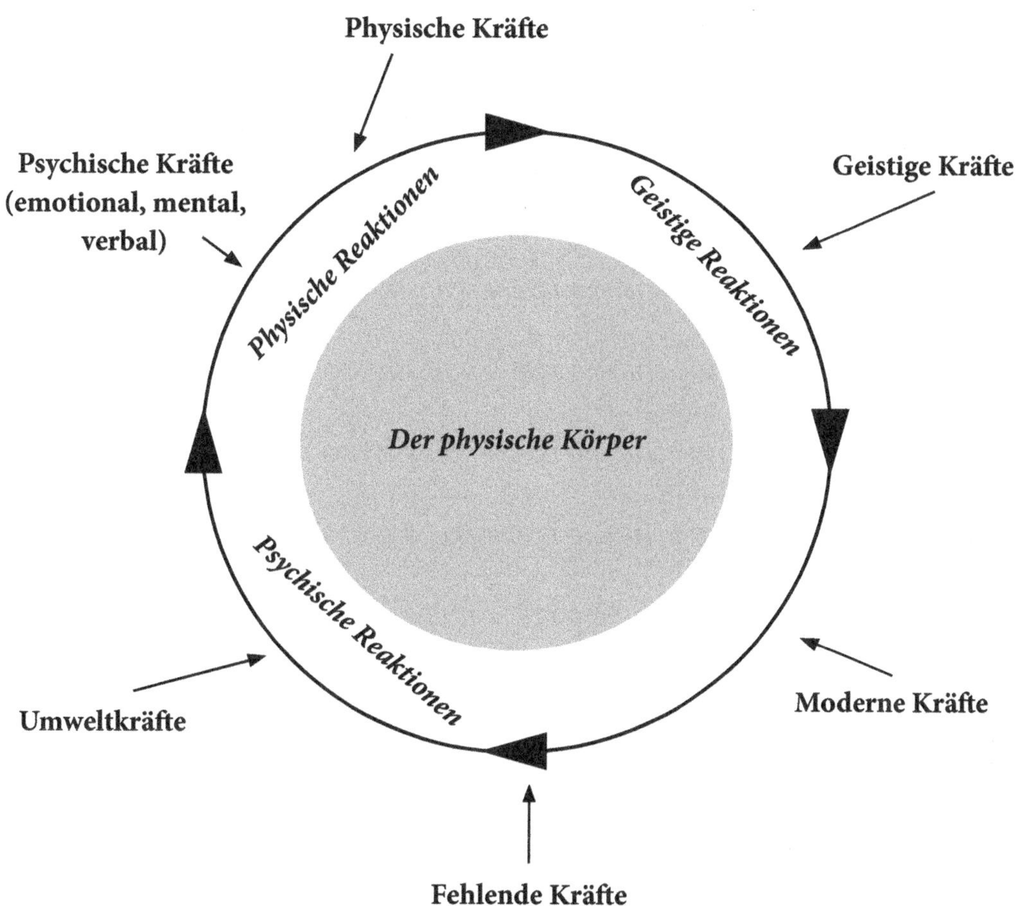

Abbildung 6: Der Stresskreislauf. *Egal, welche der sechs Kraftarten – Umweltkräfte, physische Kräfte, psychische Kräfte, moderne Kräfte, geistige Kräfte und fehlende Kräfte – Stress verursacht, die Reaktionen des Körpers können zu physischen, psychischen und geistigen Herausforderungen führen.*

zentrierte sich dabei auf eine, die nicht das gleiche Maß an Online-Aktivität erforderte und ihr ein Gefühl der Zufriedenheit gab. Doch keines dieser Ergebnisse wäre möglich gewesen, wenn sie nicht darauf geachtet hätte, wie ihr Körper auf kurz- und langfristigen Stress reagiert.

Wenn wir uns in relativ kurzer Zeit intensiv mit einem Stressor beschäftigen, kann sich der Körper in der Regel wieder normalisieren. Falls wir nicht dazu in der Lage sind – wenn der Stressor zu akut ist, wenn er chronisch wird oder wir in unseren Reaktionen darauf steckenbleiben –, können die Ergebnisse phänomenal sein. Wir werden müde, irritiert und leiden unter Stimmungsschwankungen. Vielleicht sind wir auch überreizt und leiden unter nächtlicher Schlaflosigkeit und Erschöpfung am Tag. Unsere Konzentration, unsere Lernfähigkeit und unser Gedächtnis können beeinträchtigt werden, und wenn wir ein Lernproblem haben, können sich die entsprechenden Symptome verschlimmern. Wir entwickeln möglicherweise auch eine gewisse Anzahl von Problemen, darunter chronische Krankheiten, psychische Störungen, Essstörungen, Sucht- und Beziehungsprobleme und viele mehr.

An dieser Stelle muss ich darauf hinweisen, dass Stress sehr persönlich ist. Was eine Herausforderung für Sie darstellt, ist für andere vielleicht gar kein Problem. Schämen Sie sich niemals dafür, dass Sie nicht »stark genug« seien, um etwas zu bewältigen. Stressoren können groß oder klein sein. Sie können sogar positiv oder negativ sein. Ich arbeitete einmal mit einer Frau zusammen, die jedes Mal Schluckauf bekam, wenn etwas passierte, was sie glücklich machte. Ihre Mutter hatte sie immer angeschrien, wenn alles seinen Gang ging. So wurde Freude für sie zu einem negativen Stressor.

Tatsache ist, dass alles, was uns dazu bringt, auf ein Ereignis zu reagieren, als Stressor gelten kann. Ein Beispiel: Einmal arbeitete ich mit einem Mann mittleren Alters namens Marcos. Er fühlte sich schuldig für jeden Cent, den er ausgab. Je teurer ein Kauf, desto stärker war seine Reaktion. Nachdem er einen dringend benötigten Familienwagen gekauft hatte, lag er die ganze Nacht mit schrecklichen Bauchschmerzen und Migräne wach. Diese Art von körperlichen Symptomen in Zusammenhang mit dem Geldausgeben hatte er, seit er als Teenager angefangen hatte, sich Geld mit Rasenmähen zu verdienen.

Woher kamen Marcos' schwere körperliche und emotionale Symptome? Seine Eltern hatten ein Restaurant gehabt und damit Geld für ihre Verwandten gewaschen. Folglich fühlte er sich jedes Mal, wenn sie Geld für ihn ausgaben, irgendwie schmutzig. Die Erfahrungen, die er in seiner Kindheit machte, ließ ihn denken, dass alle von ihm ausgegebenen Gelder »schlechte Gelder« waren. Nachdem Marcos die Kraft dieser tief verwurzelten Wahrnehmung verstanden hatte, begann er, Geld als neutrales

Mittel zu betrachten. Und schon verschwanden die körperlichen Symptome, die er beim Geldausgeben gehabt hatte. Er fand es faszinierend, wie sein Körper als Reaktion auf eine so einfache Aktion wie das Geldausgeben so gestresst wurde, aber genauso laufen Stressreaktionen des Körpers ab.

Wie Stress die Systeme unseres Körpers beeinflusst

Unter Stress reagiert der Körper auf ziemlich vorhersehbare Weise. Er muss das tun. Er ist dazu veranlagt, auf Veränderungen anzusprechen, um Krisen zu bewältigen. Jedes Körpersystem reagiert auf einen Stressor. Das Nervensystem ist unser Ersthelfer, aber auf seine Aktionen folgen sofortige und interaktive Reaktionen der Atemwege, des Herz-Kreislauf-Systems, des Bewegungsapparates, des endokrinen Systems, des Verdauungssystems und des Immunsystems. Sogar unsere zelluläre und genetische Ausstattung wird einbezogen, ebenso wie verschiedene Prozesse, an denen Klang- und Lichtfrequenzen beteiligt sind. Diese Kette interner Ereignisse macht uns wacher und versetzt uns in die Lage, uns zu konzentrieren, wenn wir uns mit einer schwierigen Situation konfrontiert sehen. Wir geraten nur dann in Schwierigkeiten, wenn wir nicht in den Normalbereich zurückkehren können.

Das Nervensystem unter Stress

Wenn wir unter Druck geraten, ist unser Nervensystem das erste von vielen Körpersystemen, das sich einschaltet. Schließlich besteht seine Aufgabe darin, das Risiko einzuschätzen und darauf zu reagieren. Entscheidend ist das zentrale Nervensystem (ZNS), bestehend aus Gehirn und Rückenmark, aber das autonome Nervensystem (ANS) bringt die Dinge in Gang.

Das ANS ist genau das, wonach es sich anhört: ein unbewusstes und autonomes Datenverarbeitungssystem. Die etablierte Naturwissenschaft sagt uns, dass an den wichtigsten Stressreaktionen zwei Subkomponenten des ANS beteiligt sind: das sympathische Nervensystem (SNS), also der erregende und aktivierende Teil des ANS, und das parasympathische Nervensystem (PNS), der beruhigende und deeskalierende Aspekt des ANS. Vor nicht allzu langer Zeit entdeckte die Wissenschaft einen dritten Akteur auf dieser Bühne: den *Nervus vagus*, den längsten Nerv des Körpers.

Auf Aufforderung regt das SNS sofort die Produktion von erregenden Hormonen an, hauptsächlich Adrenalin, Noradrenalin und Cortisol. Diese anfängliche hormonelle Explosion wird als »Stressreaktion« bezeichnet und löst Reaktionen wie Flucht, Erstarren, Kampf oder Katzbuckeln aus, die vom Säugetiergehirn beziehungsweise limbischen System reguliert werden (weitere Informationen zu diesem Teil des Gehirns finden Sie in der Orientierungshilfe 2 am Ende dieses Kapitels). In Abhängigkeit von den Umständen werden wir dann fliehen oder versuchen, der Situation zu entkommen, erstarren oder uns wegducken und verstecken; kämpfen oder ein Element der Situation angreifen; oder aber katzbuckeln, also versuchen, anderen in die Situation involvierten Personen zu gefallen.[12]

Sobald die Krise vorbei ist, kehrt der Körper, einem Marschbefehl des parasympathischen Nervensystems folgend, in den entspannten Zustand vor der Notlage zurück. Zumindest sollte es so sein. Langzeitstress und periodischer Stress oder akute Probleme verhindern jedoch, dass das PNS aktiv wird. Abgesehen davon kann eine Überaktivität im PNS zu weiteren Problemen führen, etwa zu Asthma, zur Weitstellung der Blutgefäße und anderem mehr.[13]

Die Stressreaktion des Nervensystems kann durch ein externes Ereignis ausgelöst werden, aber auch durch interne Umstände wie Magenverstimmung oder quälende Gedanken. Grundsätzlich kann man davon ausgehen: Wenn es ein Problem gibt, wird das Nervensystem es finden, weil es ständig alles überwacht und Situationen als sicher, gefährlich oder lebensbedrohlich einschätzt. Die »Intelligenz« hinter dieser Operation ist jedoch der Vagusnerv. Er trifft die schnellen Entscheidungen.

Der paarige Vagusnerv ist der zehnte von zwölf kranialen (zum Kopf gehörenden) Nerven, die vom Hirnstamm ausgehen. Der Hirnstamm ist Teil unseres Reptilienhirns, das ganz der Sicherheit gewidmet ist. Der Vagusnerv teilt sich am Hals in zwei Teile. Diese Nerven, die als »linker« und »rechter Vagus« bezeichnet werden, verzweigen sich dann über einen Großteil des Rumpfes.

Der Vagusnerv ist der längste paarige Hirnnerv und besteht aus motorischen und sensorischen Fasern. In seinem Verlauf verbindet er das Gehirn mit dem Herz, der Lunge, dem Darm, der Leber, der Milz, der Gallenblase, dem Harnleiter, den weiblichen Fruchtbarkeitsorganen, dem Hals, den Ohren, der Zunge und den Nieren. Im Wesentlichen bedient er sich des Neurotransmitters Acetylcholin, um Muskelkontraktionen im PNS zu verursachen, die wiederum unsere automatischen Körperfunktionen steuern. Abbildung 7 zeigt Ihnen den Verlauf des Vagusnervs. (In Kapitel 4 werden Sie erfahren, was dieser Nerv mit den Chakras zu tun hat.)

Ich kann die Bedeutung dieses Nervs gar nicht genug betonen. Der Vagusnerv hält unsere Herzfrequenz konstant. Er reguliert die Atmung, das Schwitzen, den Blutdruck und den Blutzuckerhaushalt und hilft bei der Verdauung der Nahrung. Er ist auch an der Erzeugung und Regulierung unserer Emotionen beteiligt.[14]

Wie erfüllt dieser Nerv die letztgenannte Aufgabe? Die wichtigste Verbindung, die der Vagusnerv herstellt, ist die zwischen Gehirn, Herz und Darm. Jedes dieser Zentren wird als emotionales Zentrum betrachtet, obwohl sie unterschiedlich funktionie-

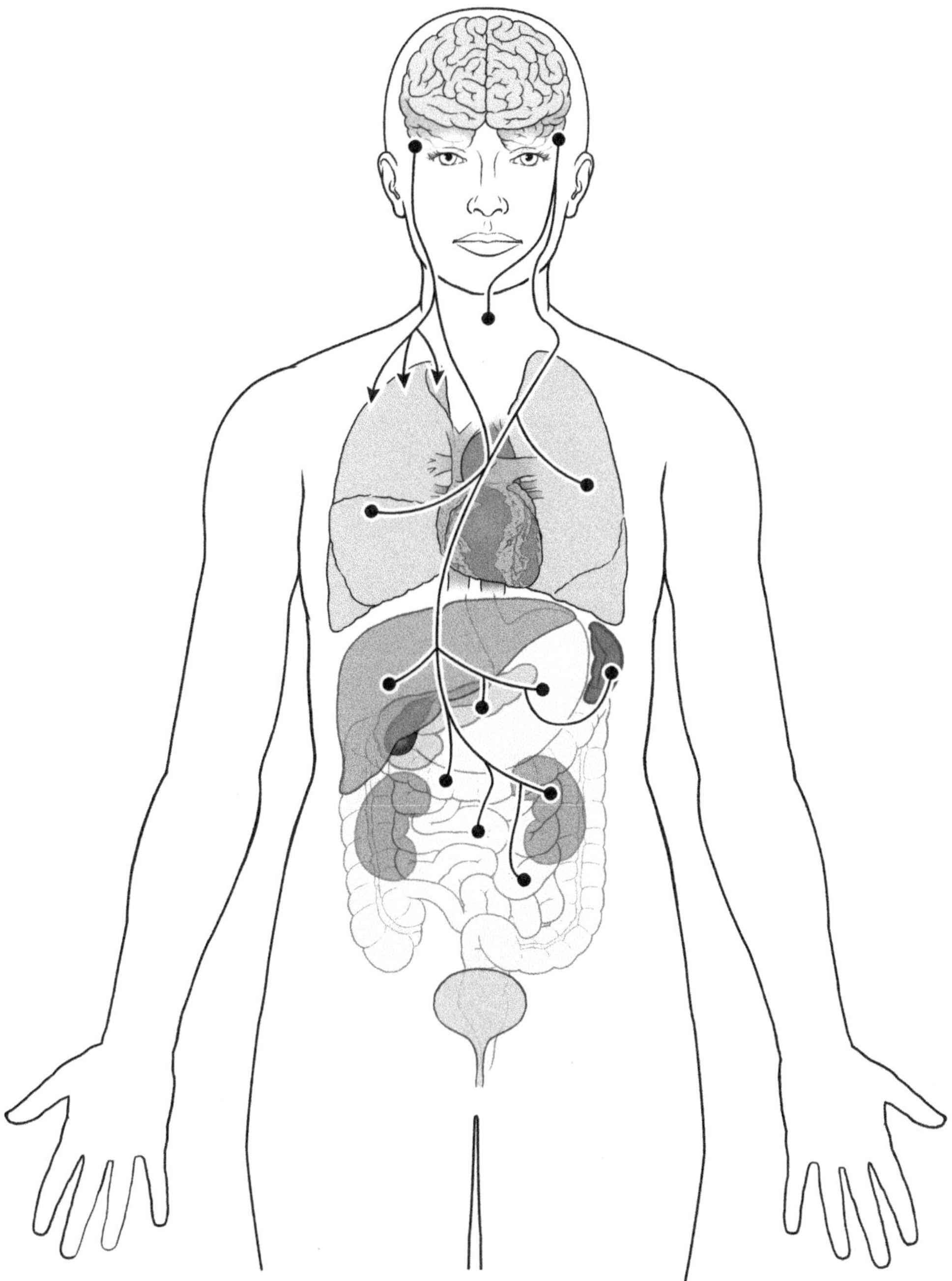

Abbildung 7: Der Vagusnerv im Körper. *Der Vagusnerv verläuft entlang einer Darm-Herz-Hirn-Achse (auch »Darm-Hirn-Achse« genannt) und spielt eine entscheidende Rolle für unsere physischen Stressreaktionen. Wie Sie sehen, ist er mit sämtlichen Organsystemen verknüpft.*

ren. Das Herz beispielsweise ist ein Einstiegspunkt für die psychophysiologische Erfahrung von Gefühlen. Grundsätzlich bewirken positive Emotionen ein ausgeglichenes Herzrhythmusmuster und einen besseren Gesundheitszustand des gesamten Körpers. Negative Emotionen lösen das Gegenteil aus und führen zu einem gestörten Herzrhythmus und körperlichen Beschwerden.[15]

Viele Teile des Gehirns fungieren als emotionale Verarbeitungszentren. Dazu gehören die Amygdala, auch »Mandelkern« genannt, die an unseren ursprünglichen Emotionen beteiligt ist, der Hippocampus, wo die Erinnerungen gespeichert sind, die emotionale Reaktionen hervorrufen, sowie mehrere kognitive Gehirnzentren, die unser Überzeugungen steuern.[16] Aber der Darm spielt die größte Rolle – sowohl wenn es um unsere Gefühle geht als auch bei vielen Krankheitsprozessen.

Wenn ich »Darm« sage, meine ich das enterische Nervensystem, auch »Darmhirn« oder »zweites Gehirn« genannt. Es ist das Verarbeitungszentrum unseres Verdauungstraktes. Es enthält mehr Neuronen als das Rückenmark und besteht aus zwei Neuronennetzwerken, die in die Wände des Verdauungstrakts eingebettet sind und vom Anus bis zur Speiseröhre verlaufen. Dieses System steuert unsere körperliche Verdauung, aber seine Operationen sind für unsere Stressreaktion derart entscheidend, dass es häufig als dritter Teil des ANS betrachtet wird. Und mehr noch, es sezerniert Neurotransmitter, die es mit dem ZNS verbinden, und erstellt Protokolle für unsere emotionalen Reaktionen auf bestimmte Ereignisse.[17]

Von besonderer Bedeutung ist die vom Vagusnerv gebildete Darm-Hirn-Achse. Das Zusammenspiel zwischen Vagusnerv, Darm und ANS sorgt dafür, dass Gefühle eine Stressreaktion auslösen können – und umgekehrt. Da mindestens 90 Prozent der Signale, die entlang des Vagusnervs übertragen werden, vom enterischen Nervensystem zum Gehirn gelangen, ist der Darm der entscheidende Faktor für unser Wohlbefinden, nicht das Gehirn. Diese Schmetterlinge in Ihrem Bauch? Es ist in der Tat Ihr Bauch, der dafür verantwortlich ist, dass Sie emotional gestresst sind, wenn Sie eine Rede halten. Der Vagusnerv informiert Ihr Gehirn entsprechend, und Sie werden ängstlich und kurzatmig. Doch auch die körperlichen Bedingungen im Darm sind wichtig für das Hervorrufen von Emotionen.

In unserem Magen-Darm-Trakt tummeln sich mindestens hundert Millionen Bakterien sowie Pilze, Parasiten und Viren. Wir leben normalerweise in Symbiose mit diesen Mikroben, die in unserem enterischen Nervensystem ein Mikrobiom bilden. Diese Mikroben sind mehr als hilfreich, weil sie die Stoffwechselfunktionen, die Fettverteilung und die Immunität unterstützen und sogar verhindern, dass wir krank werden. Der Vagusnerv vermittelt dem Gehirn, was auf der physischen Ebene im Darm passiert, und wenn in diesem »zweiten Gehirn« etwas nicht stimmt, stimuliert er Reaktionen im Kopfgehirn.[18] Sie nehmen Antibiotika? Die daraus resultierende Störung im Mikrobiom des Darms kann das Gehirn beeinflussen und Sie aggressiver machen.

Einige Umstände – wie Diabetes, schlechte Nahrungsmittelwahl, Influx von Toxinen, Alkoholismus, Infektionen und Stressoren jeder Art – können den Vagusnerv schädigen und uns vor unkontrollierbare Herausforderungen stellen.[19] Tatsächlich sind der Vagusnerv und seine Auswirkungen so einflussreich, dass eine brandneue Theorie über seine Bedeutung entstanden ist. Sie wird als »polyvagale Theorie« bezeichnet, und wir verdanken Stephen W. Porges, einem Psychiater und Wissenschaftler, einen Großteil unseres Wissens über diesen Nerv.[20]

Der polyvagalen Theorie zufolge programmiert der Vagusnerv unsere Reaktionen auf Stress basierend auf unseren sozialen Interaktionen und Beziehungen. Diese Theorie hebt die spezifischen physischen Strukturen, die unsere Stressreaktionen koordinieren, besser hervor als die meisten anderen. Bei den Strukturen handelt es sich um den dorsalen Ast des Vagusnervs, einen Teil des PNS, der uns erstarren lässt, wenn wir Angst haben, um die Gesamtheit des SNS, die Kampf- oder Fluchtelemente hinzufügt, und um den ventralen Ast des Vagusnervs, ein parasympathisches System für die Kommunikation und soziale Interaktion von Säugetieren. Dieser spezielle Teil des Vagusnervs, der als »intelligenter Vagus« bezeichnet wird, bewertet soziale Verhaltensweisen.

Porges sagt, dass wir uns mit dem ventralen Vagus auf eine Situation einlassen, wenn sie uns sicher erscheint. Wir sind entspannt und kommunizieren frei und offen. Sobald wir uns nicht sicher fühlen, übernimmt das SNS. Wenn das SNS unsere Angst nicht lindern kann, macht das dorsale PNS zu. Die Wahrnehmungen, die zum Erkennen dieser drei Schritte führen, werden als *Neuroperceptions* (»Neurowahrnehmungen«) bezeichnet.[21]

Das Atmungssystem unter Stress

Unter Stress bringen die vom SNS freigesetzten Hormone unsere Atmung auf Hochtouren. Wir atmen schwerer und schneller, damit das Blut mehr Sauerstoff im Körper verteilt. Wenn wir jedoch zu stark verkabelt sind, atmen wir zu schnell und hyperventilieren vielleicht, was zu einer Panikattacke oder Beklemmung führen kann. Starker emotionaler Stress wie der Tod eines geliebten Menschen kann tatsächlich einen Asthmaanfall verursachen. Wenn es zu keiner Linderung der Stressreaktion kommt, können Schäden in den Atemwegen und Probleme mit der Sauerstoffversorgung auftreten.

Das Herz-Kreislauf-System unter Stress

Genauso steigern Stresshormone unsere Herzfrequenz und erhöhen unseren Blutdruck, die sich erst wieder normalisieren, wenn der Stress vorbei ist. In der Zwischenzeit erweitern sich die Blutgefäße, die das Blut in die großen Muskeln und zum Herzen leiten, und wir können körperlich auf den Stressor reagieren. Wiederholter oder chronischer Stress schädigt jedoch die Blutgefäße und führt zu Bluthochdruck, Herzinfarkt und Schlaganfall sowie zu Entzündungen im Herz-Kreislauf-System.

Der Bewegungsapparat unter Stress

Wenn wir unter Stress stehen, spannen wir die Muskeln an, um Verletzungen und Schmerzen vorzubeugen. Wenn sich diese Muskeln nach Ablauf eines Ereignisses nicht entspannen, bleiben wir unnötig in einem Zustand der Wachsamkeit, der Probleme wie Kopfschmerzen, Migräne und Rückenschmerzen auslösen kann.[22]

Das Bindegewebe ist Teil des Bewegungsapparats. Wir wissen, dass mechanischer oder physischer Stress Gewebeschäden sowohl im Bindegewebe als auch in den Muskeln verursachen kann. Untersuchungen an Tieren zeigen darüber hinaus, dass Tiere unter emotionalem Stress anfällig für Bindegewebsschäden sind und ein erhöhtes Risiko für Gewebeblutungen, Ödeme und Mastzellenwucherung aufweisen. Mastzellen sind Immunzellen, die im Knochenmark produziert werden. Wenn sie den Körper überschwemmen, verursachen sie Entzündungen.[23]

Das Hormonsystem unter Stress

Das Hormonsystem, auch »endokrines System« genannt, das Stimmung, Wachstum, Entwicklung, Gewebefunktionen, Funktionen des Fortpflanzungssystems, Stoffwechsel, Verdauung und mehr reguliert, hat einen wesentlichen Anteil an der Stressreaktion.

Der als Hypothalamus bekannte Teil des Gehirns stellt die Verbindung zwischen dem Nerven- und dem endokrinen System her. Der Hypothalamus ist Teil eines größeren Körpersystems, das als Hypothalamus-Hypophyse-Nebennieren-Achse (HHNA) bezeichnet wird und als eine Art Dreiwegeventil für die Stressreaktion des endokrinen Systems fungiert. Er verursacht einen Anstieg der Steroidhormone, die als »Glukokortikoide« bezeichnet werden und Cortisol enthalten, eines der drei Hauptstresshormone, deren Ausschüttung vom SNS veranlasst wird.

Unter Stress fordert der Hypothalamus die Hypophyse im Gehirn auf, ein Hormon zu produzieren, das den Nebennieren sagt, sie sollen die Cortisolproduktion steigern. Cortisol ist wie Düsentreibstoff. Es gibt uns sofortige Energie, indem es Glukose und Fettsäuren in der Leber mobilisiert. (Wir brauchen die Energie aus dieser zusätzlichen Glukose oder diesem Zucker, aber wenn die Leber ihn weiterhin freisetzt, ist die Wahrscheinlichkeit höher, dass wir an Diabetes Typ 2 erkranken.) Cortisol hilft auch, das Immunsystem zu regulieren und Entzündungen zu reduzieren, und kompensiert damit die in Stresssituationen entstandene Entzündung.

Den von den Akteuren dieser Achse produzierten Hormonen chronisch ausgesetzt zu sein kann jedoch psychische, immunologische und stoffwechselbedingte Störungen und Probleme wie Depressionen, chronische Müdigkeit, Fettleibigkeit und chronische Krankheiten verursachen, darunter auch Autoimmunerkrankungen wie die vielen Arten von Diabetes. Es kann auch das Fortpflanzungssystem beeinträchtigen, was womöglich zu negativen Veränderungen im Menstruationszyklus bei Frauen und zu Impotenz bei Männern führt. Es kann sogar unsere biologische Alterung beschleunigen. Grundsätzlich beeinträchtigt chronischer Stress die Kommunikation zwischen dem Immunsystem und der HHNA-Achse.[24]

Das Verdauungs- und das Immunsystem unter Stress

Das Verdauungssystem reagiert prompt auf Stress. Tatsächlich sind Veränderungen im Intestinaltrakt aufgrund der Darm-Hirn-Verbindung so eng mit den Reaktionen des Immunsystems verbunden, dass ich beide gemeinsam behandeln muss.

Sehr einfach ausgedrückt: Nachdem das SNS die Stresshormone stimuliert hat, kann die Reaktion des ZNS zu einem Krampf in der Speiseröhre führen. Diese Krämpfe vermehren die Magensäure und verursachen Verdauungsstörungen, Übelkeit, Sodbrennen und sauren Reflux, was wiederum zu Verstopfung und Durchfall führen kann. Wenn das Gleichgewicht in unserem Nerven- und Verdauungssystem nicht wiederhergestellt wird, nehmen wir weniger Nährstoffe aus dem Dünndarm auf.

Nachdem der aus dem Magen ausgetretene Nahrungsbrei verdaut wurde, gelangen Mikronährstoffe aus dem Dünndarm in den Blutkreislauf. Wenn weniger Nährstoffe in den Blutkreislauf gelangen, erhöht sich das Risiko für Mangelernährung. Diese gestörte Darmpermeabilität, die durch Stressfaktoren wie schlechte Ernährung, Infektionen, emotionale Umwälzungen und Toxine verursacht oder verschlimmert wird, führt dazu, dass die Verbindungsstellen zwischen den Zellen der Darmwand auseinanderbrechen. Jetzt können größere Partikel wie Toxine, Mikroben und unverdaute Nahrung durch die Dünndarmwand gelangen. Die Leber, die das Blut reinigt, bemüht sich, diese Substanzen aus dem Blutkreislauf auszufiltern, und überanstrengt sich. Die Nieren, die auch Abfall und überschüssige Flüssigkeit aus dem Körper filtern, ermüden. Dann verlangsamt sich Ihr ganzer Körper, wird müde und entzündet sich. Dieses Multiorganversagen wird als »Leaky-Gut-Syndrom« bezeichnet.

Über eine geschwächte Darmbarriere können auch schädliche Darmbakterien in den Blutkreislauf gelangen und zusätzliche Entzündungen und Infektionen verursachen. Ihr Immunsystem markiert sie als Eindringlinge und greift sie an, was zu Nahrungsmittelallergien, Benommenheit, Müdigkeit, Hautproblemen, Stimmungsschwierigkeiten, hormonellen Ungleichgewichten, Asthma, saisonalen Allergien, zum chronischen Müdigkeitssyndrom und zur Fibromyalgie führt. Weitere Probleme können das Reizdarmsyndrom (IBS), Divertikulitis, Morbus Crohn und andere chronische Krankheiten sein, von denen viele als Autoimmunerkrankungen gelten.

Wie kann einfacher Stress solche Krankheiten verursachen? Fast 80 Prozent Ihres Immunsystems befindet sich in Ihrem Darm, ebenso wie 95 Prozent des Serotonins, das für Ihre Stimmung verantwortlich ist.[25] Die ein bis zwei Pfund Mikrobiom in Ihrem Darm steuern Angstzustände, Depressionen und Ihr emotionales Verhalten und schützen Sie auch vor Atemwegsinfektionen und anderen Infektionen. Bestimmte Darmmikroben produzieren große Mengen Antikörper, die hereinkommende Krankheitserreger angreifen können. Wenn dieser Prozess gestört wird, ist auch Ihre Gesundheit gestört.[26]

Wussten Sie, dass die Mikroben in Ihrem Darm auch für Erkrankungen Ihres Gehirns verantwortlich sein können? Jawohl. Der Vagusnerv überwacht die Gesundheit des Darms und übermittelt diese Informationen an das ZNS. Wenn der Vagusnerv gestresst ist (etwa aufgrund einer durch eine Infektion verursachten Entzündung), ist seine Funktionsfähigkeit beeinträchtigt, was dazu führen kann, dass fehlerhafte Nachrichten über das ZNS an das Immunsystem gesendet werden. Es gibt immer mehr Hinweise darauf, dass die abnormale Verklumpung von Alpha-Synuclein – ein Protein, das den chemischen Austausch zwischen Nervenzellen im Gehirn unterstützt – bei Parkinson-Patienten auf eine Störung des Mikrobioms im Darm zurückzuführen ist. Andere Mikroorganismen aus dem Darm können den Vagusnerv schädigen und chemische Marschbefehle übermitteln, die zu neuropsychiatrischen und stoffwechselbedingten Störungen wie Schizophrenie, Autismus, Angstzuständen, Fettleibigkeit, Diabetes, Depressionen, Multipler Sklerose (MS) und mehr führen können.[27]

Die Beziehung zwischen Darm, Immunsystem und Nervensystem ist so offensichtlich, dass die Wissenschaft kürzlich neue Begriffe geprägt hat, um dies zu vermitteln. In der *Psychoneuroimmunologie* werden die Zusammenhänge zwischen Gehirn, Immunsystem, Krankheit, Stress und Stimmung untersucht, in der *Neuroimmunologie* die Zusammenhänge zwischen dem Nerven-, Immun- und endokrinen System.

Ich gebe Ihnen noch ein weiteres Beispiel dafür, wie wichtig es ist, die Verbindung zwischen den einzelnen Systemen zu verfolgen. Nehmen wir an, Sie sind depressiv oder ängstlich und suchen einen Neuroimmunologen auf. Er würde wahrscheinlich als Erstes Ihren Serotoninspiegel messen, also die Menge des Neurotransmitters Serotonin, eines wichtigen Stimmungsstabilisators, der sowohl im Gehirn als auch im Darm ausgestoßen wird. Hier wie dort ist es das gleiche Molekül, aber es wird von verschiedenen Zelltypen produziert, von denen sich etwa 95 Prozent im Darm befinden.

Ein niedriger Serotoninspiegel im Gehirn kann zu Angstzuständen und Depressionen führen, also zu Problemen, die vor allem in Reaktion auf Stress auftreten. Selektive Serotonin-Wiederaufnahmehemmer (SSRI), die am häufigsten zur Behandlung von Angststörungen und Depressionen eingesetzt werden, regulieren den Serotoninspiegel nicht nur im Gehirn, sondern auch im Darm. Zu viel Serotonin im Darm verursacht in unserem zweiten Gehirn »psychische Erkrankungen« wie Ängste, Symptome des Autismusspektrums und sogar Krankheiten wie das Reizdarmsyndrom. Vereinfacht ausgedrückt: Wenn Sie im Gehirn depressiv sind, können Sie im Darm ängstlich werden. Aber selbst wenn genug oder sogar zu viel Serotonin im Gehirn vorhanden ist, haben Sie möglicherweise zu wenig davon im Darm, was zu Erkrankungen wie Osteoporose in den Knochen und anderen Problemen führen kann.[28]

Der Neuroimmunologe könnte aber auch der Ansicht sein, dass er Ihren Körper auf Entzündungen testen muss, um der Ursache Ihrer Depression und Angst auf die Spur zu kommen. Laut Weltgesundheitsorganisation WHO ist Depression die weltweit häufigste Ursache für Behinderungen.[29] Bis zu 70 Prozent aller Patienten bekommen jedoch keine der verfügbaren Behandlungen, einschließlich Antidepressiva.[30]

Vielleicht ist das der Grund dafür, dass sich körperliche Entzündungen verschlimmern und manchmal sogar zu Depressionen führen können. Wenn das Immunsystem Krankheitserreger angreift oder im Fall einer Autoimmunerkrankung sogar unsere eigenen gesunden Zellen, entzündet sich das gesamte System und setzt Zytokine (Proteine, die das Immunsystem regulieren) und andere Substanzen frei, was Abgeschlagenheit, Müdigkeit, kognitive Probleme und Appetitlosigkeit verursacht – mit anderen Worten: Depressionssymptome. Tatsächlich sind die Entzündungsmarker bei depressiven Menschen höher als bei nicht depressiven.[31]

Was könnte einem Psychoneuroimmunologen oder Neuroimmunologen sonst noch an Ihrem kombinierten Verdauungs- und Immunsystem auffallen? Nun, Stress – sogar emotionaler Stress – verringert die Lymphozyten im Körper, jene weißen Blutkörperchen, die Infektionen bekämpfen, und erhöht das Risiko für verschiedene Krankheiten, sogar Krebs. Das auf diese Weise unterdrückte Immunsystem wird nun andere Systeme stärker unter Druck setzen. Beispielsweise muss das Herz-Kreislauf-System jetzt mehr arbeiten, was zu einer koronaren Herzerkrankung führen kann.

Ein sehr herausforderndes Ergebnis von Stress, insbesondere akutem oder langfristigem Stress, ist die Überproduktion von Mastzellen (Immunzellen) durch das Knochenmark. Wie bereits erwähnt, führen zu viele Mastzellen zu Entzündungen und chronischen Krankheiten, aber dieser Prozess führt auch zu einer Überproduktion von Zytokinen. Zytokine werden aus Proteinen gebildet, die eine zellübergreifende Kommunikation ermöglichen. In der richtigen Menge hergestellt, regulieren sie unsere Immunantwort auf Herausforderungen. Wenn sie in zu großen Mengen produziert werden, was passiert, wenn wir unter zu viel Stress stehen, verursachen sie Entzündungen und entsprechende Krankheiten wie rheumatoide Arthritis.[32] (Sowohl Zytokine als auch Mastzellen werden in der Orientierungshilfe 2 am Ende dieses Kapitels sowie in anderen Teilen dieses Kapitels und dieses Buches näher erläutert.)

Zeitgenössische Forscher weisen auch darauf hin, dass das psychische Wohlbefinden das Immunsystem beeinflusst. Beispielsweise haben Untersuchungen an einer Gruppe von Studenten, die unter großem Druck standen, gezeigt, dass ihr Immunsystem in dieser Zeit geschwächt war. Es stellte sich auch heraus, dass die einsamsten Studenten das schwächste Immunsystem hatten.[33] Dies ist ein weiteres Beispiel dafür, wie jeder einzelne Aspekt des Selbst alle anderen beeinflusst.

Sieben essenzielle Nährstoffe

Die Nährstoffe, die wir aus der Nahrung erhalten, sind für den Umgang mit und die Erholung von allen Herausforderungen von entscheidender Bedeutung. Wie der Körper haben sie sowohl physische als auch feinstoffliche Aspekte. Hier sind sieben Arten, wie wichtige Nährstoffe zu unserer körperlichen Gesundheit beitragen. In Kapitel 4 werden die feinstofflichen Aspekte dieser Nährstoffe erörtert.

Kohlenhydrate: Zucker für Energie.

Fette: kalorienreiche Säuren, die Energie speichern, den Körper isolieren, die Organe schützen und den Proteinen bei der Arbeit helfen.

Proteine/Eiweiße lassen die Muskeln und andere Gewebe wachsen und reparieren sie.

Ballaststoffe: unverdauliche Nahrungsbestandteile. Wichtig, weil sie als Vehikel zum Entfernen von Abfällen durch den Dickdarm dienen.

Mineralien: anorganische, aber notwendige Elemente.

Vitamine: wasser- und fettlösliche Nährstoffe, die für alle Körperfunktionen notwendig sind.

Wasser transportiert Nährstoffe, beseitigt Abfälle und Toxine und macht 70 Prozent des Körpermaterials aus.

Das Zellsystem und das genetische System unter Stress

Unter Stress beziehen alle unsere Zellen, einschließlich der Zellen, die unsere Gene enthalten oder beeinflussen, eine Tracht Prügel. (Siehe den Abschnitt über Zellsystem und genetische Systeme in der Orientierungshilfe 2, wo alle hier verwendeten Begriffe erklärt werden.) Die DNA in Ihren Genen, deren Sequenz die Eigenschaften Ihrer Vorfahren trägt, kann in Mitleidenschaft gezogen werden, und das kann zu Krebs, Infektionen und anderen Erkrankungen führen. Auch Umweltprobleme, ob sie nun innerhalb oder außerhalb des Körpers zum Ausdruck kommen, können epigenetische Veränderungen auslösen oder Veränderungen des Genmaterials, das für alle anderen Funktionen des Gens verantwortlich ist und nichts mit der DNA zu tun hat. Zu den Stressfaktoren, die sich auf das epigenetische Material auswirken, gehören ungesunde Lebensmittel, verunreinigte Luft und nicht erfüllte Grundbedürfnisse, Veränderungen in den Familienstrukturen oder in der Umwelt wie Hungersnöte, Wirbelstürme, Strahlung und mehr, gravierende sozioökonomische Veränderungen, biochemischer Stress und so fort.

Sie sind möglicherweise nicht nur von epigenetischen Veränderungen betroffen, sondern haben vielleicht auch Probleme, die Ihnen seit mindestens vierzehn Generationen überliefert wurden.[34] Das wird als generationenübergreifende Vererbung bezeichnet und betrifft Sie mehr, als Sie denken. Stellen Sie sich vor, Sie gehören zu denen, die immer schön den Teller leer essen. Diese Tendenz, die zu Übergewicht führt, könnte auf Ihre Lebenserfahrungen zurückzuführen sein. Sie könnte aber auch etwas sein, was Sie von Ihren Großeltern geerbt haben, die in der Weltwirtschaftskrise fast verhungert wären. Es könnte sein, dass Sie Verhaltensweisen ausleben, die aus Nahrungsmittelknappheit heraus entstanden sind.

Noch ein interessanter zellulärer Stressor hat etwas mit dem Vorhandensein von mikrochimären Zellen zu tun. Bei diesen Zellen handelt es sich um Überreste von anderen Menschen, die jahrzehntelang in einem Körper sein können. Sie unterstützen entweder das Immunsystem des Körpers oder schaffen die Voraussetzungen für Probleme wie Krebs, Diabetes, Herzerkrankungen und mehr. Es gibt viele Quellen für diese mikrochimären Zellen. Am häufigsten erben wir sie von unserer Mutter. Außerdem können Zellen aus unserem Körper nach unserer Geburt im Körper unserer Mutter verbleiben. Und Zellen unserer älteren Geschwister können in unseren Körper aufgenommen werden, solange wir in der Gebärmutter sind. Mikrochimäre Zellen können in nahezu jedes Organ oder an jede Körperstelle wandern und sich dort vermehren. Manchmal wandern sie zu einer Verletzung, vermehren sich und helfen bei der Reparatur der Wunde.[35] Es kommt aber auch vor, dass sie das Immunsystem anstacheln, das sie dann angreift und chronische Krankheiten verursacht.

Ich habe mit einer Klientin gearbeitet, die einen Tumor in der Gebärmutter hatte. Die Ärzte konnten nicht herausfinden, ob es sich um Krebs handelte oder nicht. Ich nahm intuitiv wahr, dass der Tumor Teile eines »verschwundenen Zwillings« enthielt – ein Stück vom Körper eines Zwillings, der von der Gebärmutter absorbiert worden war. Nachdem Chirurgen den Tumor entfernt hatten, fanden sie in seinem Innern tatsächlich Zähne und Haare. Die mikrochimären Zellen waren gewachsen und hatten sich in einem Tumor verfestigt.

Ich musste feststellen, dass in der medizinischen Gemeinde nicht viel über den Einfluss dieser Zellen bekannt ist, aber es sollte bekannter sein. Beispielsweise kommt Mikrochimärismus bei Patienten mit Multipler Sklerose häufiger vor als bei ihren gesunden Geschwistern, was darauf hindeutet, dass er bei diesem Krankheitsprozess eine Rolle spielt.[36]

Wir verstehen die feinstofflichen Energieverbindungen zwischen dem physischen und dem feinstofflichen Körper noch nicht ganz und die mikrochimären Zellen oder die Faktoren, die dazu führen, dass diese Zellen unterstützend oder zerstörerisch werden, auch nicht. In meiner Arbeit bin ich jedoch zu der Überzeugung gelangt, dass die Zusammenhänge und Effekte vielschichtig sind.

Zum einen glaube ich, dass mikrochimäre Zellen, die unserer ursprünglichen energetischen Signatur entsprechen, vorteilhafter sind als solche, bei denen dies nicht der Fall ist. Ebenso wichtig ist die Art der Beziehung, die wir zu den Menschen haben, deren Zellen wir in uns tragen, oder zu den Menschen, die unsere Zellen in sich tragen. Je liebevoller das Verhältnis ist, desto wahrscheinlicher sind die mikrochimären Zellen unterstützend. Je problematischer es ist, desto größer wird die Wahrscheinlichkeit sein, dass die mikrochimären Zellen negative Nebenwirkungen hervorrufen.

Eine Ausnahme von dieser letzten Aussage betrifft das Trauma. Ich arbeitete mit Klienten zusammen, die einem Verwandten, mit dem sie mikrochimäre Zellen ausgetauscht haben, wie Zwillingen oder leiblichen Eltern und Kindern, außerordentlich nahestanden. Immer wieder fiel mir auf, dass meine Klienten unter Symptomen oder Stressfaktoren litten, die denen ihrer Lieben ähnlich waren. Wenn beispielsweise eine geliebte Tochter unter Panikattacken leidet, kann ihre Mutter auch welche bekommen. Ich glaube, die mikrochimären Zellen wirken wie ein Gepäckträger, auf dem feinstoffliche Energien von einer Person zu ihrem liebenden Angehörigen gebracht werden, der sie unbewusst in sich aufnimmt. Wenn Sie bedenken, dass feinstoffliche Energie von Aurafeld zu Aurafeld übergehen kann, kann sie sicherlich von einer Mutter auf die mütterlichen Zellen in ihrem Kind oder von einem Zwilling auf den anderen übergehen. Nicht alle übertragenen Energien wirken sich negativ aus. Wenn ein Sohn eine Gehaltserhöhung bekommt, wird seiner Mutter vielleicht auch eine zuteil …!

Unter Stress ist ein weiteres interessantes Phänomen in den Membranen von Körperzellen zu beobachten. Diese Zellmembranen enthalten wichtige Membranproteine, spezielle Proteine, die auf energetische Signale aus der Umwelt reagieren. Wenn die entsprechenden Zellen gesunde Energien von außen bekommen, indem wir beispielsweise positive Absichten, Gedanken, Gebete und dergleichen in den Körper lenken oder sie zulassen, bilden sich in bestimmten Körperteilen Muster, etwa die DNA in den Mitochondrien und in bestimmten Kapillaren. Hauptsächlich bilden sich Möbiusbänder. Ein Möbiusband sieht aus wie eine verdrehte Acht, die aus einem Material besteht und nur eine Seite und eine Kante hat (siehe Abbildung 8).

Stephen Linsteadt ist Begründer der Scalar Heart Connection, eines Prozesses zur Verbindung mit dem angeborenen Wissen des Herzens. Wie er erklärt, nimmt die DNA in unseren Mitochondrien, jenen Zellorganellen, die Energie produzieren, die Form eines Möbiusbandes an, wenn wir gesund sind. Auch der Blutfluss durch die Arterien und Venen erzeugt die Form eines Möbiusbandes in unserem Körper. Das Blut fließt in eine Richtung durch die Arterien und in die andere durch die Venen. Daher erzeugt unser Blutfluss mehr oder weniger perfekte Achten in den Kapillarnetzwerken, insbesondere in der Nähe der Hormondrüsen (den Standorten der Chakras). Auch Lungen- und Körperkreislauf bilden eine perfekte Acht, deren Zentrum

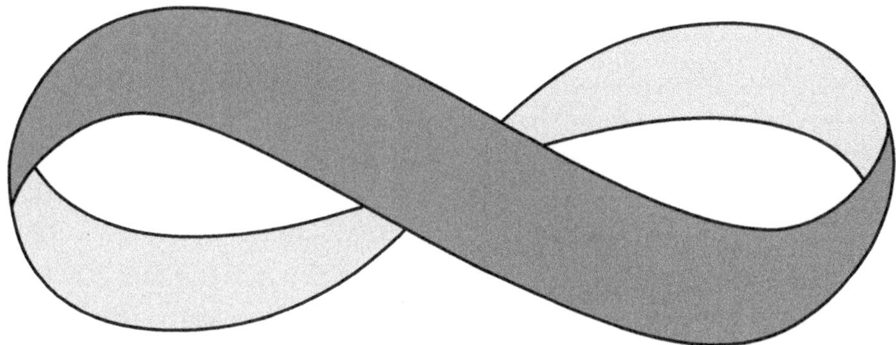

Abbildung 8: Das Möbiusband. *Ein Möbiusband oder eine Möbiusschleife bezeichnet eine Fläche, die nur eine Kante und eine Seite hat. Sie ist nicht orientierbar, man kann nicht zwischen oben und unten oder innen und außen unterscheiden. Der Strom der Körperflüssigkeiten oder der feinstofflichen Energie in vielen Bereichen des Körpers nimmt diese Form an, wenn er gesund ist und gute Gesundheit und optimale Funktionen unterstützt.*

in den Herzkammern liegt. Eine weitere Möbiusschleife liegt vor der Lunge und dient als Batteriespeicher für Skalarwellen, eine ganz besondere und sehr kraftvolle Energie.

Skalarwellen sind elektromagnetische Frequenzen, die Vektoren bilden und unseren Körper gesund erhalten. Sie werden von Möbiusschleifen erzeugt. Sind wir gestresst – etwa wenn wir in der Defensive sind oder Angst haben –, reagieren unsere Zellen nicht mehr auf Wachstumssignale und »machen zu«. Signifikante Wachstumssignale können von innen wie von außen kommen. Es kann sich dabei sowohl um unsere eigenen positiven Gedanken und Gefühle handeln als auch um die anderer sowie um Positives in unserer Umwelt. Und wenn Zellen eine Reparatur brauchen, etwa weil wir uns im Stressmodus befinden oder pessimistisch oder verletzt sind, ziehen sie sich zusammen, um Energie zu sparen. Dadurch verringert sich die Intensität der Möbiusschleifen, die Skalarwellen erzeugen. Man kann also sagen, dass Negativität die Entstehung und Intensität der inneren Kraftquellen unseres Körpers einschränkt. Beispielsweise hören unsere Immunzellen auf zu wachsen, was zu chronischen Krankheiten führt.[37]

In Kapitel 9 lernen Sie eine Übung kennen, mit der Sie Ihr System dazu bringen können »zurückzusetzen«.

Subkomponenten der Biologie: Licht und Klang unter Stress

Wie in Kapitel 2 bereits erwähnt, bestehen wir aus Klang und Licht. Wenn wir mit unserer ursprünglichen energetischen Signatur arbeiten, »glühen« wir und »summen« ganz gut mit. Stress jedoch verändert die Licht- und Klangsubkomponenten unserer Signatur in vielerlei Hinsicht.

Eine der schlimmsten Folgen negativer Erfahrungen ist das anschließende negative Selbstgespräch. Ebenso brutal sind die Auswirkungen kritischer Worte und entsprechender Taten anderer. Eine der wichtigsten Auswirkungen tritt durch eine bestimmte Quantenenergie auf, die als »Phonon« bezeichnet wird.

Phononen sind winzige Quantenenergien, die aus in einem Kristall schwingenden Atomen aufsteigen. Sie können in der Tat durch bestimmte Arten von Festkörpern gleiten und dabei die Botschaften übermitteln, die sie in sich tragen.

Phononen entstehen, wenn durch Bewegungen im kristallinen Gewebe des Körpers Druck- oder Schallwellen erzeugt werden. Zu diesen Gewebetypen gehören das Blut und das Bindegewebe, beides Akteure des Immunsystems. Wenn Ihr Herz schlägt, prägen sich die resultierenden Phononen den Lipiden oder Fetten in Ihrem Blut ein und werden durch den Körper transportiert. Sie strömen auch durch das Blutplasma, um Daten aus dem ZNS an das Hämoglobin zu übermitteln, das Sauerstoff durch den Körper transportiert.[38] Wenn Sie sich auf positive Gedanken und

Gefühle konzentrieren oder unterstützende Botschaften oder Musik hören, fördern die resultierenden Phononen die Gesundheit im gesamten Körper. Wenn Sie sich auf das Gegenteil konzentrieren, leiden Ihre Organe ebenso wie Ihre allgemeine Gesundheit.[39] Auch wenn die Menschen um Sie herum gemein, urteilend oder unhöflich sind, können die Phononen in Ihrem Körper diese Negativität widerspiegeln und ernste Störungen im Nervensystem sowie schädliche Immunantworten verursachen.

Ein weitere »winzige Energie«, die sich auf Ihre Gesundheit – und Ihre DNA – auswirken kann, sind Photonen. Photonen sind Lichteinheiten. Ihr Körper strahlt tatsächlich Photonen aus, die tausendmal weniger intensiv sind als das, was Ihre Augen sehen können. Dieses Licht schwankt je nach der Tageszeit und Ihrem Stoffwechsel.[40] Sie erzeugen auch sichtbares Licht aus Ihrem Herzen, aber dieses Licht wird schwächer, wenn Sie unter Stress stehen.[41] Insgesamt sind unser Photonenfluss und unsere Photonenemission umso gesünder, je unterstützender eine Situation ist. Je stressiger, desto größer wird die Wahrscheinlichkeit sein, dass der Photonenfluss gestört wird.

Stellen Sie sich vor, Sie trinken Kaffee mit Freunden, die unterstützend und freundlich sind. Der Photonenfluss in Ihrem Körper ist vermutlich stark und ausgeglichen, ebenso wie das Licht, das von Ihrem Herzfeld ausgeht. Sie werden also in der Lage sein, die Liebe Ihrer Freunde zu empfangen und ihnen auch Liebe zu geben. Stellen Sie sich jetzt vor, Sie sitzen in einem beruflichen Meeting und äußern eine unpopuläre Meinung. Raten Sie mal, was dann mit Ihrem Photonenfluss passiert? Er ist gehemmt und löst eine Stressreaktion in Ihrem Nervensystem aus.

Stress hat auch einen Effekt auf eine Miniversion des Photons, das Biophoton. Biophotonen sind Photonen in Quantengröße, die Informationsmuster einer bestimmten DNA-Sequenz auf eine andere übertragen. Dieser Vorgang wird von einem neuen Wissenschaftszweig namens »Wellengenetik« erklärt. Vor allem russische Forscher untersuchten die Aktivitäten der körpereigenen Biophotonen. Die erstaunlichsten Ergebnisse zeigten, dass universelle Botschaften oder entsprechendes Wissen tatsächlich über »Wurmlöcher« in die DNA gelangen können, die etwas mit den von unserer DNA abgegebenen Biophotonen zu tun haben. Auf diese Weise erhalten wir telepathische Downloads. Stress verzerrt diesen Prozess und vereitelt die intuitiven Sprünge, die unsere DNA-Biophotonen ermöglichen können. Wenn unsere DNA-Biophotonen aktiv sind, können wir Informationen aus dem Universum und auch aus Menschenansammlungen aufnehmen. Stellen Sie sich vor, was hereinkommt – und die Funktionen unserer DNA kollabieren lässt –, wenn wir Gruppen ausgehender Gewalt und Grausamkeit ausgesetzt sind. Und stellen Sie sich vor, was passiert, wenn wir das Gegenteil erleben.[42]

Biophotonen sind für noch neuere, aufkommende Forschungen von besonderem Interesse, weil gezeigt werden konnte, dass sie mehrere Frequenzbereiche abdecken, nämlich den Infrarot-, den sichtbaren und den ultravioletten Bereich des elektromagnetischen Spektrums. Eine spezielle Studie aus diesem Forschungsgebiet (die sich interessanterweise mit einem Lichtkörper befasst) untersucht, ob wir Krankheiten erkennen können, indem wir Biophotonen beobachten. Beispielsweise ergab die Studie an Zellkulturen, dass Krebszellen mehr Biophotonen emittierten als normale Zellen.[43]

Biophotonen-Emissionen sind darüber hinaus an einer Vielzahl von biologischen Funktionen beteiligt, etwa an der Regulation bestimmter Neurotransmitter, an der Atmungsaktivität in weißen Blutkörperchen, an der Samenkeimung und anderen. Studien zeigen auch, dass Biophotonen die Kommunikation von Zellen möglich machen, selbst wenn diese nicht benachbart sind.[44]

Mein Interesse an Biophotonen ist groß. Ich arbeite mehrmals pro Woche mit diesem Konzept. Häufig verfolge ich den Fluss der Biophotonen im physischen und feinstofflichen Körper eines Menschen, um herauszufinden, was dort los sein könnte. Ich sehe die Biophotonen intuitiv als winzige Energieblasen, die sich zwischen der physischen und der feinstofflichen Anatomie hin und her bewegen. Diese Sprudelblasen unterscheiden sich in Farbe, Klang und Fluss. Und mithilfe dieser drei Faktoren kann ich häufig Probleme aufspüren.

Ich stellte beispielsweise fest, dass Krebszellen Biophotonen ausstrahlen, aber diese Blasen sind verzerrt und erscheinen oft trübbraun-grün. Außerdem ist ihr Fluss hektisch und rasend, anders als der langsame und oszillierende Biophotonenfluss, der aus gesunden Zellen austritt. Wenn mir ein Klient sagt, dass er eine genetische Störung hat, entdecke ich oft verzerrte Biophotonenblasen rund um die von der Herausforderung betroffenen Zellen. Diese Biophonen wirken nicht nur verzogen, sondern sehen auch oft bräunlich, brackig oder trüb aus. Darüber hinaus habe ich die oben zitierte russische Studie über Biophotonen in meine Arbeit aufgenommen, weil ich beobachtete, dass die Biophotonen der DNA ein Wurmloch erzeugen, das eine transformierende Heilung ermöglicht.

Ich arbeitete einmal mit einem Klienten, der einen schweren Herzinfarkt kaum überlebt hatte und deshalb vier oder fünf Medikamente einnahm. Er wusste, dass er die Medikamente brauchte, aber wegen der Nebenwirkungen wollte er die Dosierung herabsetzen. Intuitiv sah ich verzerrte Biophotonen, die sich um ein maßgebliches Gen in seinem Herzen gruppierten, also wusste ich, dass wir es mit einer genetischen Veranlagung für Herzprobleme zu tun hatten. Mein Klient bestätigte dies. Ich konnte die Spur dieser verzogenen Blasen bis ins epigenetische Material zurückverfolgen.

Außersinnlich betrachtet, stellt sich mir das chemische Gebräu aus epigenetischem Material wie eine Art Buchstabensuppe dar. Als ich mich mit den Ahnenproblemen meines Klienten befasste, spürte ich, dass der tief verwurzelte Glaube, nicht liebenswert zu sein, eines der Hauptprobleme in Zusammenhang mit der genetischen Veranlagung für Herzprobleme war. Intuitiv hatte ich das Bild von einem kleinen Jungen vor Augen, der in ein Waisenhaus gebracht wurde. Mein Klient bestätigte, dass sein Urgroßvater im Alter von vier Jahren in ein Waisenhaus gebracht und dort von seinen Eltern, die nicht genug Geld hatten, um ihn großzuziehen, zurückgelassen worden war. Der kleine Junge fühlte sich verständlicherweise völlig verlassen und ungeliebt. Mein Klient sagte, dass dieser Urgroßvater an einer Herzkrankheit starb.

Während mein Klient und ich an dem Thema arbeiteten und unter anderem Heilung an die Seelen all seiner Vorfahren, die von diesem schmerzhaften Glauben geprägt waren, aussendeten, beobachtete ich, wie die Photonen, die aus dem epigenetischen Material hervorgingen, allmählich herumwirbelten und weiß wurden. Dann öffnete sich ein heller Wirbel um das epigenetische Material. Ich sah, wie ein weißer Blitz erst die Epigene und dann die Gene durchzuckte. Mittlerweile waren die Biophotonen alle gleichmäßig geformt und verteilt. Und stellen Sie sich vor: Mein Klient hatte plötzlich tatsächlich das Gefühl, liebenswert zu sein.

Kurz nach unserer Sitzung rief er mich an und sagte, er habe die Dosierung seiner Herzmedikamente stark herabsetzen können.

Die nächste Stressebene: Trauma

Stress hinterlässt immer kurzfristige Spuren. Manchmal bleiben Stressoren aber auch länger und verwandeln sich in ein ausgewachsenes Stresstrauma. Mit anderen Worten, der Stress bleibt bestehen. Sein Einfluss ist sehr stark, und er kann nur mit Unterstützung von außen nach innen gelöscht werden, weil der Stressor von außerhalb gekommen ist und weil das Trauma die Abspaltung des Selbst unter Schock involviert.

Die meisten Experten erkennen, dass traumatischer oder schwerer Stress durch viele Erfahrungen verursacht werden kann. Sie können diese Erfahrungen machen, indem Sie persönlich an einem Ereignis beteiligt sind, aber auch, indem Sie Zeuge von etwas Negativem werden. Unerwünschte Auswirkungen können auftreten, wenn Sie von einem Ereignis erfahren, das jemand anderem schadet, oder ständig mit den Schwierigkeiten anderer konfrontiert sind, wie es beispielsweise der Fall sein kann, wenn Sie freiwillig für eine Hilfsorganisation arbeiten. Wie wir in diesem Kapitel bereits erfahren haben, können Sie ein Trauma auch erben, beispielsweise durch generationenübergreifende Epigenetik.

Die meisten Experten bestehen auch darauf, dass ein intensives oder schwerwiegendes Ereignis erforderlich ist, um aus einem Stressor ein Trauma zu machen. Dem stimme ich nicht zu. Ein Hurrikan kann bei der einen Person zu langfristigen psychischen Belastungen führen, bei einer anderen jedoch nicht. Die Wahrnehmungen, die für oder gegen ein Trauma entscheiden, werden uns von Anfang an einprogrammiert – im Mutterleib. Tatsächlich beginnt unser Körper bereits in der Gebärmutter mit dem Aufbau der neuronalen Netze, die sich einen Reim auf unsere Erfahrungen machen, und schreibt Wahrnehmungen in jedes biologische System ein, die uns angesichts von Möglichkeiten in Begeisterung versetzen oder aber das Gefühl geben, eingeschränkt zu sein.

Wenn uns beispielsweise in jungen Jahren Liebe und Fürsorge zuteilwerden, gehen wir davon aus, dass wir von unserer Umwelt Gutes bekommen. Unsere Wahrnehmungen werden sich dann mehr oder weniger auf Positives beschränken. Wir können Nahrung aus verschiedenen Quellen aufnehmen. Der uns zugängliche epigenetische Strom steuert glückliche Ereignisse an und entscheidet sich für »gesunde« DNA-Antworten.

Wenn uns hingegen schon früh Wut oder Verachtung entgegengeschleudert werden, entwickeln wir in Hinblick auf unsere Bedürfnisse Angst oder Schuldgefühle. Die entsprechenden Anschlussstellen befinden sich in den limbischen Kreisläufen unseres Nervensystems, die hauptsächlich vom Vagus reguliert werden. Wir werden die subjektive Wahrheit, dass das Leben gefährlich ist, nicht infrage stellen und reagieren angespannt auf Lebensereignisse, die möglicherweise gar nicht wirklich beängstigend sind.[45] Grundsätzlich bleiben negative Erfahrungen in unserem Nervensystem verschlüsselt, es sei denn, wir schalten sie frei. Glücklicherweise wird das Phänomen der Neuroplastizität in der medizinischen Fachwelt allmählich erkannt und angesprochen und führt zur Entwicklung von Behandlungen wie dem Dynamic Neural Retraining System (DNRS), einem medikamentenfreien Verfahren zur Umschulung des limbischen Systems, und dem Neurosculpting, einem Meditationsprozess, der darauf ausgelegt ist, die Nervenbahnen des Gehirns umzustrukturieren, um Stressantworten zu vermindern.

Es ist oft viel einfacher, mit Herausforderungen umzugehen, wenn wir auf eine physische Ursache verweisen können, beispielsweise auf eine traumatische Hirnverletzung von einem Fußballspiel. Sogar der daraus resultierende Stresszyklus – die Wiederholung von Emotionen und körperlichen Symptomen, die während und nach einer Verletzung aufgetreten sind – scheint erklärbar. Aber wie bereits erklärt wurde, verursachen viele Kräfte ein Trauma. Ein Schlüssel ist, dass eine umfassende traumatische Stressreaktion den Einschluss des traumatisierten Selbst impliziert.

Wie Bessel van der Kolk, ein führender Traumaexperte, erklärt, ist Abspaltung der wesentliche Kern des Traumas. Eine überwältigende Erfahrung verursacht zusammen mit den damit verbundenen Gefühlen, Bildern und körperlichen Empfindungen eine Fragmentierung oder Trennung des verwundeten Selbst vom Rest der Psyche. Wenn keine Wiedergutmachung erfolgt, löst dieses verletzte Selbst immer wieder die anfängliche Stressreaktion aus. Mit anderen Worten, dieses verletzte Selbst wird in einem chemischen Stresskreislauf gefangen und kann dies auch für den Rest des Körpers verursachen, weil die mit dem Ereignis verbundenen Stresshormone weiterhin bis zum Gehtnichtmehr zirkulieren.

Ein wichtiger Akteur ist der Thalamus, der Torhüter des Gehirns, der uns sagt, worauf wir uns konzentrieren sollen und worauf nicht. Wenn wir feststellen, dass eine Stresssituation vorbei ist, schließt der Thalamus die Pforten, und wir können normal weitermachen. Wenn sich der Stress ständig wiederholt, bleiben die Schleusen offen, und wir erleben sämtliche Empfindungen, die mit dem ursprünglichen Trauma zu tun haben, immer wieder neu. Wir reagieren auch extrem wachsam auf alltägliche Ereignisse. Um abzuschalten, was wir fühlen, setzen wir häufig negative Strategien ein, etwa den Substanzmissbrauch von Alkohol und Drogen. Wenn dies nicht oder nicht mehr »funktioniert«, tritt der Stress erneut auf den Plan.[46]

Die mit dem verletzten Selbst in Verbindung stehenden Energien werden sogar auf der Zellebene eingeschlossen. Wenn wir Stress durchmachen, versuchen zwei Aminosäuren, das Gleichgewicht herzustellen, nämlich Glutamat, das ansteigt, wenn wir angesichts einer Herausforderung wachsam sein müssen, und Gamma-Aminobuttersäure (GABA), die uns wieder beruhigt. Glutamat hilft uns auch, Erinnerungen so zu speichern, dass wir sie später wieder abrufen können.

Normalerweise beeinträchtigt GABA das Speichern oder Abrufen von Erinnerungen nicht. Es gibt jedoch zwei Arten von GABA-Rezeptoren in unseren Zellen. Die eine Art arbeitet mit dem Glutamat zusammen. Die andere, die als frei und ungebunden betrachtet wird, verschlüsselt beängstigende Erinnerungen und macht sie für unser Bewusstsein nicht mehr verfügbar. Viele unserer Herausforderungen sind das Ergebnis dieser unbewusst gespeicherten Erinnerungen. Da die Erinnerungen weggesperrt sind, entsinnen wir uns oft nicht mehr dessen, was unsere traumatische Erfahrung verursachte.[47]

Weitere Probleme entstehen, wenn sich ein Trauma, das durch Ereignisse außerhalb unserer selbst verursacht wird, nach innen richtet. Bei diesen Problemen handelt es sich um chronische Krankheiten, einschließlich Autoimmunerkrankungen.

Chronische Krankheiten und Herausforderungen: Das auf dem Kopf stehende Trauma

Wie ich bereits erklärte, macht das gefangene, verwundete Selbst auf sich aufmerksam, ruft um Hilfe und zeigt normalerweise an, wo Ihr feinstofflicher Körper ursprünglich durch die energetischen Kräfte des Traumas verletzt wurde. Der Körper nimmt diese noch nicht reparierte Verletzung wahr und versucht kontinuierlich, sie zu heilen und sich von den zweitrangigen Ladungen zu befreien, die mit der Welle der ursprünglichen Kraft angeschwemmt wurden. Aber der Körper kann energetische Eindringlinge nicht auf die gleiche Weise erfassen wie physische. Seine Versuche, sich selbst zu heilen, können daher selbstverletzend werden und sich schließlich zu chronischen Krankheiten auswachsen, Autoimmunerkrankungen inklusive.

Zu chronischen Erkrankungen wie Fibromyalgie, das chronische Erschöpfungssyndrom, Krebs, Asthma, Allergien und Borreliose kommt es, wenn die inkompatiblen Energien das Immunsystem im Prinzip täuschen und glauben machen, da sei entweder nichts oder eine nützliche oder gutartige Substanz stelle eine Bedrohung dar. In beiden Fällen kann die inkompatible Energie in unserem Körper frei vorhanden sein.

Autoimmunerkrankungen treten speziell dann auf, sobald das körpereigene Immunsystem gesunde Zellen angreift. Dies geschieht, wenn die Aktivität des Immunsystems zu gering oder zu hoch ist, was die Möglichkeiten des Körpers einschränkt, Eindringlinge zu bekämpfen. Autoimmunerkrankungen entstehen, wenn die Antikörper, statt Antigene zu bekämpfen, gesunde Zellen oder Körpersysteme angreifen. Mehr als achtzig Autoimmunerkrankungen sind bekannt,[48] darunter rheumatoide Arthritis, Lupus, Diabetes Typ 1, Zöliakie, Multiple Sklerose, Schuppenflechte, Schilddrüsenerkrankungen und Myasthenia gravis. Forscher finden jetzt Hinweise darauf, dass einige Krankheiten wie Parkinson und Hodenkrebs teilweise ebenfalls autoimmuner Natur sind.[49]

Woher wissen Sie, ob Sie eine Autoimmunerkrankung haben? Sie leiden vielleicht häufig unter Müdigkeit, Gelenkschmerzen und -schwellungen, Verdauungsproblemen, geschwollenen Drüsen, Hautproblemen und allgemeiner Steifheit. Andererseits spüren Sie fast jedes Anzeichen von Stress, einschließlich vieler Erkrankungen. Ich glaube jedoch, dass die Grundursache jeder Autoimmunerkrankung ein Trauma ist, was Ärzte manchmal verblüfft. Laut einer in Stockholm durchgeführten Studie litt mindestens ein Drittel der Probanden mit Autoimmunerkrankungen auch an einer stressbedingten Störung, die auf ein Trauma wie körperlichen, sexuellen oder häuslichen Missbrauch zurückzuführen war, auf Kriegserlebnisse, einen Überfall, einen schweren Unfall sowie auf familiäre Vorbelastungen wie Angstzustände und Depressionen.[50] Eine noch bekanntere Studie, die zwischen 1995 und 1997 in San Diego, Kalifornien, durchgeführt wurde, ergab, dass von den 15 357 Erwachsenen, die so stark von Autoimmunerkrankungen betroffen waren, dass sie deswegen ins Krankenhaus mussten, 64 Prozent mindestens eine nachteilige Erfahrung in der Kindheit gemacht hatten, wie Drogenmissbrauch im häuslichen Umfeld, psychische Erkrankungen oder ein Elternteil im Gefängnis.[51] Viele andere Studien brachten ähnliche Ergebnisse.

Meine eigenen Forschungen und die Erfahrungen, die ich mit Klienten sammeln konnte, zeigen nachdrücklich, dass autoimmune Funktionsstörungen eine Erweiterung des traumatischen Stress darstellen. Kurz gesagt, das gefangene oder abgespaltene Selbst regt die Kaskade aus Stressreaktionen im Körper und den allzu häufigen posttraumatischen Stressreaktionen weiterhin an. Der Körper wird von Mastzellen und Zytokinen derart überwältigt, dass das Immunsystem nach Plünderern sucht.

In der Zwischenzeit lösen unsere Ahnenprobleme epigenetische Reaktionen aus, die den Eindruck erwecken, als lebten unsere Altvorderen mit ähnlichen Traumata in uns. In der Tat spiegeln sich ihre Erfahrungen wahrscheinlich in unserem Verhalten und unserem Körper wider. Auf der physischen Ebene können epigenetische Erinnerungen tatsächlich eine Hyperreaktivität auf die Partikel auslösen, die über den Darm ins Blut gelangen, und so zu Nahrungsmittelüberempfindlichkeiten und Umweltallergien führen. Die Immunzellen könnten sogar auf mikrochimäre Zellen reagieren, die unsere Ahnenenergien nachahmen. So üben Geister offensichtlich einen Einfluss auf uns aus …

Wie können wir den Körper davon überzeugen, dass alles sicher ist, wenn er sich nicht sicher fühlt? Die Antwort liegt in der Untersuchung dessen, was sich unter Stress im feinstofflichen Körper abspielt. Darauf werden wir in Kapitel 5 näher eingehen.

Orientierungshilfe 2

Ihr Körper und seine Systeme

Ein kompaktes Handbuch

Hier beschäftigen wir uns mit den verschiedenen Teilen des physischen Körpers, die von kurz- oder langfristigen Stressreaktionen betroffen sind. Diese Orientierungshilfe ist nach den wichtigsten Systemen im Körper geordnet. Sie beschreibt die Grundlagen der einzelnen Körperbereiche und nennt wichtige Fakten zu Traumata und chronischen Krankheiten, einschließlich Autoimmunerkrankungen. Außerdem enthält sie weitere Details, damit Sie besser verstehen können, was in Ihrem Körper geschieht, wenn Sie unter Stress stehen. Diese Informationen füllen Wissenslücken und helfen Ihnen, einen Wiederherstellungsplan zu erstellen. Während Sie den folgenden Text lesen, sollten Sie sich daran erinnern, dass Ihr Körper in seiner Intelligenz erstaunlich gut in der Lage ist, auf Heilung zu reagieren. Offenheit, Neugier und ein Verständnis Ihrer Anatomie können Ihnen helfen, sich mit Ihrem eigenen Körper anzufreunden.

Viele der Körpersysteme werden aufgrund von Gemeinsamkeiten und engen Beziehungen in Reaktion auf Stress zusammengefasst: das Atmungssystem mit dem Herz-Kreislauf-System, das Ausscheidungs- mit dem Verdauungssystem, das Fortpflanzungs- mit dem Hormonsystem und die Körperzellen mit dem genetischen System. Das Bindegewebe steht mit der Muskulatur in Verbindung, und das Knochenmark wird in Zusammenhang mit dem Immunsystem beschrieben, ebenso wie die wichtigsten Mikroben.

Nervensystem

Es gibt vier Schlüsselkomponenten des Nervensystems sowie einige andere Merkmale, die für ein umfassendes Verständnis der Körperreaktionen auf Stress wichtig sind.

1. Zentrales Nervensystem (ZNS)

Das ZNS besteht aus Nervengeweben, die den Körper steuern. Es hat zwei Hauptunterteilungen: Gehirn und Rückenmark.

- ***Gehirn:*** Das Gehirn ist das komplexeste Organ des Körpers und besteht aus etwa hundert Milliarden Neuronen. Es verwaltet unsere Gedanken, Erinnerungen, Bewegungen, Emotionen sowie die automatischen Körperfunktionen wie Atmung, Herzfrequenz, Körpertemperatur und mehr.

  Das Modell des »dreieinigen Gehirns« beschreibt drei grundlegende Gehirnteile.[52] Seit Einführung des Modells vom dreieinigen Gehirn vor Jahrzehnten verfügt die neurowissenschaftliche Forschung zwar über ein differenzierteres Verständnis sowohl des tierischen als auch des menschlichen Gehirns, aber ich beziehe das Modell in diese Orientierungshilfe ein, weil es so einfach zu verstehen ist. Zusätzlich zur Beschreibung der drei Gehirnteile des Modells habe ich Details zum Thalamus aufgenommen, weil er eine wichtige Rolle für unsere Stressreaktion spielt.

  Diese vier Hauptteile sorgen dafür, dass unser Gehirn funktionsfähig bleibt:

  Reptilienhirn: älteste Hirnstruktur aus Hirnstamm und Kleinhirn. Rigide, instinktiv und triebhaft.

  Säugetiergehirn/limbisches System: bei den ersten Säugetieren aufgetaucht. Speichert Erinnerungen und steuert Verhaltensweisen, die angenehme und schmerzhafte Reaktionen auslösen. Sehr reaktiv und reguliert Reaktionen wie Flucht, Erstarren, Kampf oder Katzbuckeln. Enthält die Amygdala, die das Alarmsystem des Körpers in Gang setzt, den Hippocampus, der für das Gedächtnis und die räumliche Aktivität zuständig ist, und den Hypothalamus, der die Hormonproduktion in der Hypophyse stimuliert, wenn wir unter Stress stehen. Hilft bei der Aufrechterhaltung von Herzfrequenz, Blutdruck, Appetit, Verdauungshormonen und vielem mehr.

Großhirn/Neokortex: verantwortlich für Sprache, abstraktes Denken und Bewusstsein. Ermöglicht Einordnen, Denken und Lernen.

Thalamus: spielt eine Rolle bei Schlaf-, Wach- und Bewusstseinszuständen sowie bei der Regulierung von Stress, Stimmungen und negativen Emotionen. Maßgebend für die Erzeugung eines Schockzustands nach einem Trauma.

- ***Rückenmark:*** Es geht fast über die gesamte Länge unseres Rückens und überträgt Informationen zwischen dem Gehirn und dem übrigen Körper.

2. Peripheres Nervensystem (PNS)

Der Teil unseres Nervensystems, der durch Haut, Muskeln und Gelenke verläuft. Es besteht aus sensorischen Neuronen, die sich zu Gruppen zusammenschließen, die »Ganglien« genannt werden. Das PNS hat zwei Hauptunterteilungen: das autonome oder vegetative Nervensystem und das somatische Nervensystem.

- ***Autonomes Nervensystem (ANS):*** Es steuert die automatischen oder unwillkürlichen Funktionen des Körpers. Traditionell wird zwar angenommen, dass es zwei Hauptteile umfasst, aber der Vagusnerv und das enterische Nervensystem, die unter »Neuronen« beschrieben werden, gehören ebenfalls dazu.

  Parasympathisches Nervensystem (PNS): der entspannende Teil des ANS, der uns hilft, zur Ruhe zu kommen und zu verdauen. Zu den damit in Verbindung stehenden Hormonen gehören Acetylcholin, Prolaktin, Oxytocin und Vasopressin. Wenn wir stark unter Stress stehen oder den Herausforderungen des Lebens dauerhaft nicht gewachsen sind, erschöpft sich dieses System, was schwere Erkrankungen zur Folge hat.

  Sympathisches Nervensystem (SNS): der erregende Teil des ANS, der Reaktionen wie Flucht, Erstarren, Kampf oder Katzbuckeln mobilisiert. Sorgt dafür, dass wir uns zusammenziehen und verschließen, bevor wir in die Übererregtheit oder akute Stressreaktion verfallen. Zu den damit verbundenen Hormonen gehören Katecholamine (wie Noradrenalin und Adrenalin). Das SNS wird auch von Hormonen wie Östrogen, Testosteron und Cortisol beeinflusst (siehe »Hormon- und Fortpflanzungssystem« in dieser Orientierungshilfe). Ein Trauma regt das SNS an, das den Körper dann veranlasst, Cortisol, Adrenalin und Noradrenalin auszuschütten.

- ***Somatisches Nervensystem (SNS):*** Es steuert die willkürlichen Körperaktionen über die Motorik der Skelettmuskulatur. Besteht aus afferenten (sensorischen) Nervenfasern, die Empfindungen vom Körper an das ZNS weiterleiten, sowie efferenten (motorischen) Nervenfasern, die Befehle vom ZNS an den Körper senden.

3. Neuronen

Neuronen, auch »Nervenzellen« genannt, verarbeiten und übertragen Informationen als elektrische und chemische Signale über Synapsen. Sie verbinden sich miteinander und bilden neuronale Netze, die wie das Astwerk eines Baumes aussehen. Zwei wichtige Nerven oder nervenähnliche Strukturen, die mit Stress und Trauma zu tun haben, sind der Nervus vagus und die Gliazellen.

- ***Nervus vagus (Vagusnerv):*** der längste und komplexeste der zwölf Nerven, die vom Gehirn ausgehen. Er transportiert Informationen vom Gehirn in den Körper und umgekehrt und verbindet das Gehirn mit Geweben und Organen im ganzen Körper, wie ANS, Hals, Herz, Lunge und Bauch. Er ist ein Modulator der Darm-Hirn-Achse (siehe »4. Enterisches Nervensystem«), spielt eine Rolle bei Stimmungsschwankungen sowie bei der Immunantwort, der Verdauung und der Herzfrequenz und hat häufig einen Einfluss auf psychiatrische und neurodegenerative Erkrankungen.[53] Er spielt außerdem eine wesentliche Rolle bei der Verursachung oder Förderung von chronischem Stress und chronischen Krankheiten. Wie Sie in den Kapiteln 4 und 5 sehen werden, interagiert er mit dem feinstofflichen Körper.
- ***Gliazellen:*** nichtneuronale Zellen, die technisch gesehen Teil des neurologischen Systems sind. Sie halten den Flüssigkeitshaushalt aufrecht, bilden Myelin, eine Biomembran für die Nervenzellen, zerstören Pathogene im Gehirn und entfernen abgestorbene Nervenzellen.

4. Enterisches Nervensystem

Das enterische Nervensystem ist der Teil des PNS, der über den Vagusnerv mit dem Gehirn verbunden ist, um die »Darm-Hirn-Achse« zu bilden. Es liegt im Bauchbereich, wird oft als »zweites Gehirn« bezeichnet und organisiert hundert Millionen Neuronen, oft auch »Neurotransmitter« genannt, die es uns ermöglichen, die innere Welt unseres Darms und seines Inhalts zu spüren, während wir Emotionen verarbeiten. Es ist auch wesentlich an der Interaktion von Millionen verschiedener Mikroben beteiligt, die das Mikrobiom des Körpers bilden und von der Verdauung bis zur Stimmungsregulierung alles unterstützen. Dieses Darmhirn beeinflusst auch unser Gewicht, unsere Stimmung und unsere langfristige Gesundheit und wird manchmal als dritter Teil des ANS betrachtet.

Herz-Kreislauf-System/Atmungssystem

Das Transportsystem des Körpers, die Kombination aus Herz-Kreislauf-System und Atmungssystem hat mehrere Schlüsselkomponenten.

Blut

Blut liefert Sauerstoff und Nährstoffe in alle Teile des Körpers, beseitigt Abfälle und transportiert sowohl Hormone, die unsere Stimmung und allgemeine Gesundheit regulieren, als auch weiße Blutkörperchen, die für die Abwehr oder das Abklingen von Infektionen von entscheidender Bedeutung sind.

Wenn wir gestresst sind, atmen wir schneller, um den Körper mit mehr sauerstoffreichem Blut zu versorgen, obwohl die Stresshormone im Blut einen Anstieg des Blutdrucks verursachen.

Blutgefäße

Röhrenförmige Gebilde, in denen das Blut durch Gewebe und Organe transportiert wird. Davon gibt es drei Arten: Arterien, Venen und Kapillare. Unter Stress steigt der Blutdruck, weil sich die Blutgefäße verengen.

Herz

Das Organ, welches das Blut durch das Kreislaufsystem pumpt. Das Herz spielt eine entscheidende Rolle, nicht nur wegen seiner Pumpleistung, sondern auch aus folgenden Gründen:

- Das elektrische Feld des Herzens hat eine sechzigmal größere Amplitude als das vom Gehirn erzeugte.
- Das Magnetfeld des Herzens ist hundertmal größer als das vom Gehirn ausgehende und kann aus einer Entfernung von bis zu einem Meter wahrgenommen werden.

- Das Herz sondert eine Reihe von Hormonen ab und bildet Pulsmuster und Herzrhythmen aus. Die daraus resultierenden Schwingungen übermitteln Emotionen und Wahrnehmungen an den übrigen Körper.
- Die hormonellen und neuronalen Impulse des Herzens geben emotionale und intuitive Informationen auch über die elektromagnetischen Felder (EMF) außerhalb des Körpers weiter.
- Die vom Herzen ausgehende Magnetik »sagt« Menschen (oder Tieren), ob wir gerade wütend oder wertschätzend sind.[54]
- Je stärker positive Emotionen wie Liebe oder Wertschätzung im Herzen vorherrschen, desto besser ist die Verbindung der Organe untereinander, was unsere Gesundheit optimiert.
- Je mehr negative Emotionen wir erleben, umso wahrscheinlicher beginnt ein Krankheitsprozess. Dazu gehören neurodegenerative Erkrankungen, Bluthochdruck, Herzprobleme, Diabetes, Schlafstörungen, metabolisches Syndrom und andere.[55]

Lunge

Die beiden Lungenflügel sind elastische Säcke, die das Atmen und die Verzweigung von Luftwellen ermöglichen, welche Sauerstoff und Kohlendioxid verarbeiten. Psychologische Faktoren wie Stress, Traurigkeit und Wut sind für Verschleißerscheinungen in der Lunge verantwortlich.

Immunsystem

Das körpereigene Immunsystem ist ziemlich kompliziert. Es beeinflusst – und wird beeinflusst von – Faktoren wie Ernährung, Bewegung, Luftqualität, Emotionen, Überzeugungen, Genetik und mehr. Wenn wir neue und anhaltende Herausforderungen verstehen wollen, müssen wir die wichtigsten Immunakteure kennen. Die meisten der aufgeführten Hormone und Immunzellen interagieren mit anderen Körpersystemen. In einem weiteren Abschnitt lernen Sie die wichtigsten Mikroben kennen, die eine wichtige Rolle für ein funktionierendes Immunsystem spielen.

Lymphsystem

Hier handelt es sich um ein Netzwerk aus Lymphgefäßen, in denen Lymphe, eine spezielle Flüssigkeit, in Richtung des Herzens fließt. Die Lymphe transportiert Fettsäuren und Fette aus dem Verdauungssystem, entfernt überschüssige Flüssigkeit aus dem Gewebe und transportiert weiße Blutkörperchen zu den Lymphknoten und von ihnen weg in die Knochen. Bei den Lymphknoten handelt es sich um kleine Strukturen, die für die Infektionsbekämpfung wichtige Zellen produzieren und speichern. Die Milz wird faktisch als Teil des Lymphsystems gesehen. Sie kontrolliert die Blutmenge im Körper, vermehrt und speichert weiße Blutkörperchen und entfernt alte oder beschädigte Blutzellen.

Thymusdrüse

Dieses kleine Organ im oberen Teil der Brust ist an der Bekämpfung von Infektionen beteiligt. Hier reifen die T-Lymphozyten (T-Zellen). (T-Zellen werden später in diesem Abschnitt noch beschrieben.) Der Thymus wird oft als Drüse und Teil des endokrinen Systems betrachtet, weil er Drüsengewebe enthält und Hormone produziert.

Knochenmark

Dieses gelbe, schwammige Gewebe in den großen Knochen bildet neue Blutzellen, von denen man vor allem die folgenden kennen sollte:

- ***Rote Blutkörperchen*** sind mit einem Protein namens Hämoglobin gefüllt. Sauerstoff und Kohlendioxid binden sich an das Eisen im Hämoglobin. (Sauerstoff reichert sich an und Kohlendioxid ist ein Abfallprodukt.)
- ***Blutplättchen*** tragen dazu bei, dass das Blut an verletzten Stellen gerinnt.
- ***Weiße Blutkörperchen:*** Diese Blutzellen, die manchmal auch »Leukozyten« genannt werden, bekämpfen Bakterien, Viren und andere Keime. Die meisten zirkulieren im Blutkreislauf, einige jedoch in der Lymphflüssigkeit. Sie greifen Eindringlinge oder gefährliche Zellen an, die als »Antigene« bezeichnet werden.

  Antigene sind Moleküle, die eine Immunreaktion auslösen und den Körper veranlassen, Antikörper zu produzieren. Hierbei handelt es sich um Proteine, die Antigene erkennen und sich an sie binden, um ihren pathologischen Prozess zu stoppen. Jedes Antigen hat seine eigene, ganz besondere Oberfläche, die spezifische Reaktionen auslöst.

  Normalerweise sind Antigene fremd, aber sie können auch im Körper erzeugt werden. Zu den externen Eindringlingen gehören

Bakterien, Viren, Pilze, Chemikalien, Pollen oder Toxine. Ein Beispiel für eine Gefahr, die von innen kommt, sind Krebszellen. Bei Autoimmunerkrankungen greift das Immunsystem gesunde Zellen an.

Die wichtigsten weißen Blutkörperchen sind:

Neutrophile Granulozyten (NG) – auch kurz »Neutrophile« genannt – dienen der Identifizierung und Zerstörung von Mikroorganismen. Sie zirkulieren im Blut und wandern im Fall einer Infektion aus der Blutbahn ins entzündete Gewebe. Als Phagozyten nehmen sie dort die Mikroben, die eine Entzündung ausgelöst haben, auf und verdauen sie. Sie enthalten Granula-Vesikel, die Mikroorganismen abtöten können. Und sie können neutrophiläre außerzelluläre Fallen (Neutrophile Extracellular Traps [NET]) aufstellen, die manche Mikroorganismen binden und dadurch unschädlich machen.

Eosinophile bekämpfen Bakterien und Parasiten. Bei Überproduktion lösen sie allergische Reaktionen aus.

Monozyten sind die Vorstufe der Makrophagen, die körperfremdes Material aufnehmen und damit unschädlich machen.

Basophile erzeugen unspezifische Immunantworten auf Pathogene und produzieren dabei Histamin, was wiederum Reaktionen wie Asthma und Allergiesymptome hervorruft. Sehr wichtige Basophile sind die Mastzellen, die in diesem Abschnitt separat beschrieben werden.

Lymphozyten bewegen sich durch die Lymphgefäße und unterstützen das Immunsystem. Hier sind die Haupttypen:

- **B-Lymphozyten (B-Zellen)** produzieren Antikörper.
- **T-Lymphozyten (T-Zellen)** zerstören infektiöse und kanzeröse Zellen durch Verschlingen, nachdem sie sich an die Antigene angelagert haben. Sie reifen im Thymus. Zu ihren Unterkategorien gehören Killer-T-Zellen, die Viren und andere Krankheitserreger bekämpfen, und Helfer-T-Zellen, die entscheiden, wie ein Körper auf verschiedene Pathogene reagiert.
- **Natürliche Killerzellen (NK)** greifen von einem Virus infizierte Zellen direkt an.

Neben den Blutzellen bildet das Knochenmark auch folgende Zelltypen:

- ***Stammzellen:*** undifferenzierte Zellen, aus denen Blutzellen und andere Zellen hergestellt werden. Hämopoetische Stammzellen produzieren Blutzellen und Stromazellen Fett-, Knorpel- und Knochenzellen.
- ***Mastzellen:*** Diese Immunzellen gelten als Meisterzellen. Sie können fast überall im Körper vorkommen, besonders im Bindegewebe, im Dünndarm und in Bereichen, in die Pathogene eingedrungen sind. Sie werden von den Geweben beeinflusst, von denen sie angezogen werden. In den Mastzellen befinden sich Chemikalien wie Histamin, eine Verbindung, die Allergiesymptome verursacht, und Heparin, das die Blutgerinnung stoppt.

  In der Regel werden Mastzellen durch eine Infektion verteilt oder aktiviert. Sie können aber auch während eines Ansturms physischer und psychischer Stressfaktoren angesteuert werden. Eine Überproduktion von Mastzellen ist ein Hauptproblem bei chronischen Krankheiten und führt zu Mastozytose und zum Mastzellaktivierungssyndrom (MCAS). Dabei greifen die Mastzellen die körpereigenen Zellen an und verursachen Schmerzen, Müdigkeit, Allergien, Asthma und andere chronische Symptome.
- ***Zytokine:*** eine Kategorie von Zellen, die aus Proteinen gebildet werden und anderen Zellen helfen zu kommunizieren. Es gibt fünf Arten von Zytokinen, darunter Interferon und Interleukin. Zytokine lenken Immunzellen auf infizierte Bereiche. Sie werden in Kaskaden freigesetzt, häufig von Zellen wie Makrophagen (spezialisierte Zellen, die Mikroben zerstören), Mastzellen und Helfer-T-Zellen. Häufig stimulieren Zytokine die Produktion von noch mehr Zytokinen, von denen einige entzündungshemmend und einige entzündungsfördernd sind. Zu viele entzündungsfördernde Zytokine verursachen chronische Schmerzzustände.

Interstitium

Das Interstitium ist der mit Flüssigkeit gefüllte Raum im Bindegewebe unter der Haut. Es kleidet auch den Verdauungstrakt, die Harnorgane und Harngefäße sowie viele andere Organe aus und bietet eine Kollagenbarriere, die für einen gesunden Flüssigkeits- und Feststoffaustausch im Gewebe sorgt. Einige Forscher haben vorgeschlagen, das gesamte Interstitium im Körper als ein einziges Organ zu betrachten.

Wichtige Mikroben

Es gibt fünf grundlegende Klassen von Mikroben. Mikroben sind nicht alle »schlecht«. Einige der unten aufgeführten sind für unsere Gesundheit sogar von wesentlicher Bedeutung.

- ***Viren*** bestehen normalerweise aus einem Nukleinsäuremolekül in einer Proteinkapsel. Sie können sich nur in einem Wirt vermehren.
- ***Bakterien:*** einzellige Mikroorganismen ohne Zellorganellen und ohne Zellkern. Viele der Millionen Darmbakterien sind zur Aufrechterhaltung einer guten Gesundheit notwendig.
- ***Pilze:*** Organismen, die normalerweise ein sich ausbreitendes Netzwerk bilden und an dessen Spitzen Enzyme absondern. Sie können Vergiftungen und Allergien verursachen und zu parasitären Infektionen führen. Zur letztgenannten Gruppe gehören Pilze, die Probleme wie Candidiasis, Ringwurm und Fußpilz verursachen.
- ***Protozoen:*** einzellige Organismen mit Zellorganellen und Kern. Sie sind parasitär. Mit anderen Worten, sie brauchen eine externe Energiequelle zum Überleben. Beispiele für von Protozoen verursachte Krankheiten sind Malaria und Giardiasis (Infektion des Dünndarms).
- ***Würmer:*** auch sogenannte parasitische Würmer wie Bandwürmer, Plattwürmer und Egel, die im Körper leben können. Weil sie sich vermehren, stehlen sie die Nährstoffe eines Organismus und können Blockaden verursachen.

Verdauungs- und Ausscheidungssystem

Das Verdauungssystem ermöglicht es dem Körper, Energie aus Nahrungsmitteln und Flüssigkeiten zu entnehmen, während das Ausscheidungssystem den Körper von Giftstoffen und Abfällen befreit. Diese Systeme sind für den Umgang mit und die Erholung von Stressoren von entscheidender Bedeutung und spielen eine wichtige Rolle für Ihre Widerstandskraft gegen Erkrankungen. Die wichtigsten Teile, die Sie kennen sollten, sind:

- ***Speiseröhre:*** Sie befördert Nahrungsmittel vom Mund in den Magen.
- ***Magen:*** Er zersetzt Nahrungsmittel, tötet Mikroben ab und gibt den Nahrungsbrei an den Dünndarm weiter.
- ***Dünndarm:*** Er bricht den Nahrungsbrei aus dem Magen weiter auf, damit der Körper die benötigten Nährstoffe aufnehmen kann. Er braucht Hilfe von Bauchspeicheldrüse, Leber und Gallenblase, um

seine Arbeit zu erledigen. Von hier werden viele Nährstoffe in den Blutkreislauf geleitet, um im ganzen Körper verteilt zu werden.

- ***Dickdarm:*** Er nimmt flüssigen Abfall aus dem Dünndarm auf, absorbiert das überschüssige Wasser und scheidet den verbleibenden festen Abfall durch Rektum und Anus aus.
- ***Leber:*** Sie filtert schädliche Substanzen aus dem Blut. Speichert gesunde Nährstoffe zur späteren Verwendung.
- ***Bauchspeicheldrüse:*** Sie schüttet Enzyme in den Dünndarm aus und produziert Insulin, um den Blutzuckerspiegel des Körpers zu regulieren.
- ***Gallenblase:*** Sie speichert Galle, die Fette im Dünndarm abbaut.
- ***Nieren*** reinigen das Blut von Abfallstoffen und nicht benötigtem Wasser. Urin besteht aus diesen Abfallprodukten und überschüssigem Wasser, das die Nieren aus dem Blutkreislauf entfernt haben.
- ***Blase:*** Sie speichert Urin und kontrolliert das Wasserlassen.

Hormon- und Fortpflanzungssystem

Das endokrine System ist eine Ansammlung von Drüsen, die Hormone ausschütten, und zwar direkt ins Blut.

Das Hormonsystem betrifft fast jeden Teil des Körpers. Es steht auch mit dem Fortpflanzungssystem in Verbindung, weshalb ich sowohl die Hormondrüsen als auch die wichtigsten Fortpflanzungsorgane (Gonaden) zusammen mit ihren verwandten Hormonen beschreibe. Diese Liste ist nicht vollständig, weil beispielsweise auch Nieren, Leber und Herz Hormone produzieren.

Stress in diesen Systemen ist eine signifikante Ursache für Krankheitsprozesse. Stressfaktoren, Infektionen und Veränderungen modifizieren den Hormonspiegel, was zu Problemen wie Diabetes Typ 2, Schilddrüsenerkrankungen, Nierensteinen, Krebs, niedrigem Blutzucker, Unfruchtbarkeit, Entzündungen und Energiemangel führen kann.[56] Deshalb ist es wichtig, diese Systeme zu verstehen.

Wichtige Hormondrüsen und Hormone

Die folgenden nichtsexuellen Hormondrüsen sind sowohl bei Männern als auch bei Frauen vorhanden:

- ***Nebennieren:*** Diese kleinen, aber wichtigen Drüsen sitzen oben auf den Nieren und bilden Hormone, die uns Energie geben. Die Nebennieren erhalten Marschbefehle von mehreren anderen Drüsen wie der Hypophyse und produzieren Adrenalin, das Energie für schnelles Handeln gibt, sowie Steroide, darunter auch Aldosteron, das die Nieren unterstützt und Herz und Blutgefäße beeinflusst. Sie produzieren auch Cortisol, das den Blutzuckerspiegel kontrolliert, den Stoffwechsel reguliert, Entzündungen verringert und dem Gedächtnis auf die Sprünge hilft. Viele Krankheiten, die normalerweise mit Energiemangel und Erschöpfung einhergehen, werden mit den Nebennieren in Verbindung gebracht, aber auch viele chronische Erkrankungen.

- ***Bauchspeicheldrüse:*** Dieses Organ, das auch ein Teil des Verdauungssystems ist, produziert Insulin, das Hormon, das den Blutzuckerspiegel des Körpers reguliert (siehe »Verdauungs- und Ausscheidungssystem«).
- ***Nebenschilddrüsen:*** Diese vier winzigen Drüsen im Hals steuern den Kalziumspiegel des Körpers.
- ***Hypophyse/Hirnanhangsdrüse:*** Diese kleine Drüse im Gehirn steuert viele Vitalfunktionen des Körpers. Außerdem interagiert sie mit anderen Hormondrüsen, die sie bei der Steuerung weiterer Körperfunktionen unterstützt. Sie setzt Thyreoliberin oder das Thyrotrophin-Releasing-Hormon (TRH) frei, das im Hypothalamus (siehe auch »Nervensystem«) gebildet wird, um das die Schilddrüse stimulierende Hormon (TSH) zu produzieren. Sie produziert auch Prolaktin, das nach der Geburt die Muttermilchproduktion anregt, ein Hormon (Adrenocorticotropin), das auf die Nebennieren, Eierstöcke und Hoden wirkt, sowie Wachstumshormone.
- ***Schilddrüse:*** Die Schilddrüse gilt als Master-Zentrum für die Stoffwechselsteuerung und schüttet Hormone aus, die Einfluss auf die Herzfrequenz, den Zustand der Haut, die Körpertemperatur, die Aktivierung des Nervensystems, Fruchtbarkeit, Gehirnfunktionen, Verdauung und Wachstum haben. Sie arbeitet mit der Hypophyse zusammen, die ihr signalisiert, mehr oder weniger von diesen Hormonen zu produzieren. Die beiden wichtigsten Schilddrüsenhormone Triiodthyronin (T3) und Thyroxin (T4) machen die eigentliche Arbeit. T3 ist als »freies T3« vorhanden, aber auch als an Proteine gebundenes T3. Ärzte messen nicht immer beides. Es kommt oft vor, dass jemand, der Schilddrüsenbeschwerden hat, keine genaue Diagnose bekommt. Probleme werden normalerweise als »Hyperthyre-

ose« (Schilddrüsenüberfunktion) etikettiert, was bedeutet, dass zu viel Schilddrüsenhormon produziert wird, oder aber als »Hypothyreose« (Schilddrüsenunterfunktion), was bedeutet, dass zu wenig Schilddrüsenhormon produziert wird.

Drüsen und Hormone des Fortpflanzungssystems

Als Nächstes werden die männlichen und weiblichen Fortpflanzungssysteme mit ihren wichtigsten Organen und Hormonen beschrieben.

- ***Weibliches Reproduktionssystem:*** Dieses System ermöglicht die Produktion der notwendigen weiblichen Hormone. Die dazugehörigen Organe sind (1) die Eierstöcke, Hormondrüsen, die Eizellen bilden, (2) der Uterus, der über die Eierstockbänder und die Eileiter mit den Eierstöcken verbunden ist – enthält das befruchtete Ei und lässt den Fetus heranreifen –, (3) der Gebärmutterhals, die Verbindung zwischen Vagina und Uterus, und (4) die Vagina, über die der Penis in den weiblichen Körper eindringt und sich mit ihm verbindet.
- ***Männliches Reproduktionssystem:*** Die Hauptaufgabe des männlichen Reproduktionssystems besteht darin, Spermien zu produzieren und zu erhalten. Die dazugehörigen Organe sind (1) der Penis, der beim Geschlechtsverkehr zum Einsatz kommt, (2) die Hoden, Hormondrüsen, die Testosteron und Sperma bilden, mit (3) dem Hodensack (Skrotum), einer losen Hauttasche, welche die Hoden, Nebenhoden, Teile des Samenleiters und das Ende des Samenstrangs umhüllt. Die Prostata (4) ist ein weiterer wichtiger Akteur. Sie liefert Flüssigkeit für die Ejakulation.
- ***Wichtige Sexualhormone:*** Es gibt drei wichtige Sexualhormone, und zwar:

  Testosteron: ein Androgen, das von Männern und Frauen produziert wird. Bei Männern reguliert es den Sexualtrieb, die Fettverteilung, die Muskelmasse und die Produktion von roten Blutkörperchen und Spermien. Es wird auch in eine Form von Östrogen umgewandelt. Bei Frauen wird Testosteron in den Eierstöcken, Nebennieren und peripheren Geweben produziert und unterstützt den Sexualtrieb, die Muskelmasse und die Energie.

  Östrogen: Bei Frauen fördert Östrogen sexuelle Eigenschaften wie den Menstruationszyklus. Bei Männern lässt es das Sperma reifen und fördert die Libido. Hauptsächlich produziert wird es bei Frauen in den Eierstöcken und bei Männern in den Nebennieren.

Progesteron: ein beruhigendes weibliches Hormon, das die Gebärmutterschleimhaut reguliert und in den Eierstöcken, der Plazenta und den Nebennieren gebildet wird. Bei Männern wird es in den Hoden und Nebennieren produziert und trägt dazu bei, das Gleichgewicht von Östrogen und Testosteron zu regulieren.

Muskulatur und Bindegewebe

Die Muskulatur ist ein Organsystem, das Bewegungen ermöglicht, die Verdauung unterstützt, die Körperhaltung aufrechterhält und das Blut sowie andere Flüssigkeiten zirkulieren lässt. Sie besteht aus Herz- und Skelettmuskeln.

Die Muskeln arbeiten zwar zusammen, aber jeder Muskel ist auch ein eigenständiges Organ, das aus Muskelgewebe, Blutgefäßen, Sehnen und Nerven aufgebaut ist.

Das Bindegewebe besteht aus lockerem Bindegewebe, Fettgewebe, Blut und blutbildendem Gewebe, straffem Bindegewebe, Knorpelgewebe und Knochen. Alle Bindegewebstypen verbinden andere Gewebe miteinander und unterstützen so die Organe und andere Strukturen des Körpers. Das Bindegewebe besteht aus Zellen wie Fibroblasten, einer verbindenden Substanz, und Makrophagen (mobilen Leukozyten) sowie aus Kollagenfasern, die in kohlenhydratreiches Material eingebettet sind. Kollagen ist ein Protein, das für Struktur und Stärke sorgt.

Von entscheidender Bedeutung für Stress und Trauma ist der als Faszie bekannte Teil des Bindegewebes. Die Faszie, die manche eher als flüssigkristalline Matrix betrachten, liegt direkt unter der Haut und umgibt alle tieferen Strukturen, was dem Körper im Wesentlichen seine Form verleiht. Physische und emotionale Traumata sowie Entzündungen und Narben verstärken die Faszie (ähnlich wie wenn ein Spinnennetz aus der Form gedehnt wird, wenn ein Käfer darin gefangen wurde) und verursachen neben anderen Problemen Schmerzen, mangelnde Flexibilität, Kopfschmerzen und eine Verlangsamung des Lymphflusses.[57] Wenn Sie viele Mastzellen im Körper haben, die im Rahmen einer Immunantwort produziert wurden, kann das dabei ausgeschüttete Histamin das Bindegewebe entzünden.

Körperzellen und genetisches System

Es gibt alle möglichen kraftvollen Aktivitäten, die von Ihren Zellen und Genen ausgeführt werden. Dieser Abschnitt fasst die entsprechenden Grundlagen zusammen.

Zellen sind die elementaren Arbeitseinheiten des Körpers. Sie enthalten die Erbinformation in Form von Desoxyribonukleinsäure (DNA). Die DNA besteht aus etwa drei Milliarden Nukleotidbasen. Die Sequenzen dieser Basen (Adenin, Cytosin, Guanin und Thymin) geben Handlungsanweisungen für das Leben. Auf diesen Basen befinden sich etwa 20 000 Gene, spezifische Basensequenzen, die Ihren Zellen sagen, wie sie die für die Lebensfunktionen wichtigen Proteine herstellen können.

Die Genetik, die Sie codiert

Ein Gen ist eine DNA-Sequenz, die über körperliche Merkmale wie Blutgruppe, Krankheitstendenzen und Augenfarbe bestimmt. Die Gene, die in der DNA aktiviert sind, »codieren« gewisse Proteine, die wiederum bestimmen, ob spezielle Vorgänge in Ihren Zellen oder im Körper in Gang gesetzt werden.

Sie bekommen von jedem Elternteil eine Reihe von Genen mit. Diese Gene sitzen auf Chromosomen, fadenartigen Strukturen aus DNA, die um Histone gewickelt sind, besondere Proteine im Zellkern. Wegen ihres Aussehens werden diese Stränge als »Doppelhelix« bezeichnet (siehe Abbildung 9). Diese Doppelhelix befindet sich im Zellkern, und ihre beiden DNA-Stränge sollten sich bei der Replikation exakt duplizieren. Herausforderungen aller Art können jedoch zu einer Verletzung der Chromosomen führen und die Gene verändern oder mutieren, was Krankheiten, Infektionen, Krebs und andere Probleme zur Folge hat.

Epigenetik ist das Fachgebiet, in dem untersucht wird, welche Faktoren die DNA in einem Gen an- und ausschalten (und es damit entweder in ein codierendes oder ein nichtcodierendes Gen verwandeln), wobei sie die DNA-Sequenz selbst nicht verändern. Dies wird als »Änderung des Phänotyps ohne Änderung des Genotyps« bezeichnet.

Die nichtcodierenden Gene, in ihrer Gesamtheit als »Epigenom« bezeichnet, entstehen in der Tat aus einer komplexen chemischen Suppe. Chemische Verbindungen können sich an die Gene binden und Einfluss auf deren Aktivität nehmen. Diese Modifikationen bleiben bei der Teilung der Gene erhalten, was dazu führt, dass ihr Einfluss bis zu vierzehn

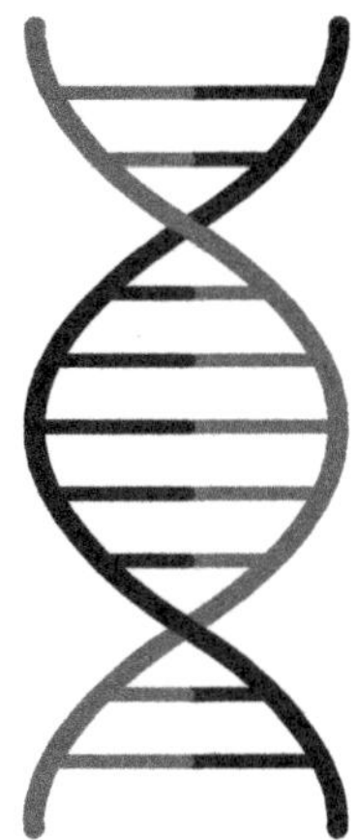

Abbildung 9: Die DNA-Doppelhelix. *Unsere DNA sitzt auf zwei Chromosomen, die als Doppelhelix ineinandergreifen.*

Generationen lang bestehen bleibt und möglicherweise zu Problemen wie den folgenden führt: degenerative Zustände, Verhaltensstörungen und Stoffwechselstörungen sowie Krebs, Lernschwierigkeiten, Autoimmunerkrankungen, Herz-Kreislauf-Probleme, Atemwegserkrankungen und psychische Probleme wie Angstzustände, Depressionen und sogar Schizophrenie.[58]

Faktoren des Epigenoms verändern die DNA-Sequenz durch einen als »Methylierung« bezeichneten Prozess, bei dem kleine Methylmoleküle an bestimmte Gene gebunden werden. Methylmoleküle haben ein Kohlenstoff- und drei Wasserstoffatome. Wenn diese Moleküle an ein Gen gebunden werden, wird es um das Histon herum enger. In diesem Fall kann das Gen nicht das Protein produzieren, das es benötigt, was zu Problemen wie den gerade beschriebenen führt.

Besonders relevant für unsere Diskussion über Stress, Trauma und chronische Krankheiten, Autoimmunerkrankungen eingeschlossen, sind die drei hauptsächlichen Stressfaktoren, die dazu führen, dass sich das epigenetische Material in der DNA verändert:

Interne Stressfaktoren: Dazu gehören Veränderungen im Körper, etwa Hormonmodifikationen, Oxidation, Entzündungen, Veränderungen in der Fettverarbeitung, im Mikrobiom des Darms, Alterung und biochemischen Stress. Viele dieser Faktoren steuern wir durch unseren Lebensstil.

Externe Stressfaktoren: Krankheitserreger, Strahlung, gefährliche Chemikalien und Schadstoffe; Folgen medizinischer Eingriffe sowie Faktoren, die mit der Ernährung, der Lebensweise und der beruflichen Situation zu tun haben.

Generationsbedingte externe Stressfaktoren: In diese sehr wichtige Kategorie gehören Faktoren, die über Generationen weitergegeben werden. Es kann sich um psychologische, finanzielle und andere sozioökonomische Stressfaktoren handeln, um geopolitische Einflüsse, um den Bildungsstand, um Klimabedingungen und sogar um besondere Reaktionen auf das Leben in einer Stadt oder auf dem Land. Alle diese Stressfaktoren betreffen nicht nur das ursprüngliche Opfer eines Traumas, sondern auch seine Nachkommen.

Beispielsweise zeigte eine Studie, dass überfütterte männliche Mauswelpen ein metabolisches Syndrom mit Insulinresistenz, Fettleibigkeit und Glukoseintoleranz entwickelten. Diese Merkmale wurden an die Nachkommen weitergegeben, die sich nicht überfraßen. Glücklicherweise konnte die nachfolgende Generation durch Maßnahmen wie beispielsweise eine Ernährungsumstellung oder verändertes Verhalten das Problem umkehren. Die Umwelt spielt jedoch eine entscheidende Rolle und ist für fast 85 Prozent der chronischen Probleme verantwortlich.[59]

Es ist auch wichtig zu wissen, dass Ereignisse nicht allein das Sagen haben. Wahrnehmungen spielen ebenfalls eine Rolle. Wie Dr. Bruce Lipton zeigte, wirkt sich auch unsere Wahrnehmung der Umwelt auf unsere Erfahrungen aus. Das heißt, dass die Familiendynamik, Glaubenssysteme, die Vorstellungen Gleichaltriger und mehr unser epigenetisches Material und damit unsere Genetik verändern und einen positiven oder negativen Einfluss haben.[60]

Mikrochimärismus: Wie uns die Zellen anderer beeinflussen

Studien zeigen, dass das Vorhandensein physischer Zellen eines anderen Menschen in unserem Körper die Ursache oder der Wegbereiter zahlreicher Krankheiten ist. Es gibt viele Möglichkeiten, wie die Zellen anderer Menschen in unseren Körper gelangen, etwa folgende:

Fetale Zellen: Zellen der Mutter, die im Körper ihrer Nachkommen verbleiben.

Kinderzellen: Zellen eines Fetus, die im Uterus der Mutter verbleiben, nachdem sie das Kind zur Welt gebracht hat.

Zellen von älteren Geschwistern: Diese Zellen verbleiben in der Plazenta und werden dann auf jüngere Kinder übertragen.

Zwillingszellen: Zellen (oder sogar Körperteile) von »verschwundenen Zwillingen«, die im Uterus nicht überlebten.

Transfusionszellen: Zellen aus dem Blut oder anderen Flüssigkeiten, die mit einer Transfusion aufgenommen wurden.

Organzellen: Zellen aus transplantierten Organen.

Zellen aus Sexualkontakten: Zellen, die beispielsweise über das Sperma in den Körper der Frau gelangen oder aus dem Kontakt mit der Vagina einer Frau in den Mann.

Das Vorhandensein solcher Zellen hilft oder schadet dem Empfänger. Diese mikrochimären Zellen können sich vermehren und dann zu einer verletzten Stelle wandern und entstandene Schäden reparieren, aber sie können auch chronische Krankheiten wie Krebs und rheumatoide Arthritis verursachen.[61]

Klang- und Lichtsysteme

Es gibt sehr kleine Klang- und Lichteinheiten, die auf Stress reagieren und die umgekehrt dafür sorgen, dass wir gesund bleiben, wenn sie entsprechend genährt werden:

Phononen: subatomare Schalleinheiten, die positive oder negative Energien auf Druckwellen durch den Körper transportieren.

Photonen: Diese Lichtquanten oder Lichtpartikel sind die Basis des Lichts. Die Informationen in unseren Photonen und deren Schwingungen können alles beeinflussen, von unserer DNA bis zu unseren elektromagnetischen Feldern.

Persönliche Einschätzung: *Von Ihrem Trauma hervorgerufene körperliche Symptome*

Mithilfe dieser Einschätzung erstellen Sie ein Schaubild der körperlichen Symptome Ihres Problems. Es gibt Ihnen die Möglichkeit, alle physischen Komponenten Ihrer Herausforderung und ihre Auswirkungen auf einen Blick zu erfassen. Sie brauchen einen Stift, Papier und etwa 30 Minuten, in denen Sie ungestört sind.

1. Erstellen Sie auf einem leeren Blatt Papier ein sechsspaltiges Diagramm, ähnlich dem folgenden Beispieldiagramm. Geben Sie dieser Tabelle den Titel »Körperliche Symptome«.

2. Schreiben Sie Ihre körperlichen Symptome in die erste Spalte »Symptom«, immer nur ein Symptom pro Zeile. Listen Sie einfach alle Symptome auf oder beginnen Sie mit denen, die Ihnen besonders am Herzen liegen.
   - Fragen Sie sich beim Erstellen Ihrer Liste Folgendes:
     Welche körperlichen Symptome treten regelmäßig auf, sogar täglich?
     Welche körperlichen Symptome sind geringgradig, aber auch chronisch?

3. Schreiben Sie in die nächsten Spalte, welche Körpersysteme und Organe an den einzelnen Symptomen beteiligt sind.
   - *Wenn Ihr Problem eher komplex ist, sind möglicherweise einige Körpersysteme daran beteiligt.*

4. Geben Sie in der dritten Spalte jedem Symptom eine Rangfolge, je nachdem, wie sehr es Ihr Leben beeinflusst. Schreiben Sie die Nummer 1 neben die Symptome, die Tag für Tag den größten Einfluss auf Sie haben oder die Sie im Laufe der Zeit am meisten beeinflussten. Stellen Sie die Zahlen 2 bis 5 neben die Symptome, die entsprechend weniger Einfluss haben.

5. Schreiben Sie in die vierte Spalte, welche Symptome bei Stress schlimmer werden. Welche Symptome blitzen unter Stress auf oder verstärken sich? Verursachen unterschiedliche Stressfaktoren unterschiedliche Symptome? Wenn ja, mit welchen Körpersystemen stehen diese Symptome in Verbindung?

6. Notieren Sie in der fünften Spalte alles andere, was Ihrer Meinung nach für das Symptom relevant ist.
   - *Sie können beispielsweise die spezifischen Stressfaktoren notieren, die ein körperliches Symptom verschlimmern. Oder Sie schreiben auf, was Sie versucht haben, um die Auswirkungen eines Symptoms zu verringern, und was funktioniert hat (oder nicht).*

Sie werden in Kapitel 4 noch einmal zu folgender Tabelle zurückkehren, um die sechste Spalte auszufüllen. Die Tabelle wird auch bei der persönlichen Einschätzung am Ende der Kapitel 5 und 6 zum Einsatz kommen.

Körperliche Symptome (Beispieldiagramm)

Symptom	Körpersystem	Schwere oder Einfluss auf das tägliche Leben (auf einer Skala von 1 bis 5)	Wie stark wird das Symptom von Stress beeinflusst (auf einer Skala von 1 bis 5)?	Weitere Notizen	Chakra(s)

* * * * *

Zusammenfassung

Stress wird zwar durch Ereignisse verursacht, die uns persönlich verletzen, löst aber auch eine vorhersehbare Kaskade von Reaktionen aus, die als »Stressreaktion« bezeichnet wird. Davon ist jedes Körpersystem betroffen, obwohl die Aktivität vom Nervensystem ausgeht. Akuter Stress wird als Trauma charakterisiert, da er auch das Einschließen des verwundeten Selbst in eine chemische Reaktion impliziert. Der dadurch verursachte Schaden kann schließlich zu Fehlfunktionen des Immunsystems führen – und diese wiederum zu chronischen Krankheiten, Autoimmunerkrankungen inklusive.

Sie können sich erst dann als vollständig über die Stressreaktion informiert betrachten, wenn Sie erfahren haben, wie das feinstoffliche System auf die Anforderungen des Lebens reagiert. Das ist Thema des nächsten Kapitels.

Kapitel 4

Feinstoffliche Stressfaktoren: Die unsichtbaren Einflüsse hinter Herausforderungen und wie sie uns energetisch beeinflussen

Man sieht nur mit dem Herzen gut.
Das Wesentliche ist für die Augen unsichtbar.
Antoine de Saint-Exupéry: *Der Kleine Prinz*

Die Auswirkungen von Stressfaktoren, insbesondere von traumatischen, auf den feinstofflichen Körper sind ebenso dramatisch wie auf den physischen Körper, vielleicht sogar noch dramatischer. Schließlich bestimmt das unsichtbare oft die Gesundheit des sichtbaren Selbst.

In diesem Kapitel werde ich die drei Hauptstrukturen der feinstofflichen Anatomie, die bereits in Kapitel 2 vorgestellt wurden, kurz noch einmal repetieren, um zu untersuchen, wie sich Stress auf sie auswirkt. Dann werde ich den eigentlichen Zweck des feinstofflichen Körpers erklären, der darin besteht, die vier wesentlichen Anteile unseres Selbst zu integrieren. Wenn ich diese vier Anteile des Selbst beschreibe, werde ich anschaulich machen, wie sie auf Stress reagieren und ihn erzeugen können. Sie werden beispielsweise lernen, dass die Seele ein Trauma aus einem früheren Leben in ein neues tragen kann.

Schließlich werde ich die Vielzahl feinstofflicher Energiekonstrukte skizzieren, die vielen Schwierigkeiten zugrunde liegen. Dazu gehört auch die Auseinandersetzung mit externen Energien, Anhaftungen, mikrobiellen, ernährungsphysiologischen und hormonellen Programmen und Mikrochimärismus. Ich werde im weiteren Verlauf viele Beispiele geben.

Was Sie über Ihre feinstoffliche Anatomie wissen sollten

Wie in Kapitel 2 erläutert, gibt es drei grundlegende Einheiten Ihrer feinstofflichen Anatomie: Organe, Kanäle und Felder beziehungsweise die Chakras, die Nadis und Meridiane sowie die Aurafelder. Sie sind unser Hauptanliegen.

Die drei Gesichter Ihrer Chakras: physisch, psychisch und spirituell
Chakras sind ein wesentlicher Bestandteil Ihrer Nervensystemfunktion und damit auch Ihrer Stressantwort und Traumabewältigung. Jedes Chakra ist über ein bestimmtes neuronales Zentrum (Nervenplexus) sowie über eine bestimmte Hormondrüse respektive ein hormonproduzierendes Organ oder einen anderen Körperteil mit dem physischen Körper verbunden. Es wird auch davon ausgegangen, dass jedes Chakra in einer bestimmten Körperregion liegt und spezielle physische Funktionen in dieser Region reguliert. Gleichzeitig ist jedes Chakra für eine ganze Anzahl von psychischen (mentalen und emotionalen) Themen zuständig, fördert einen einzigartigen Aspekt der spirituellen Entwicklung und steuert eine gewisse intuitive Funktion.

Die Chakras erfüllen einen äußerst wichtigen spirituellen Zweck. Tatsächlich glauben die meisten Esoteriker, ihre vornehmliche Aufgabe bestehe darin, uns zur Erleuchtung zu führen. Sobald wir beispielsweise für das physische und psychische Wohlbefinden unseres ersten Chakras gesorgt haben, das für unser Becken respektive die Hüftregion und unsere körperliche Sicherheit zuständig ist, fangen wir allmählich an, unserer eigenen wesentlichen Identität zu vertrauen. Dann können wir auf liebevolle Weise Empathie zeigen, und zwar auf der körperlichen Ebene. Vor diesem ersten Übergang von einem Chakra zu einem anderen hat unser Einfühlungsvermögen möglicherweise dazu geführt, dass wir die körperlichen Schmerzen und sogar die mikrobiellen Infektionen anderer absorbierten, möglicherweise aus dem Wunsch heraus, ihnen zu »helfen«. Sobald wir uns mit allen Problemen des ersten Chakras konfrontiert haben, einschließlich des falschen Einsatzes unserer intuitiven Bemühungen, steigen wir zum zweiten Chakra auf, wo wir unsere Emotionen annehmen und auf die entsprechende spirituelle Aktivität hinarbeiten, um emotionales Wohlbefinden zu erlangen.

Die Tabelle vermittelt Ihnen ein brauchbares Verständnis der verschiedenen Chakra-Aspekte. Anhand dieser Informationen können Sie im weiteren Verlauf dieses Buches herausfinden, welches Chakra jeweils am empfindlichsten auf einen Stressfaktor reagiert oder ihn sogar verursacht. Vor diesem Hintergrund können Sie mit diesem bestimmten Chakra interagieren und die entsprechende Herausforderung meistern. Die Tabelle enthält auch die jedem Chakra zugehörige Farbe und den jedem Chakra zugeordneten Ton der Dur-Tonleiter. Beide verweisen auf seine Hauptfrequenzen. (Auf die indischen Bijas oder Mantra-Klänge für jedes Chakra werde ich in Kapitel 8 eingehen.)

Überblick über die Chakras

Chakra	Körperregion	Im Körper verbunden mit	Physische Aspekte	Psychische Prozesse	Spirituelle Attribute und intuitive Funktionen	Farbe	Ton
Erstes Chakra	Hüftregion	Steißbeinplexus/Nebennieren	Hüften, Genitalien, Anus, Rektum, Dickdarm, Nebennieren, Haut, Teile der Nieren, Teil des enterischen Nervensystems	Sicherheit, Primärgefühle	Identität als spirituelles Wesen; physische Empathie	Rot	C
Zweites Chakra	Abdomen	Sakralplexus/Eierstöcke oder Hoden	Sexualorgane, Abdomen, Dünndarm, Teile der Nieren und enterisches Nervensystem	Emotionen und Kreativität, alle großen Gefühle	Emotionales Wohlbefinden, emotionale Empathie	Orange	D
Drittes Chakra	Solarplexus	Solarplexus/Pankreas	Die meisten Verdauungsorgane, auch Teile der Nieren und enterisches Nervensystem	Machtthemen, Struktur, Selbstachtung, Gefühle, die mit Machtgewinn zu tun haben	Höhere Überzeugungen, mentale Empathie	Gelb	E
Viertes Chakra	Herz	Herz- und Lungengeflecht/Herz	Herz-Kreislauf- und Atmungssystem	Liebe, Beziehungen und Heilung; Gefühle zu Beziehungen	Liebe, empathische Heilung	Grün	F

Chakra	Körperregion	Im Körper verbunden mit	Physische Aspekte	Psychische Prozesse	Spirituelle Attribute und intuitive Funktionen	Farbe	Ton
Fünftes Chakra	Hals	Halsgeflecht (Spinalnerven C1–C4) oder Plexus pharyngeus/Schilddrüse	Ohren, Hals, Mund, Kiefer, Zähne	Glaubensfragen, Ausdruck, Verantwortung und entsprechende Gefühle	Höhere Wahrheiten, Hellhörigkeit	Blau	G
Sechstes Chakra	Zwischen den Augenbrauen	Karotisplexus/ Hypophyse	Augen, Nervensystem, Stirnhöhlen, Hypothalamus, Thalamus, hormonelle Funktionen, Teile des Gehirns	Sehvermögen, Wahrnehmung, Gefühle zum Wahrgenommenen	Höheres Sehvermögen, Hellsichtigkeit	Violett	A
Siebtes Chakra	Oberster Punkt des Kopfes	Zirbeldrüse	Höhere Funktionen des Gehirns und Denken, Schädel und Schädelknochen	Spiritualität, Lebensaufgabe, Leichtigkeit contra Depression oder Ängstlichkeit	Spirituelles Ziel, Weissagung	Weiß	H
Achtes Chakra	2,5 Zentimeter über dem Kopf	Thymus	Teile des Immunsystems	Themen, die mit der Vergangenheit zu tun haben	Vergebung von Karma, Schamanismus	Schwarz oder silbern	C
Neuntes Chakra	30 Zentimeter über dem Kopf	Zwerchfell	Atemfähigkeiten; trägt eine Reihe von »richtigen« oder wohltuenden energiebasierten Genen	Überzeugungen und Gefühle, die Frieden schaffen	Einheit, harmonisierend	Golden	D

Chakra	Körperregion	Im Körper verbunden mit	Physische Aspekte	Psychische Prozesse	Spirituelle Attribute und intuitive Funktionen	Farbe	Ton
Zehntes Chakra	30 Zentimeter unter den Füßen	Knochenmark	Genetische und epigenetische Faktoren, Umweltthemen, Knochenprobleme, Teile der Nieren	Von den Ahnen geerbte Emotionen und Überzeugungen	Einstimmung auf die Welt der Natur, Umweltempathie	Braun	E
Elftes Chakra	Außerhalb des neunten Aurafeldes	Muskeln und Bindegewebe	Spielt eine entscheidende Rolle bei vielen Immun- und Autoimmunstörungen; viele Allergien und Suchtprobleme; Muskelprobleme	Antworten auf das Bedürfnis nach Vernetzung	Ethische Beziehung zur Macht	Rosa	F
Zwölftes Chakra	Außerhalb des elften Aurafeldes	32 Sekundärpunkte, darunter viele Organe und Gelenke	Alle Sekundärprobleme, die sich aus Krankheit oder Immunantworten ergeben	Gefühle und Überzeugungen zur eigenen Einzigartigkeit	Annahme der eigenen Einzigartigkeit; Gaben sind auch einzigartig für das Selbst	Durchsichtig	G

Unter Stress reagieren die Chakras, die am intensivsten betroffen sind. Die meisten Kräfte von der harten Sorte schießen sich natürlich auf ein bestimmtes Chakra und das ihm entsprechende Aurafeld ein. Beispielsweise stehen Umweltkräfte am häufigsten in Zusammenhang mit dem zehnten Energiezentrum, das unsere Beziehung zur Natur steuert. Eine psychische Kraft, die hauptsächlich auf Gefühlen beruht, passt zum zweiten. Eine, die hauptsächlich mental ist, wird mit dem dritten interagieren.

Diese Verbindungen schließen den von einer Kraft verursachten physischen Schaden nicht aus. Stellen Sie sich vor, Sie werden von einem Ast getroffen, der von einem Tornado weggeblasen wurde. Weil es sich um eine Naturgewalt handelt, wird die

Kraft des Tornados mit dem zehnten Chakra in Verbindung gebracht, aber die Verletzung durch den fliegenden Ast bedeutet eine physische Kraft, die sich sowohl auf das erste Energiezentrum bezieht als auch auf den Chakra-Bereich, der ganz konkret getroffen wurde.

Die feinstofflichen Energien, die von einer bestimmten Kraft getragen werden, können das gleiche Chakra (und Feld), das von der Kraft beeinflusst wird, am stärksten beeinflussen. Diese feinstofflichen Energien könnten sich aber auch auf ein ganz anderes beziehen. Stellen Sie sich vor, Sie werden von einem gewalttätigen Partner geschlagen. Das erste Chakra (Gefühl des Menschseins, Sicherheit, physisches Überleben) reagiert auf diese rohe Kraft und vielleicht auch die anderen feinstofflichen Strukturen (etwa die Meridiane) in der Nähe der Stelle, die den Schlag abbekommen hat. Wenn der Täter auch noch grausame Gedanken hat, die feinstoffliche Energien in Zusammenhang mit dem dritten Chakra umfassen, landen diese Ladungen, die auf die physische Kraft einwirken, auch dort.

Was passiert mit einem betroffenen Energiezentrum? Zum einen bleibt die Erinnerung an eine Verwundung darin stecken. Der Schlag kann die Größe des Chakras verringern und seine Funktion dahin gehend beeinträchtigen, dass es einige seiner Hauptaufgaben oder alle drei weniger gut erfüllen kann. Körperliche Schwächen könnten auftreten, und die Gefühle, Überzeugungen und spirituellen Halbwahrheiten, die sich aus der Schädigung ergeben, könnten schwer nachzuvollziehen sein.

Bei dem Versuch, Macht und Autorität zu bekommen, kann ein Chakra auch überaktiv werden. Wenn hyperfunktionierende Körperregionen überreizt werden, kann es zu Stimmungsschwankungen und spiritueller Arroganz kommen. Im Laufe der Zeit entleert sich das Chakra jedoch normalerweise, was Erschöpfungszustände zur Folge hat. Außerdem kann es dazu kommen, dass die benachbarten Energiezentren überlastet oder unterfordert werden, um ihren kranken Freund zu kompensieren, was zu verwirrenden Funktionsstörungen führt.

Jedes Chakra kann sich auch in ein »Haus« für das Selbst verwandeln, das nach einem Trauma in einer Schockblase steckt. In der Tat wird dieses traumatisierte Selbst fast immer in ein Chakra geworfen oder verbindet sich mit diesem. Zumindest können Sie das traumatisierte Selbst intuitiv verfolgen, indem Sie sich auf das gestörte Energiezentrum konzentrieren. Wie das geht, erfahren Sie in Kapitel 8.

Die mit einem Stressfaktor zusammenhängenden Chakras ausfindig zu machen bietet einen hervorragenden Schlüssel für die Heilung. In der Tat kann es hilfreich sein, Symptome mit einem Chakra in Verbindung zu bringen, wenn Sie Schwierigkeiten haben, ein Problem mit Ihrer Intuition zu analysieren. Vergleichen Sie Ihre Symptome einfach mit der Tabelle, und *voilà*! Stellen Sie sich beispielsweise vor, Sie haben Osteoporose. Knochen stehen mit dem zehnten Chakra in Verbindung – also auch mit Ihren Ahnen und Ihrer Beziehung zur Welt der Natur. Wenn Sie dies wissen, konzentrieren Sie sich auf die zugeordneten Faktoren für die Heilung. Beispielsweise können Sie Braun in Ihre Ausstattung, Ihr Dekor oder Ihre meditativen Visionen aufnehmen oder sogar den Ton E summen, wenn Sie Besorgungen machen. Indem Sie sich näher mit den physischen Funktionen der Knochen beschäftigen, können Sie herausfinden, ob Sie bestimmte Lebensmittel essen oder meiden sollten. Denken Sie auch an Ihr biologisches Erbe. Hatte einer Ihrer Vorfahren Probleme mit den Knochen? Vielleicht möchten Sie einen (Hypno)therapeuten aufsuchen, um die (epigenetischen) Emotionen der Vorfahren zu thematisieren. Und verbringen Sie schließlich Zeit in der Natur, und baden Sie in ihren heiligen Energien.

Wenn Sie die drei Gesichter jedes einzelnen Chakras kennen, können Sie genau bestimmen, ob sie von einem Trauma oder Stressfaktor betroffen sein könnten und welche neuen Heilungsmöglichkeiten sie bieten.

Die drei Gesichter Ihrer Energiekanäle

Ich habe Ihnen in Kapitel 2 zwei Arten von Kanälen vorgestellt. Lassen Sie mich nun die Hauptfunktionen der einzelnen Kanäle erläutern.

Die Nadis

Die Nadis, von denen Tausende den ganzen Körper durchziehen, haben hauptsächlich eine neurologische Wirkung. Die folgenden Beschreibungen betonen die Funktionen der drei Hauptnadis und wie sie auf Stress und Trauma reagieren.

Sushumna: Dieser Nadi verläuft durch die Wirbelsäule entlang des Rückenmarks und reguliert die Gesundheit jedes Chakras, der damit verbundenen Körperbereiche und des zentralen Nervensystems. Er ist eng mit dem Vagusnerv verbunden, der feinstoffliche Energien aus den Chakras aufnimmt und sie mit dem Gehirn teilt und umgekehrt. Auf der psychischen Ebene werden die zentralen Emotionen der sieben innerkörperlichen Energiezentren über Sushumna übertragen. Auch die fünf außerkörperlichen Chakras kommunizieren durch Sushumna über die mit ihnen verwandten physischen Teile. Spirituell verbindet Sie Sushumna mit der Erde und dem Himmel und stärkt die Verkörperung Ihres göttlichen Selbst.

Pingala: Pingala tritt auf der rechten Seite der Cauda equina, eines Nervenfaserbündels im Lendenwirbelbereich, aus und wird vom sympathischen Nervensystem angewiesen und verändert.

Ida: Ida geht von der linken Seite der Cauda equina aus, informiert das parasympathische Nervensystem und befolgt seine Marschbefehle.

Normalerweise ist die Seele, das Hauptvehikel für das Bewusstsein, in Sushumna zentriert, und die feinstofflichen Energien sind gleichmäßig zwischen Ida und Pingala verteilt. Die Vorderseite jedes Chakras steuert unsere Beziehung zur Zukunft und die Rückseite die zu unserer Geschichte. Wenn sich die Seele also an Sushumna ausrichtet, leben wir in der Gegenwart. Wir können die Vergangenheit in Betracht ziehen und vernünftige Entscheidungen für die Zukunft treffen.

Eine akute Stressreaktion kann jedoch dazu führen, dass die Seele sozusagen nach vorn rutscht und den Ort der Steuerung auf die Vorderseite der am meisten unter Schock stehenden Chakras verlagert. Von hier aus greift sie verstärkt auf die intuitiven Fähigkeiten der verschiedenen Energiezentren zu, um nach Nachteilen zu suchen, die sich auf dem Lebensweg ergeben könnten. Das Ergebnis ist energetische Angst.

Auch das Gegenteil kann geschehen: Die Seele kann auf die Rückseite eines oder mehrerer Chakras geraten, wo sie von Erinnerungen an die Vergangenheit umgeben ist, manchmal sogar an frühere Leben. Im Sumpf dieser Erfahrungen aus der Vergangenheit fällt es der Seele – ähnlich wie einer Person, die im dicken Schlamm feststeckt – schwer, ihre gegenwärtigen Umstände oder künftige Möglichkeiten klar zu erkennen und zu entscheiden, wie sie vorankommen soll. Dies ist ein Zustand energetischer Depression.

Abbildung 10 gibt Ihnen einen Einblick in die Energetik von Angst und Depressionen in Bezug auf die Nadis und die Chakras.

Was alles noch komplexer macht, ist die Tatsache, dass die Seele in einigen Chakras vorwärts und in anderen rückwärts getrieben werden kann, was zu energetischer Angst und energetischer Depression gleichzeitig führt. In allen Fällen muss die Seele erneut in Einklang mit Sushumna, unserer energetischen Lotlinie, gebracht werden.

Ich fand heraus, dass es hilfreich sein kann, energetische Depression und energetische Angst als etwas zu verstehen, was mit der Position der Seele in Bezug auf die Wirbelsäule zu tun hat, wenn wir nicht intuitiv erfassen können, warum wir auf der psychischen Ebene zu kämpfen haben. Sie können sich beispielsweise die in diesem Kapitel vorgestellte Chakra-Tabelle anschauen und herausfinden, welche Probleme es offenbar gibt, wenn Sie besonders niedergeschlagen (Depression) oder eingeschüchtert beziehungsweise besorgt (Angst) sind. Vielleicht möchten Sie mit den in den Kapiteln 7 bis 10 angebotenen Techniken weiter an diesem Chakra arbeiten, um die ursächlichen Probleme anzugehen.

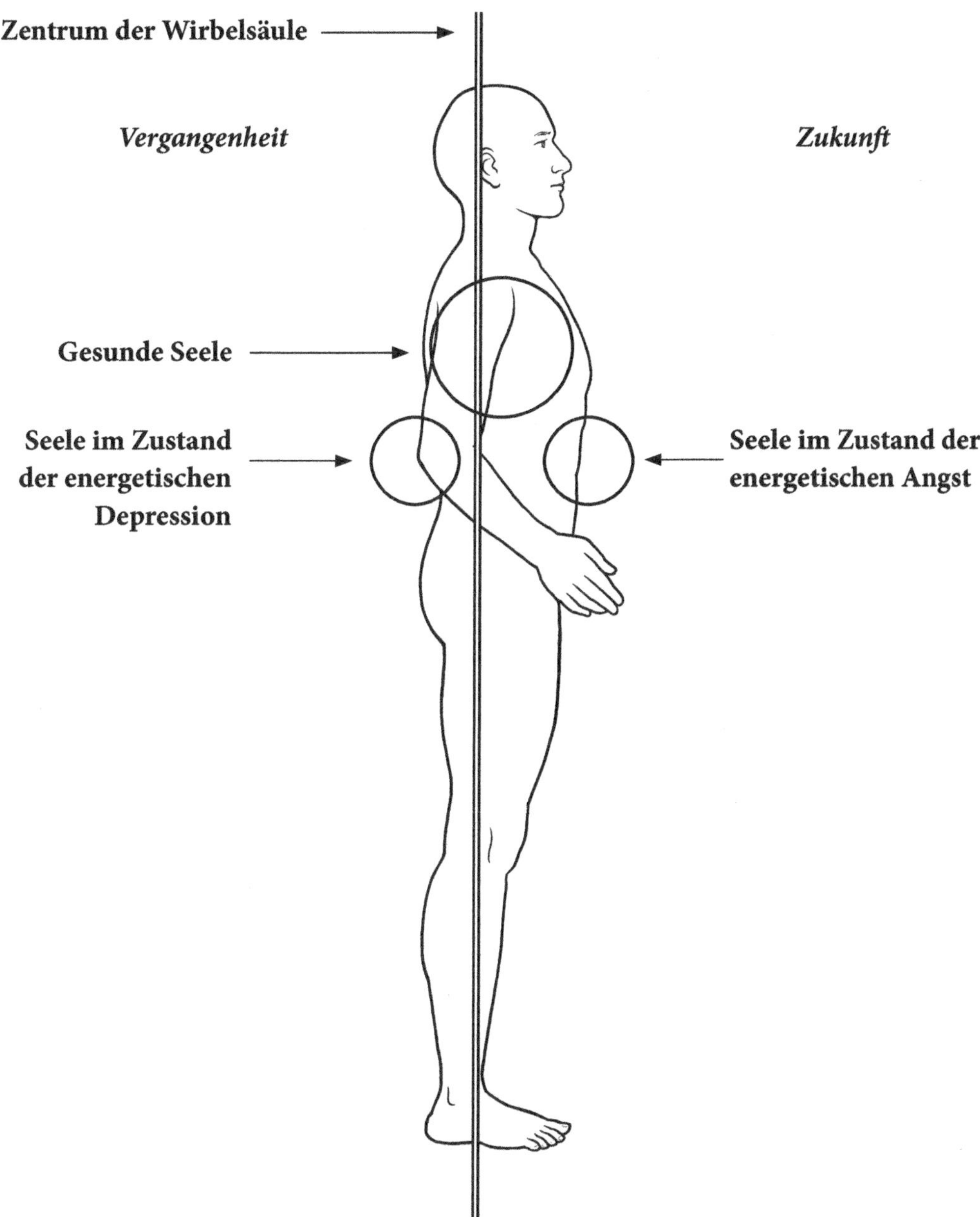

Abbildung 10: Energetische Angst und energetische Depression. *Eine gesunde Seele ist in der Mitte der Wirbelsäule zentriert, ausgerichtet an Sushumna Nadi. Im Zustand der energetischen Angst wechselt die Seele auf die Vorderseite zumindest eines Chakras über und sucht in der Zukunft nach Antworten. Im Zustand der energetischen Depression wechselt die Seele auf die Rückseite mindestens eines Chakras und hält an der Vergangenheit fest.*

Die Meridiane

Jeder Meridian (siehe Abbildung 2 in Kapitel 2) hat seine eigene physische, psychische und spirituelle Aufgabe. Die Meridiane verlaufen hauptsächlich durch das Bindegewebe und regulieren den Fluss der elektromagnetischen Frequenzen durch Ihren Körper.

Unter Stress trägt der Meridian die ganze Schadenslast, der am meisten von entsprechenden Kräften und feinstofflichen Energien betroffen ist. Er könnte auch leerlaufen und dabei die notwendige Energie verlieren, was zu allem Möglichen führen kann, vom Organversagen bis zur psychischen Dysfunktion. Er kann auch verstopft sein, weil sich durch die Verletzung Blockaden bilden können, wodurch die Funktion des Meridians beeinträchtigt wird, bis schließlich auch physische Probleme auftreten.

Die Tatsache, dass Meridiane Energie an elektromagnetischen Feldlinien entlangtransportieren, bedeutet auch, dass sie möglicherweise besonders leicht auf moderne Kräfte wie Stromleitungen, Mobiltelefone, Mikrowellen und verzerrte elektromagnetische Feld- und Klangenergien reagieren. Ich habe mit vielen Klienten zusammengearbeitet, die dachten, sie hätten eine Autoimmunerkrankung, aber in Wirklichkeit reagierten sie auf schädliche elektromagnetische Felder oder waren »allergisch« dagegen. Deswegen habe ich in den Kapiteln 7 bis 10 verschiedene Methoden für die Arbeit mit Licht und Klang aufgenommen.

Weil Meridiane durch das Bindegewebe verlaufen, das stark vom Immunsystem beeinflusst wird, beispielsweise wenn chronische Entzündungen auftreten, führen schwerwiegende Meridianprobleme schließlich zu chronischen Krankheiten, die auch Bindegewebsstörungen einschließen können.[62]

Ihre Aurafelder

Grundsätzlich dient jedes Feld als externes Filtersystem für das ihm zugeordnete Chakra und bestimmt, was von diesem Chakra ausgedrückt oder in dieses Chakra aufgenommen wird.

Ihr summatives oder allgemeines Aurafeld ist Ihre erste Verteidigungslinie, wenn Sie von einer inkompatiblen Kraft und feinstofflichen Ladungen attackiert werden. Stellen Sie sich vor, Sie werden von einem fliegenden Trümmerstück getroffen oder vom elektromagnetischen Feld einer Stromleitung, von Lärmsmog oder vom negativen Denken eines anderen Menschen. Alle stofflichen und feinstofflichen Energien gelangen durch das übergreifende Aurafeld in Ihren Raum und Ihr System. Aus diesem Grund ist Ihr Aurafeld die erste feinstoffliche Struktur, die beschädigt wird, und hier zeigen sich die Spuren und die Geschichte Ihrer Herausforderungen. (Aus diesem Grund werde ich in Kapitel 7 eine Technik vorstellen, die ausschließlich der

Arbeit mit dem Aurafeld gewidmet ist.) Eingehende Sendschreiben, konkret oder unsichtbar, können Ihrem Aurafeld schreckliche Strafen auferlegen.

Ein bestimmtes feinstoffliches Feld und das ihm zugehörige Chakra werden durch die physischen und feinstofflichen Energien, die mit ihm in Resonanz stehen, beschädigt. Akute oder chronische Stressfaktoren verursachen Löcher, Risse und Lecks im feinstofflichen Feld. Diese wiederum lassen gleichgesinnte negative Kräfte oder feinstoffliche Ladungen in das System.

Auch wenn eine Krankheit oder Verletzung oberflächlich betrachtet rein physisch zu sein scheint, hat sie einen energetischen Einfluss auf unsere feinstofflichen Felder. Nehmen wir an, Sie erkranken an einer bakteriellen Infektion der Haut. Die Haut steht in Verbindung mit dem ersten Chakra und Feld. Dies bedeutet, dass die Infektion, die Reaktion Ihres Körpers darauf und Ihre Anfälligkeit dafür im ersten Chakra und Feld aufgezeichnet werden. Wenn Sie diesen Erreger nicht vollständig aus Ihrem System ausspülen, bleibt das Chakra dadurch gestört, die zugehörigen Körperorgane werden geschwächt, und das Feld sendet die Meldung, dass Sie sich eine solche Infektion leicht einfangen oder sie erneut auslösen können.

Auch psychische Schäden, die Ihnen entweder zugefügt oder durch innere Selbstgeißelung verursacht wurden, prägen ein zugehöriges Feld. Die entsprechenden feinstofflichen Botschaften werden aus diesem Feld auf die Außenwelt übertragen, was Sie immer wieder in ähnlich negative Situationen bringt. Wenn Sie beispielsweise als Heranwachsender ständig bloßgestellt wurden, spiegeln die betroffenen Aurafelder diese Scham wider und ziehen weiterhin Menschen an, die Sie tadeln.

Auf der spirituellen Ebene kann ein betroffenes Aurafeld großen Schaden anrichten. Unter Druck kann das zu einem verletzten Chakra gehörige Feld sehr schwach oder undurchdringlich werden. Stellen Sie sich beispielsweise vor, Sie hätten als Heranwachsender den Zorn Ihres Vaters über Ihr zweites Chakra aufgenommen. Dann könnte Ihr zweites Aurafeld der Wut anderer zum Opfer fallen und Sie erheblichem Missbrauch aussetzen. Es könnte die Wut anderer aber auch einfach ignorieren, was zur Folge hätte, dass Sie nicht auf die Bedürfnisse anderer reagieren können.

Es ist wichtig, sich daran zu erinnern, dass Ihre Aurafelder auch positive und kompatible Energien aufnehmen können. Dies ist ein Grund, warum Heilung möglich ist.

Belastung durch elektromagnetische Felder: Der unsichtbare toxische Stressfaktor

Die junge Mutter saß mir gegenüber und weinte. »Ich weiß natürlich, dass EMF der Grund sind, warum ich nie richtig schlafen kann und mein Sohn nicht zu bändigen ist. Aber wie sollen wir ohne Wi-Fi oder Handys existieren?« Die dunklen Ringe unter ihren Augen machten ihren Standpunkt ebenso deutlich wie die Possen ihres dreijährigen Sohnes, der wie ein junger Hund durch meine Praxis sauste.

Bei den »EMF«, von denen meine Klientin sprach, handelt es sich um elektromagnetische Felder, unsichtbare Energiefelder oder -wellen, die durch Elektrizität erzeugt werden.[63] Elektromagnetische Felder werden auch als elektromagnetische Strahlung bezeichnet, und es gibt sie in verschiedenen Varianten, darunter Röntgenstrahlen, Infrarot, Ultraviolett, sichtbare Licht-, Funk- und Gammawellen, die jeweils in einem anderen Frequenzbereich des gesamten elektromagnetischen Spektrums operieren.[64] Telekommunikationsgeräte, Sendemasten, Fernsehgeräte, Router und drahtlose lokale Netzwerke (Wi-Fi) senden hauptsächlich Hochfrequenzstrahlung von einer Kategorie aus, die als »nieder- bis mittelfrequente EMF« bezeichnet wird.[65] Mit dem zunehmenden Einsatz dieser Telekommunikationsgeräte hat auch unsere Exposition gegenüber HF-Strahlung zugenommen (HF steht für »hochfrequente Felder«). Wir absorbieren diese Energiewellen über das Gewebe, was im geringsten Fall den Körper aufheizt.[66]

In der wissenschaftlichen Gemeinschaft gibt es viele Diskussionen und zahlreiche Studien, aber keine schlüssigen Beweise dafür, wie schädlich elektromagnetische Strahlung allgemein und Hochfrequenzstrahlung speziell für den menschlichen Körper ist.[67] Angesichts der Tatsache, dass die Nutzung von Mobiltelefonen und Wi-Fi eine relativ neue Entwicklung ist und sich die Technologie ständig ändert, dürfte es nicht überraschen, dass es noch keine soliden wissenschaftlichen Erkenntnisse über die langfristigen physischen Auswirkungen von beiden gibt.

Dennoch zeigen sich viele Wissenschaftler, Mediziner und im Gesundheitswesen Tätige besorgt angesichts dessen, was wir über die Auswirkungen elektromagnetischer Strahlung und Hochfrequenzstrahlung auf unseren Körper und unsere Gesundheit wissen und, ebenso wichtig, noch nicht wissen.[68] Beispielsweise stellte die American Academy of Pediatrics 2012 fest, dass »eine kurzfristige Exposition gegenüber diesen [elektromagnetischen beziehungsweise hochfrequenten] Feldern in experimentellen Studien nicht immer negative Auswirkungen gezeigt hat [...] größere Studien über einen längeren Zeitraum sind erforderlich, um zu verstehen, wer gefährdet ist.«[69] Im Jahr 2017 gab das kalifornische Gesundheitsministerium Richtlinien zur Reduzierung der Exposition gegenüber der Hochfrequenzstrahlung von Mobiltelefonen heraus.[70] Organisationen wie Physicians for Safe Technology verfolgen die Daten aktueller wissenschaftlicher Studien und Erkenntnisse und informieren die Öffentlichkeit über digitale Medien und Auswirkungen der drahtlosen Technologie auf die Gesundheit. Mittlerweile betreibt der gemeinnützige Environmental Health Trust eigene Forschungen zu Vorteilen und Gefahren von Mobiltelefonen, Wi-Fi und ähnlichen Technologien.

Viele ganzheitliche Heiler, ich selbst eingeschlossen, glauben, dass die von Wi-Fi, Mobiltelefonen und Mobilfunkstationen erzeugten elektromagnetischen Felder zumindest bis zu einem gewissen Grad toxisch sind. Diejenigen von uns, die als »empfindlicher« gelten – was bedeutet, dass ihr Körper auf bestimmte Umweltenergien reagiert –, wissen, dass diese und andere elektromagnetische Felder eine Herausforderung für die Gelassenheit, wenn nicht gar die körperliche Gesundheit bedeuten. Meine Klienten berichten häufig, dass elektromagnetische Felder ihre Probleme wie Schlaflosigkeit, innere Unruhe, Stimmungsschwankungen, Kopfschmerzen, herumwirbelnde Gedanken, Augenschmerzen und verminderte Immunität verursachen oder dazu beitragen. Manche bringen ihre chronischen Krankheiten von Krebs bis zu Herzerkrankungen mit elektromagnetischen Feldern in Verbindung.

Ich glaube, dass viele dieser dramatischen körperlichen Symptome das Ergebnis der elektromagnetischen Felder sind, die mit unseren feinstofflichen Energiesystemen interagieren, einschließlich unserer eigenen elektromagnetischen Felder, den Aurafeldern. Wenn Sie beispielsweise ein Mobiltelefon über einen längeren Zeitraum oder auch zeitweise, aber häufig an Ihr Ohr halten, nimmt Ihr fünftes Chakra Schaden. Die Schwingung der elektromagnetischen Felder des Handys kann das Chakra buchstäblich überaktivieren. Ihre Hellhörigkeit, die von diesem Chakra gesteuert wird, kann übermäßig aktiviert werden und Sie für die negativen Gedanken anderer Menschen oder Wesenheiten anfällig machen. Ihr fünftes Chakra könnte aber auch vollkommen dichtmachen, um Sie vor den eindringenden Energien zu schützen.

Elektromagnetische Felder können die Funktion fast aller Chakras stören, abhängig von ihrer genauen Frequenz und den Körperteilen, die mit ihnen in Kontakt kommen. Beispielsweise ist, wenn Sie an einem Laptop arbeiten, Ihr viertes Chakra am stärksten betroffen, weil die Strahlung aus dem Laptop normalerweise parallel zum Herzen austritt. Diese Energien können die negativen oder unterdrückten Gefühle in diesem Chakra stimulieren und Störungen in Ihrem gesamten Aurafeld und insbesondere im Herzfeld verursachen, dem größten Feld im Körper. Die sich daraus ergebenden Veränderungen in diesen Feldern können zusammen mit Veränderungen in den Photonen und Phononen einen Aufruhr im ganzen Körper verursachen. Insgesamt dünnt eine zu starke Exposition gegenüber elektromagnetischen Feldern das Aurafeld aus und erschöpft Ihre feinstofflichen Energiekörper. Dann absorbieren die betroffenen Chakras die Energien anderer Menschen, was dazu führen kann, dass Sie überempfindlich gegenüber Problemen werden, die nicht Ihre eigenen sind. Diese Veränderungen können die feinstofflichen Auswirkungen von Stress und Trauma weiter verschärfen oder uns anfälliger für neue Stressfaktoren machen.

Jetzt wurde der Mischung ein neues Toxin hinzugefügt. Seit der Einführung von Wi-Fi arbeiten unsere Geräte mit 1G, 2G, 3G und zuletzt 4G. »G« bedeutet Gigahertz (GHz) und ist eine Frequenzeinheit. Hochfrequenzstrahlung tritt in einem breiten Spektrum mit einer Frequenz von 3 Kilohertz bis 300 Gigahertz auf.[71] Unsere derzeitigen 4G-Geräte arbeiten mit 1 bis 6 Gigahertz, während 5G, der neueste Trend, mit 30 bis 300 GHz arbeiten soll.[72] Als Ultrahochfrequenz ist 5G sehr intensiv und sowohl für den physischen Körper als auch für die feinstoffliche Anatomie lebender Organismen, wie Pflanzen, Tiere und Menschen, weitaus gefährlicher als seine Vorgänger.[73] Und während immer mehr Geräte mit dieser Frequenz in Betrieb genommen werden, schaffen Unternehmen immer mehr Quellen für 5G-Emissionen.[74]

Es ist erwähnenswert, dass 5G auch sogenannte Millimeterwellen verwendet. Studien zu Millimeterwellen legen nahe, dass sie die Haut, die Hornhaut, das Nervensystem und die Zellstruktur beeinflussen können.[75] Millimeterwellen übertragen größere Datenmengen als die elektromagnetischen Wellen, die für Datentransfers in langsamerer Geschwindigkeit verwendet werden, können diese jedoch nicht so weit übertragen. Hinzu kommt, dass diese Wellen leicht von Gebäuden, Pflanzen und anderen Objekten blockiert werden. Daher müssen 5G-Anbieter nicht nur viel mehr 5G-Mobilfunkmasten errichten, um den Service bereitzustellen, sondern diese Masten auch viel näher an den Häusern platzieren.[76]

Als Energieheilerin habe ich bisher nur ein paarmal persönlich Bekanntschaft mit 5G gemacht, da es relativ neu ist. Jedes Mal war ich an einem Flughafen, den ich häufig benutze. Beim ersten Mal fühlte ich mich irgendwie abgefahrener, war verwirrter und viel weniger geerdet als bei meinen letzten Besuchen, damals noch ohne G5. Meine Intuition sagt mir, dass 5G bei anderen ähnliche Reaktionen auslöst und auch den Stress – und so die damit verbundenen Symptome – von Erkrankungen wie ADHS, Autismus, somatischen Empfindlichkeiten und sogar psychischen Gesundheitsproblemen überträgt. Die höheren Frequenzen stören unser fünftes, sechstes und siebtes Chakra und erhöhen die frenetische Aktivität in diesen Zentren. Ich vermute auch, dass die ultrahohen Frequenzen von 5G unser achtes und neuntes Chakra durcheinanderbringen, diese Zentren vom Körper abschneiden, aber auch interne Probleme aktivieren. Beispielsweise könnten Sie von im achten Chakra gespeicherten Ereignissen aus früheren Leben träumen oder diese nachspielen. Sie könnten sich schuldig fühlen, wenn Sie nicht mit den Werten und Idealen des neunten Chakras übereinstimmen, egal, ob sie realistisch sind oder nicht.

Was ist die Lösung? Wie können Sie sich vor den schädlichen Auswirkungen schützen, die elektromagnetische Felder und 5G auf Ihre feinstoffliche Energie haben? Manchen Menschen hilft es, mit bloßen Füßen auf der Erde herumzulaufen und ihr

Aurafeld konsequent zu reinigen und zu schützen. Beispielsweise stelle ich mir vor, dass ich ein paarmal am Tag silberne Energien durch mein gesamtes Aurafeld sende. Silber lenkt die Negativität ab und ermöglicht die Übermittlung positiver Botschaften. Eine meiner Freundinnen, die Akupunkteurin ist, empfiehlt den Einsatz der Akupunktur, um die Meridiane von der Energie elektromagnetischer Felder zu befreien. Sie sagt, es sei besonders hilfreich, den Gallenblasenmeridian zu stimulieren, der rund um die Ohrmuschel verläuft, also in einem Bereich, über den ein Großteil der Handy-Energien in den Körper eintritt.

Wenn Sie den Verdacht haben, dass elektromagnetische Toxizität bei traumatischem Stress und chronischen Krankheiten eine Rolle spielt, empfehle ich Ihnen, die folgenden feinstofflichen Heilmethoden aus Teil 2 auf Ihre Liste der Techniken zu setzen, die Sie ausprobieren möchten. Technik 10: »Reinigung und Stärkung des Aurafeldes«, Technik 24: »Geführte Meditation für eine futuristische Klang- und Lichtmaschine«, Technik 25: »Neukodierung von Phononen und Photonen«, Technik 26: »Möbiusbänder erzeugen« und Technik 27: »Die eigenen Meridiane heilen«. Diese Techniken können so oft eingesetzt werden wie nötig, um den alltäglichen Auswirkungen von elektromagnetischen Feldern auf den feinstofflichen Körper entgegenzuwirken.

Auf der physischen Ebene können wir praktische Schritte unternehmen, etwa uns gesund ernähren und ganz ohne Elektronik Zeit in der Natur verbringen. Es gibt auch Vorrichtungen, die unseren Laptops, Tablets, Handys, Modems und Routern appliziert werden können, um unseren Körper sowohl vor elektromagnetischen Feldern im Allgemeinen als auch vor Hochfrequenzstrahlung im Besonderen zu schützen. Unter Eingabe von Stichwörtern wie zum Beispiel »Handystrahlung« oder »Abschirmprodukte« wird man im Internet schnell fündig. Wir können die Verwendung von Geräten mit HF-Strahlung auch so weit wie möglich überwachen und einschränken. Beispielsweise verwende ich in meiner Praxis anstelle eines Mobiltelefons ein Festnetz, das nicht auf WLAN basiert.

Wi-Fi, Handys und andere Geräte mit Elektromagnetfeldtechnologie, einschließlich 5G, werden zumindest in absehbarer Zukunft Teil unseres Lebens bleiben. Wenn Sie jedoch verstehen, wie elektromagnetische Felder mit Ihrem feinstofflichen Körper interagieren, können Sie Maßnahmen ergreifen, um dem entgegenzuwirken und zu verhindern, dass sie Ihre Gesundheit und Ihr Leben über Gebühr beeinträchtigen.

Die wesentlichen Teile des Selbst: Vier Aspekte Ihrer Identität

Alle drei Teile unseres feinstofflichen Körpers haben eine gemeinsame Aufgabe. So wie sie zusammenarbeiten, um Ihr feinstoffliches und Ihr physisches Selbst zu integrieren, arbeiten sie zusammen, um die vier wesentlichen Teile des Selbst zu vereinen: Ihren Geist, Ihre Seele, Ihren denkenden Geist oder Verstand und Ihren Körper.

»Puh«, denken Sie vielleicht. »Muss ich jetzt etwa *vier* Teile von mir im Auge behalten, nicht nur den physischen und den feinstofflichen?« Nun ja. Sie möchten das Wesen jedes wesentlichen Teils des Selbst erfassen, weil dies die Komplexität Ihrer Herausforderungen erklärt. Um eine Herausforderung meistern zu können, müssen Sie häufig genau auf den Punkt bringen können, welcher Aspekt von Ihnen am stärksten von einem Problem betroffen oder gar die Ursache eines Problems ist.

Ihr Geist

Ihr Geist ist Ihr primäres wesentliches Selbst. Er ist Ihr Funke, Ihr göttliches Selbst, Ihre unsterbliche Flamme. Jedes Wesen hat einen Geist, den Aspekt, der immer und wissentlich mit dem großen Geist verbunden ist. Aufgrund dieser Gewissheit kann Ihr Geist niemals verletzt, beschädigt oder traumatisiert werden. Vielmehr ist er ohne Ende in heilende Liebe getaucht, die alle Sorgen verwandelt. Er kann auch Ihre persönliche Quelle für genaue Informationen und Heilung sein, weil er Ihre ursprüngliche energetische Signatur trägt, die sich aus allen Energien, Ideen, Harmonien und spirituellen Eigenschaften zusammensetzt, die ihn einzigartig machen. Bei meiner Arbeit verwende ich, je nach Kontext und Klient, häufig die Begriffe »wahres Selbst«, »authentisches Selbst«, »Essenz« oder »essenzielles Selbst«, um diesen ersten von vier Teilen unseres Selbst zu beschreiben. Später werde ich Ihnen zeigen, wie Sie die Verbindung zu Ihrem Geist mit Technik 12 (»Die Wiederentdeckung Ihres ursprünglichen Selbst und Ihrer ursprünglichen Signatur«) stärken können.

Ihre Seele

Ihre Seele ist eine »verlangsamte« Version Ihres Geistes. Es gab einmal eine Zeit, in der Ihr Geist im Meer der Einheit schwebte und befand, in der Perfektion zu verweilen sei ziemlich langweilig. Er wollte ein höheres Ziel erreichen und letztendlich Liebe schaffen, wo es keine Liebe gab, also verkörperte er einen Aspekt seiner selbst als Seele.

Anders als Ihr Geist, der überall gleichzeitig ist, wandert Ihre Seele durch das Zeit-Raum-Kontinuum, landet und bindet sich dann an bestimmte Zeiträume, um verschiedene Lebenszeiten zu erfahren. Wenn sie Energie mit anderen Wesen austauscht

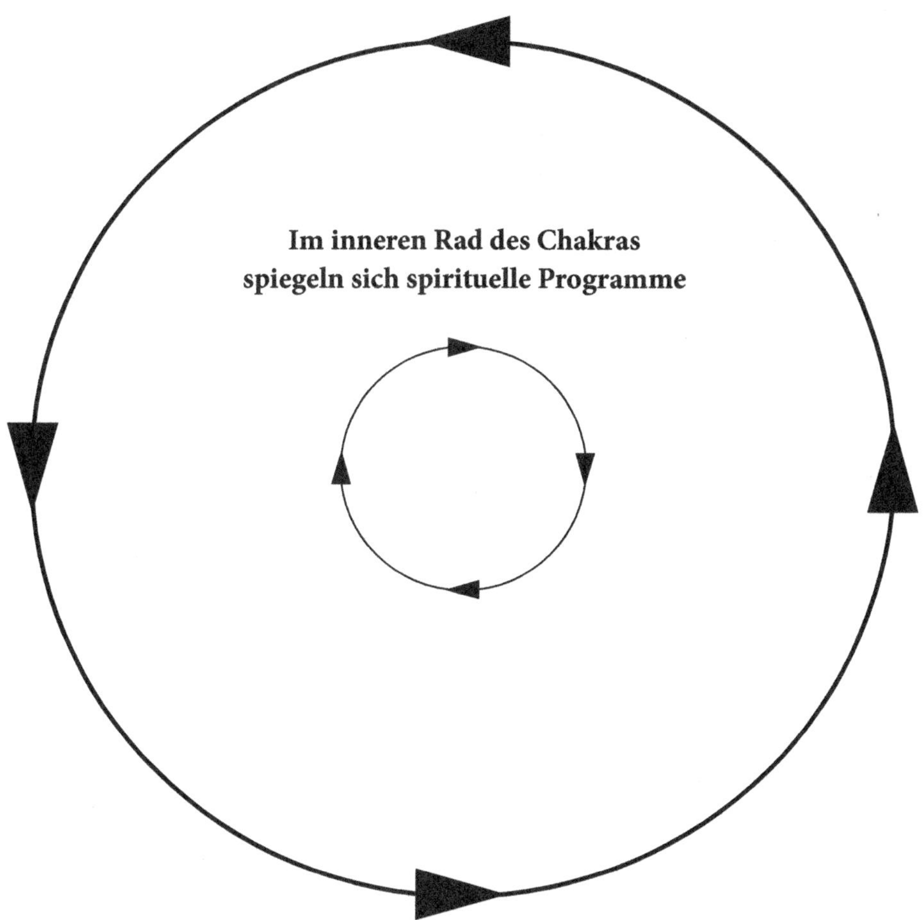

Abbildung 11: Die Räder eines Chakras. *Jedes innerkörperliche Chakra hat ein inneres und ein äußeres Rad, das energetische Informationen aus den früheren Leben einer Seele enthält. Im inneren Rad sind dharmische und spirituelle, im äußeren karmische und menschliche Programme. Die Pfeile zeigen, dass Energie entlang dieser Räder in beide Richtungen fließen kann. Auch die fünf außerkörperlichen Chakras haben innere und äußere Räder. Die Räder dieser Chakras operieren wie die Chakras selbst über die Verbindungspunkte der innerkörperlichen Chakras.*

und in Szenen gerät, die schnelles Denken und Lernen erfordern, macht sie viele Fehler. Daher kann sie verletzt werden und emotionale, mentale und spirituelle Schäden anrichten.

Karma ist das hinduistische Konzept, das sich auf die falschen Vorstellungen und Verhaltensweisen der Seele bezieht. Karma ist nicht per se schlecht. Es umfasst vielmehr alles, was eine Seele noch zu lernen hat. Kern allen Karmas ist die Überzeugung der Seele, dass sie der Liebe unwürdig ist. Diese grundsätzliche Fehlwahrnehmung regt eine Seele dazu an, entweder grausam zu handeln oder zu glauben, sie habe es verdient, misshandelt zu werden. Ihre Erfahrungen – und die Wahrheiten, die sie von ihrem eigenen Geist empfangen hat – können ihr jedoch letztendlich die höheren Wahrheiten offenbaren, nach denen die Seele sucht. Wir sind alle liebenswert und liebevoll, und Liebe ist unsere Kraft. Diese Binsenweisheiten werden »Dharma« genannt, was dem Gesetz des großen Geistes entspricht, der alles in Ordnung bringen kann.

Viele Herausforderungen, auch solche, die eine sehr stoffliche Basis zu haben scheinen, wie beispielsweise ein Virus, sind tatsächlich seelenbasiert. Grundsätzlich bringen Seelen Traumata aus früheren Leben oder Zwischenleben mit in dieses Dasein. Die traumatisierten Aspekte der Seele übertragen sich einfach auf den neuen Körper und steuern epigenetisches Material an. Diese Daten programmieren auch alle damit in Verbindung stehenden Chakras, Kanäle und Aurafelder, wodurch diese anfälliger für zuvor aufgetretene Missgeschicke und Verletzungen werden. Das bedeutet, dass Ihre Reaktionen extrem stark sind, wenn Sie etwas durchmachen, was einem Ereignis in einem früheren Leben ähnelt.

Stellen Sie sich beispielsweise vor, Sie sind in einem früheren Leben an einem Virus gestorben. Es war ein schrecklicher Tod. Sie waren allein, niemand stand Ihnen zur Seite, und Sie hatten große Schmerzen. Die Wahrscheinlichkeit ist hoch, dass Sie jedes Mal, wenn Sie in diesem Leben einen Virus bekommen, aufgrund der Programmierung Ihrer Seele mit der gleichen Intensität reagieren. Sie werden schwer krank, sind vielleicht sogar in einer verzweifelten Lage. Wenn einer Ihrer Vorfahren an einem ähnlichen Virus gestorben ist, können die Reaktionen Ihres Körpers noch extremer sein.

Wie überträgt die Seele ihre traumatisierten Probleme?

Wenn die Seele vor der Empfängnis in einen Körper eintritt, wird ihr Karma in das äußere Rad jedes einzelnen Chakras geladen und ihr Dharma in das innere Rad jedes einzelnen Chakras (siehe Abbildung 11). Ihre Probleme und Herausforderungen liegen im Karma. Die Weisheit, die Sie bereits gewonnen haben, liegt im Dharma. In Kapitel 7 erfahren Sie, wie Sie das äußere Rad eines Chakras klären können, um

Karma freizusetzen, und wie Sie das innere Rad aktivieren und damit das Dharma erwecken können. Mit Übung 28 (»Vergebung: Ein Schlussstein für die Trauer«) werden dieselben Ziele erreicht.

Ihr denkender Geist

Ihr denkender Geist oder Verstand ist nicht Ihr Gehirn. Er ist vielmehr eine Unterabteilung Ihrer Seele und enthält die Erinnerungen an jede Erfahrung, die diese gemacht hat, sowie die Schlussfolgerungen, die Sie aus diesen Erfahrungen gezogen haben. Die entsprechenden Ereignisse könnten in einem früheren Leben stattgefunden haben oder in Zwischenleben und sogar in alternativen oder gleichzeitigen Wirklichkeiten. Zwischen den Leben verweilen wir auf verschiedenen Ebenen der Wirklichkeit, um mehr Weisheit zu erlangen. Alternative Wirklichkeiten sind solche, die wir möglicherweise simultan erleben. Wir könnten auch für kurze Zeit eine simultane Wirklichkeit etablieren, beispielsweise in einem Traum, um eine neue Erfahrung zu machen, ohne gleich ein ganzes Leben dafür zu investieren. Grundsätzlich ist es die Hauptaufgabe Ihres denkenden Geistes, alle Erfahrungen zu verstehen, die Ihre Seele gemacht hat. Ihr Gehirn wiederum kann auf den denkenden Geist zurückgreifen, wenn es Unterstützung beim Beurteilen von Situationen oder beim Treffen von Entscheidungen braucht.

Von dem im denkenden Geist der Seele gespeicherten Gedankengut ist manches funktional und vieles dysfunktional. Schlussfolgerungen zu Ereignissen aus diesem Leben werden hinzugefügt und unterstreichen entweder wichtige Überzeugungen oder verändern sie. Beispielsweise könnte ein eingekapseltes Kind-Selbst aus diesem Leben aufgrund von körperlicher Misshandlung in einer Schockblase stecken bleiben. Dieses Selbst wird glauben, es sei nicht liebenswert und machtlos. Wenn die Überzeugungen des denkenden Geistes diese Überzeugungen widerspiegeln, möchte das festsitzende Selbst die Traumablase möglicherweise gar nicht auflösen. »Warum sollte ich hier rauskommen?«, überlegt es. »Ich bin zu wenig liebenswert und zu schwach, um noch mehr Missbrauch bewältigen zu können.« Heilung macht es daher erforderlich, dem Geist ein neues Glaubenssystem beizubringen oder, wenn er bereits positives Dharma enthält, die damit verbundenen Wahrheiten freizusetzen.

Ihr Körper

Konzentrieren wir uns jetzt noch einmal auf den Körper. Wir haben uns im letzten Kapitel eingehend mit dem physischen Selbst beschäftigt. Ich möchte noch einen weiteren wichtigen Gedanken hinzufügen.

Wenn Ihr Körper der Teil von Ihnen ist, in dem sich Ihre Probleme zeigen, denken Sie wahrscheinlich, dass er das Problem ist. Das stimmt aber nicht. Selbst wenn der Körper das Medium ist, das Schmerzen, Krankheiten, Fehlanpassungsreaktionen, Abhängigkeiten, Allergien oder anderen anhaltenden Stress infolge eines Traumas aufweist, ist er einfach der Ort, an dem Geist, Seele und denkender Geist zusammenkommen. Er enthält Erinnerungen an alles, was geschehen ist, sowie die Träume Ihrer Seele und Ihres Geistes von einer besseren Zukunft. Er trägt Ihr Karma ebenso in sich wie die etablierten negativen Stressmuster und Erinnerungen an Angenehmes, was Sie in früheren Inkarnationen erlebt haben. Er kann sogar auf das positive und kraftvolle Wissen Ihrer Vorfahren zugreifen. Grundsätzlich hat Ihr Körper Zugriff auf Ihre ursprüngliche energetische Signatur, die ein Spiegel Ihrer spirituellen Essenz ist und Ihnen helfen kann, ganz bewusst Ereignisse, Personen und sogar Nahrungsmittel auszuwählen, die es Ihnen ermöglichen, mit der Blaupause Ihres Geistes in Einklang zu kommen.

Was würde wohl passieren, wenn Ihr Körper zu hundert Prozent in Resonanz mit Ihrer ursprünglichen energetischen Signatur ginge? Nun, Ihr Leben wäre immer noch nicht frei von jedem Drama. Sie würden nach wie vor Krankheit, Einsamkeit und Nöte erleben. Die Wirklichkeit ist ein Garant für permanenten Wandel. Veränderung bringt Chaos. Chaos lädt jedoch Kreativität ein, die es Ihnen ermöglicht, den Kreis zu schließen und zurückzukehren zu dem Grund, aus dem Ihr Geist überhaupt in diese Welt gekommen ist. Sie sind hier, um mehr Liebe zu schaffen! Das Leben ist wie eine Blüte, die sich ständig zur Sonne und zum Himmel öffnet. Es braucht Wind und Regen, um zu wachsen. Natürlich hält der Körper die traumatisierten Teile Ihres Selbst zusammen, egal, ob sie aus einem früheren oder aus diesem Leben stammen, aber er erdet Sie auch, hält Sie hier auf diesem Planeten.

Wie die vier Teile Ihres Selbst zusammenarbeiten

Manchmal werde ich von Klienten gefragt, ob es eine schlüssige Möglichkeit gebe herauszufinden, ob der Ursprung eines Problems im Geist liegt, in der Seele, im denkenden Geist oder im Körper. Meine kurze Antwort lautet:

Geist: Unser Geist ist niemals die Quelle einer Funktionsstörung, da er jederzeit ganz bewusst mit dem großen Geist verbunden ist. Er kann jedoch immer zur Klärung und Unterstützung herangezogen werden. Ihre ursprüngliche energetische Signatur ist darin verkörpert.

Seele: Wenn Sie das Gefühl haben, dass der Ursprung eines Problems in einem anderen Leben liegt oder historisch, außerhalb der Welt oder interdimensional zu sein scheint, haben Sie es wahrscheinlich mit einem seelenbasierten Problem zu tun.

Denkender Geist: Wenn die vorherrschende Herausforderung mental ist und Unordnung oder Verwirrung in Ihren Gedanken oder Wahrnehmungen verursacht, können Sie sich auf Ihren denkenden Geist konzentrieren.

Körper: Wenn Ihre Beschwerden sehr körperlich zu sein scheinen oder vielleicht mit einem Ereignis in diesem Leben zusammenhängen oder wenn sie mit einem Vorfahren in Verbindung zu stehen scheinen, ist Ihr Körper möglicherweise primär verletzt. Ein verwundetes inneres Kind kann sicherlich etwas mit einem körperlichen Problem in diesem Leben zu tun haben, es könnte aber auch mit einem ähnlichen Ereignis aus der Vergangenheit in Verbindung gebracht werden, sodass möglicherweise auch ein Seelenproblem im Spiel ist.

Die vier wesentlichen Teile unseres Selbst verschmelzen oft, um eine Art innere Autorität zu begründen – ein »inneres Selbst« oder eine »Psyche«, die starke und manchmal nicht nachvollziehbare Entscheidungen trifft. Ich denke mal, dass auch Sie schon so etwas erlebt haben: Momente, in denen Sie vielleicht sagen oder denken könnten: »Mein inneres Selbst hat das Kommando übernommen, und ich konnte einfach nur gemein sein.« Oder: »Der Weise in mir hat mir gezeigt, wie ich mit dem Problem umgehen soll.«

Die Wirksamkeit – wir könnten auch sagen: das karmische oder dharmische Ergebnis dieser inneren Stimme – hat etwas damit zu tun, in welchem Maße die vier wesentlichen Teile des Selbst jeweils an einem Ereignis beteiligt sind. Wenn unser Geist mehr für eine Situation verantwortlich ist als die drei anderen Teile des Selbst, reagieren wir höchstwahrscheinlich liebevoll, freundlich und vernünftig. Beispielsweise könnten wir über einen Affront hinwegsehen und eher dazu neigen, uns um unseren »Widersacher« zu kümmern.

Wenn jedoch ein traumatisierter Teil unserer Seele für eine Situation verantwortlich ist, treffen wir vielleicht ungewöhnliche und möglicherweise eher falsche Entscheidungen. Beispielsweise könnten wir uns unbewusst daran erinnern, dass wir in einem früheren Leben verlassen wurden, und haben daher in dieser Inkarnation eine unerklärlich starke Angst vor Trennung und Verlust, die uns davon abhält, mit Veränderungen umzugehen oder Chancen für Reisen oder eine neue Arbeitsstelle zu nutzen. Wenn ein unschuldiger Aspekt unseres körperbasierten inneren Kindes verantwortlich ist, handeln wir möglicherweise herzig, aber schwach. Wir denken vielleicht, dass ein grausamer Chef plötzlich nett werden könnte, aber eigentlich müssten wir mehr von unserem Verstand einsetzen und ihn der Personalabteilung melden.

Wenn Sie über Ihr inneres Selbst Bescheid wissen und auch darüber, wie sehr es zu unterschiedlichen Zeiten von Geist, Seele, Verstand oder Körper gesteuert wird, und dann die Rolle Ihres Geistes stärken, können Sie Ihre Entscheidungsfindung erheblich verbessern.

Geistige Kräfte – Unsichtbare Quellen störender Energie

Wie ich in Kapitel 2 erklärt habe, gibt es sechs Arten von Kräften, die ein Trauma verursachen. Bei der einen Art handelt es sich um geistige Kräfte, zu denen verschiedene Arten nichtphysischer Wesen gehören, sowie die feinstofflichen Energien, die von anderen Wesen (physisch oder nichtphysisch) oder physischen Objekten getragen werden. Ich möchte Ihnen weitere Informationen zu dieser Art von Kraft geben, weil sie häufig der Grund dafür ist, dass wir die Wurzeln unseres Traumas nicht aufdecken oder es nicht bewältigen können. Geistige Kräfte sind unsichtbar und unhörbar und oft schwer zu verfolgen.

Nichtphysische Wesen

In den folgenden kurzen Skizzen werden die verschiedenen Wesen vorgestellt, die ein Trauma auslösen oder zu Stress beitragen können. Ich habe sie in zwei grundlegende Kategorien eingeteilt: Entitäten und Mächte.

Entitäten

Entitäten sind Wesen mit einer Seele. Sie können tot sein oder lebendig oder auf einer anderen Existenzebene wohnen. Es gibt viele verschiedene Typen, einschließlich der folgenden:

Geister sind Entitäten, die gelebt haben und jetzt nicht mehr leben.

Vorfahren können die Lebenden beeinflussen, und zwar über epigenetisches Material, das ihre Erinnerungen, Gefühle und Krankheiten in sich trägt. Sie können aber auch als Geister auftreten, die über die Ahnenreihe mit lebenden Menschen interagieren.

Engel und Dämonen: Engel sind Wesen, die dem großen Geist direkt Bericht erstatten. Sie übermitteln Botschaften und geben Rat, Hilfe und Unterstützung. Dämonen hingegen sind Entitäten oder Mächte, die Herausforderungen fördern. Es könnten Engel gewesen sein, die sich gegen den großen Geist gewandt haben.

Wesen aus der Welt der Natur: Lebende und verstorbene Wesen aus der Welt der Natur – wie Tiere, Pflanzen und Steine – kommunizieren oft außersinnlich. Es gibt auch Bereiche der natürlichen Welt, in denen Wesen wie Feen und Sternwesen leben.

Meister und andere: Auf dieser und anderen Ebenen leben hochrangige Wesen, die Hilfe und Bildung bieten. Eine kurze Liste enthält Heilige, interdimensionale Heiler, Meister, Avatare, Christus, den Buddha, Gurus und andere.

Mächte

Mächte sind Energien, die keine Seele und keinen Körper haben oder nie hatten. Sowohl Seelen als auch Körper sind für die Inkarnation erforderlich, und Mächte waren niemals inkarniert. Obwohl sie genau genommen keine »Wesen« sind, verfügen sie über Bewusstsein und Willen. Sie haben einen Geist, aber manche von ihnen missachten das Gute, das jedem Geist innewohnt. Mächte sind äußerst einflussreich, da sie oft unsichtbaren oder lebenden Wesen befehlen, nach ihrer Pfeife zu tanzen. Diese starken nichtphysischen Energien sind die Kraft hinter vielen dunklen Ismen der Menschheit, wie Rassismus, Sexismus und Elitarismus.

Aus meinem intuitiven Blickwinkel betrachtet, sehen diese trüben Mächte wie dunkle, halbdurchsichtige Wolken aus. Ich arbeitete einmal mit einem Klienten, der eine unheilbare Krankheit hatte. Als ich sein Aurafeld betrachtete, entdeckte ich eine rassistische Kraft, nämlich dieselbe Kraft, die den Glauben des Ku-Klux-Klan befeuert. Wir entfernten diese Kraft aus seinem feinstofflichen Körper. Doch als er aus meinem Sprechzimmer schritt, ließ die verdrängte Kraft direkt hinter ihm ein Bücherregal umfallen, das jahrzehntelang dort gestanden hatte. So stark können diese Mächte sein. Glücklicherweise kann man sie aus unserem feinstofflichen Körper entfernen, und wir können an unserer feinstofflichen Anatomie arbeiten, um uns vor ihnen zu schützen. Wenn Sie sich von einer dunklen Macht befreien möchten, empfehle ich, mit Technik 8 (»Befreiung von den Energien und energetischen Konstrukten anderer«) zu arbeiten. In Teil 2 gibt es noch andere Heiltechniken, um die Arbeit mit Technik 8 zu unterstützen.

Sind alle Mächte destruktiv? Sicher nicht. Ich glaube, wenn die Dunkelheit dunkler wird, wird das Licht heller, und es gibt gleich viele, wenn nicht sogar mehr gute als böse Kräfte. Ich arbeitete beispielsweise einmal mit einer Frau, die in einem Waisenhaus in Südamerika aufgewachsen war. Sie wurde sicherlich mit vielen Herausforderungen konfrontiert und war manchmal von einem Gefühl der Verlassenheit und der überwältigenden Angst geplagt, aber sie glaubte, ihre inneren Kämpfe würden durch ihren ausgeprägten Sinn für ihre Aufgabe im Leben aufgewogen.

Wie sie erzählte, war sie sich schon als kleines Kind im Waisenhaus bewusst, welchen Herausforderungen sie und die anderen Kinder höchstwahrscheinlich ausgesetzt wären, wenn man sie in die Welt entließ. Viele würden sich mit inneren Wunden wie dem Gefühl, nicht geliebt zu werden, sowie mit Verzweiflung und den

Urteilen einer kritischen und etwas elitären Gesellschaft auseinandersetzen müssen. Als sie dann mit sechzehn Jahren vor dem Übergang aus dem Waisenhaus in die »reale Welt« stand, spürte sie die Anwesenheit eines Wesens, das sie nicht vollständig beschreiben konnte. Sie wusste nur, dass es sie mit Hoffnung erfüllte. Es gab ihr auch eine Vision mit, in der alle Menschen auf der Welt gleich geschätzt wurden. Es zeigte ihr, dass aus spiritueller Sicht alle Wesen auf diesem Planeten geliebte Kinder eines liebenden Universums sind. Jahrzehnte später spürte meine Klientin diese Präsenz manchmal immer noch um sich, und oft wurde sie von ihr aufgefordert, sie bei der Schaffung von Beschäftigungsmöglichkeiten für Menschen zu unterstützen, die als Kinder in Waisenhäusern gelebt hatten. Wir könnten diese Präsenz als »Engel« bezeichnen, aber ich glaube, es war eine von Licht durchflutete Macht, weil sie nicht zu beschreiben war und meiner Klientin im Kampf gegen die Ismen half.

Sie können sich selbst mit einer positiven Kraft verbinden, indem Sie die in Kapitel 7 vorgestellte Technik 3 (»Anleitung aus den Imaginalwelten bekommen«) verwenden.

»Hell« gegen »dunkel«

Hell und dunkel sind Codewörter für die Motivation eines geistigen Wesens oder einer Macht. Hell steht für unterstützende und liebevolle Ziele, dunkel für schändliche und selbstsüchtige Ziele. Dunkle Wesenheiten oder Mächte stehen oft hinter großen Herausforderungen, weil sie Unfrieden stiften, negative Botschaften einflüstern, Lebensenergie rauben, Albträume senden, Krankheiten und Sucht fördern und Schlimmeres. Diese negativen Wesen nutzen häufig die unten beschriebenen energetischen Anhaftungen oder bauen sie auf. Ich nenne diese verstohlenen Kreaturen oft »Beeinflussung«, weil sie den Fluss von Güte und Liebe stören, der das Geburtsrecht jeder Person (oder jedes Wesens) ist.

Meiner Erfahrung nach sind negative Entitäten und Kräfte häufig bei Menschen vorhanden, die unter schwerem, durch ein traumatisches Ereignis oder eine Reihe solcher Ereignisse ausgelöstem Dauerstress sowie unter chronischen Krankheiten leiden.

In den Kapiteln 7 bis 10 erfahren Sie, wie Sie die Anwesenheit dieser Wesen oder Mächte intuitiv wahrnehmen können. Normalerweise gehe ich davon aus, dass solche Energien vorhanden sind, wenn ein Problem auf diverse Behandlungen nicht anspricht oder ein Klient das Gefühl hat, dass eine dunkle Macht etwas mit seinen Problemen zu tun haben könnte.

Wie bereits erwähnt wurde, können Sie lichte Wesenheiten oder Mächte anrufen und bitten, Ihnen bei der Bewältigung von Traumata und Herausforderungen zu helfen. Genau dafür habe ich eine Technik hinzugefügt, mit der Sie sich vor dunklen Wesen und Mächten schützen können (Technik 3 in Kapitel 7).

Energien von anderen

Wie ich bereits klargestellt habe, sind Energien die Wurzel jeder Herausforderung, die nicht unserer ursprünglichen energetischen Signatur entspricht. Inkompatible und störende Energien können manchmal von anderen kommen, darunter:

- Frequenzen von Körper, denkendem Geist, Seele oder Geist eines anderen Menschen,
- Frequenzen oder feinstoffliche Ladungen, die von Chakras, Kanälen oder Feldern einer anderen Person ausgehen,
- Energien aus dem früheren Leben eines anderen Menschen oder aus einem eigenen früheren Leben,
- Energien von Menschen aus einer, zwei oder vielen weiteren Generationen Ihrer Ahnenreihe,
- Frequenzen von verschiedenen unsichtbaren Geistwesen,
- Energien von jedem Aspekt (lebend oder seelenbasiert) eines Tieres, einer Pflanze, eines Minerals oder eines Planeten.
- Sie können sogar Energie von einem Wesen aufnehmen, das noch gar nicht existiert, etwa von einem Kind, das bald geboren wird, oder einem zukünftigen Selbst, sowie von Gruppen. Tatsächlich sind Mitglieder einer Gruppe – ob diese nun aus Menschen, Tieren oder Wesenheiten besteht – oft durch Energie verbunden, was so eine Art Massenbewusstsein schafft.
- Weil die Liste der potenziellen Energiequellen nahezu unerschöpflich ist, sollten Sie offen bleiben, wenn Sie nach den Ursprüngen störender Energien suchen, auch wenn Sie die Übungen in diesem Buch durchführen.

Energetische Anhaftungen oder Bindungen

Ein Grund, warum es so schwierig ist, die Energien anderer freizusetzen, ist eine sehr spezifische Reihe feinstofflicher Energiekonstrukte. Diese feinstofflichen Energiekonstrukte, die als »Anhaftungen« oder »Bindungen« bezeichnet werden, vernetzen eine oder mehrere Personen oder Wesen sowie Entitäten und Mächte in ungesunden Beziehungen miteinander. Oft etablieren sie sich nach einem Trauma oder einer anschließenden Herausforderung im feinstofflichen Körper. Sie können aber auch von Vorfahren ererbt und von der Seele in den Körper gebracht werden. Sie sind in der Lage, nahezu jeden Bereich unseres Lebens zu beeinflussen, und spielen eine entscheidende Rolle bei unseren Herausforderungen. Das Wissen über die verschiedenen Typen hilft Ihnen dabei, die Energie einer Herausforderung anzugehen. Hier die wichtigsten Typen:

Schnüre: Energetische Schnüre oder Schläuche erscheinen psychisch wie Gartenschläuche, in denen ein ungesunder Austausch feinstofflicher Energien stattfindet, normalerweise der Verlust gesunder und die Aufnahme ungesunder Energie. Die Energie kann aber auch nur in eine Richtung fließen. Schnüre können mit einem Organ, einem Chakra, einem Aurafeld, einem Meridian oder einem Körperbereich verbunden sein. Beispielsweise ist das Opfer sexuellen Missbrauchs normalerweise über eine solche Schnur mit dem Täter verbunden. Der Täter zieht weiterhin positive Energie aus dem Opfer, höchstwahrscheinlich aus seinem ersten oder zweiten Chakra, und drückt seine negative Energie in den gleichen Bereich des Opfers.

Flüche: Ein Fluch besteht aus mehreren Schnüren, die aussehen wie Spaghetti und an einer Person oder einem Wesen befestigt sind. Sie enthalten Programme, die das Opfer negativ beeinflussen. Beispielsweise könnten finanzielle Probleme auf einen langjährigen Familienfluch zurückgehen, der durch die epigenetische Ahnenreihe weitergegeben wird.

Holds: Holds sind energetische Strukturen, die eine Verdrängung oder Unterdrückung des Opfers bewirken. Oft wird das Opfer von einem Familiensystem, einem Familienmitglied, einem wütenden Ehepartner oder »geliebten Menschen«, einer dunklen Entität oder Macht damit belegt. Jemand kann auch in einen Hold hineingeboren werden und ihn von einem Familiensystem erben. Aus intuitiver Sicht kann ein Hold wie eine Hand oder ein dunkler Schatten aussehen, die oder der auf einen Teil des feinstofflichen oder physischen Körpers einer Person drückt.

Miasmen: Dies sind die Produkte eines Fluches oder psychologischer Regeln, die Menschen in den dysfunktionalen Überzeugungen, Krankheiten und Abhängigkeiten ihres Familiensystems gefangen halten. Ein Miasma besetzt genau genommen das zehnte Aurafeld und sieht aus wie eine verzerrte Matrix oder ein Netz. Wie Sie im nächsten Kapitel erfahren werden, stecken Miasmen hinter vielen chronischen Krankheiten und langjährigen Auswirkungen eines Traumas, denn häufig spiegeln sie dieselben Matrixmuster wider wie das epigenetische Material und die Mastzellen und schließen die herausgeforderte Person praktisch in eine überwältigende Reihe von Problemen ein.

Marker: Ein Marker sieht aus wie ein »X« auf einem beliebigen Teil eines feinstofflichen oder physischen Körpers und wirkt wie ein Fluch. Er funktioniert wie ein

Signal, das andere dazu anstiftet, dem Opfer gegenüber ein negatives Verhalten an den Tag zu legen. Beispielsweise kann ein Marker darauf bestehen, dass potenzielle Arbeitgeber Sie niemals einstellen. Ein Marker könnte auch ausschließlich Alkoholiker als Partner für das Opfer anziehen oder darauf bestehen, dass das Opfer die Scham aller anderen auf sich nimmt.

Abschirmschild: Dieser sehr dünne, fast durchsichtige Schild liegt in einem oder mehreren Aurafeldern. Er schirmt vor positive Situationen ab, die mit dem entsprechenden Aurafeld zusammenhängen. Liegt er beispielsweise im vierten Aurafeld, hindert er das Opfer daran, einen passenden Partner kennenzulernen oder Freunde zu finden. Wenn er sich innerhalb des zweiten Feldes befindet, kann er das Opfer davon abhalten, sich mit emotional verfügbaren Personen zu verbinden.

Die Kraft der energetischen Bindungen kann gar nicht genug betont werden. Beispielsweise arbeitete ich einmal mit einer Klientin, die immer finanzielle Probleme hatte, obwohl in ihrer Familie alle ziemlich reich waren. Die Sitzung mit mir hatte ihr tatsächlich eine ihrer Freundinnen geschenkt, weil bei ihr das Geld so knapp war. Wir stellten fest, dass ihr Vater sie unbewusst mit einem Abschirmschild belegt hatte. Nach dem Willen ihres Vaters hätte sie nämlich Ingenieurin werden sollen, denn schließlich war jeder in der Familie Ingenieur, Arzt oder Wissenschaftler. Sie aber war eher kreativ. Wir fanden heraus, dass ihr Vater unbewusst gar nicht wollte, dass sie Erfolg hatte, weil es sein eigener großer Wunsch gewesen war, Schriftsteller zu werden. Doch dieser Wunsch war unerfüllt geblieben. Wenn sie nun als Künstlerin erfolgreich geworden wäre, hätte er als Autor möglicherweise dasselbe erreichen können. Mit anderen Worten, er wollte sich nicht schlecht fühlen, weil er sein wahres geistiges Ziel nicht verfolgt hatte. Also platzierte er ein Abschirmschild in ihrem ersten Aurafeld und blockierte den Fluss ihres Wohlstandes damit höchst effizient. Wir entfernten den Schild und befreiten meine Klientin damit aus einer Schockblase, in der sie sich beschämt versteckt hatte.

Sie konnte ihrem Vater vergeben, weil sie seinen verborgenen Traum verstand, und nach und nach stellten immer mehr Galerien ihre Kunstwerke aus. Interessanterweise begann ihr Vater später in seinem Leben zu schreiben, und eines seiner Bücher wurde sogar publiziert. Das Entfernen des Abschirmschildes befreite beide. Es gibt mehrere Techniken, die Ihnen beim Freisetzen solcher energetischen Konstrukte helfen können, etwa Technik 8 (»Befreiung von den Energien und energetischen Konstrukten anderer«) in Kapitel 7.

Ebenso wenig, wie alle Mächte Ihre Aurafelder negativ beeinflussen, tun dies alle energetischen Bindungen. Sie können auch eine Quelle der positiven Energie und Liebe sein. Beispielsweise stellte ich einmal eine kurzfristige energetische Bindung zu einer Freundin her, die sich gerade einer lebensgefährlichen Operation unterzog, nur um ihr Lebensenergie zur Unterstützung zu schicken. Ich schickte ihr nicht meine eigene Lebensenergie, sondern sorgte vielmehr dafür, dass heilende Ströme der Gnade vom großen Geist durch die Schnur in sie hineinfließen konnten. Sie überstand die Operation unversehrt, und ich löste die Verbindung anschließend wieder. (In Kapitel 7 werde ich mehr über heilende Ströme der Gnade und die Arbeit mit ihnen erzählen.)

Ich erlebte auch viele Situationen, in denen ein Eltern- oder Großelternteil ein sehr begabtes Kind mit einem Hold belegte, damit seine übernatürlichen Gaben nicht zu früh zu mächtig werden. Dies ermöglicht es dem Kind, normal heranzuwachsen und die Weisheit zu erlangen, die erforderlich ist, um starke Gaben wie Hellsichtigkeit oder Hellhörigkeit einzusetzen. Der Hold wurde entfernt, als das Kind erwachsen war und mit seinen Kräften umgehen konnte.

Die feinstoffliche Energie von Mikroben

Mikroben sind zwar physische Mikroorganismen, sie strahlen allerdings auch feinstoffliche Energie aus und erfüllen somit für uns Menschen aber auch in der Natur ganz bestimmte energetische Aufgaben.

Viren: Einzelne Viren sind Schattenerweiterungen, die an eine größere Kraft außerhalb der Opfer gebunden sind. Die einzelnen Viren werden geleitet von dieser äußeren Kraft, die fast alles sein kann, etwa eine dunkle Macht, eine mächtige negative Entität, ein Familienmiasma oder ein Ahnengespenst.

Bakterien: Diese einzelligen Mikroorganismen haben buchstäblich kein Gehirn (oder keinen Kern). Vielmehr speichern sie unsere Emotionen. Die ungesunden Bakterien halten unterdrückte Emotionen fest, normalerweise die Emotionen eines eingekapselten Selbst. Gesunde Bakterien, wie sie für unser Mikrobiom notwendig sind, transportieren unsere Emotionen von Ort zu Ort und informieren letztendlich den Vagusnerv über unseren aktuellen Zustand. Dann kann unser Gehirn auf gesunde Weise reagieren.

Pilze: Diese Organismen verbinden, halten und verbreiten die eingedrungenen Emotionen anderer. Wir können keine Emotionen verarbeiten, die nicht unsere eigenen sind, und reagieren daher häufig gegen Pilze, entwickeln allergische Reaktionen und dergleichen mehr.

Protozoen: Diese intelligenten Organismen haben Gehirne (Kerne) und sind parasitär. Sie stehlen unsere gesunde Energie, um zu überleben und uns mit ihren Abgasen oder Abfallprodukten zu vergiften.

Würmer: Würmer sind Parasiten, die in den Körper eindringen und dort gedeihen, unsere Energie stehlen, um sich zu vermehren, und Blockaden im Körper verursachen. Ich finde diese Blockaden oft im entsprechenden Bereich eines Meridians.

Wie könnten diese Mikroorganismen auf der feinstofflichen Ebene wirken? Ich gebe Ihnen ein Beispiel.

Ich arbeitete kürzlich mit einer Klientin, die Borreliose hatte. Als ich die Gefühle in den Bakterien entdeckte, fing sie an zu weinen. Sie erinnerte sich daran, dass ihre Seele von einem anderen Planeten stammte und dass sie ihr Volk immer vermisst hat. Wir verarbeiteten diese Geschichte über ihr neuntes Chakra, das eine zeitübergreifende Harmonisierung ermöglicht, und die Borreliosesymptome verschwanden.

Ein Warnhinweis: Ich habe die Erfahrung gemacht, dass es für Personen mit Borreliose oder anderen schweren Krankheiten sehr wichtig ist, eine medizinische Behandlung in Anspruch zu nehmen. Insbesondere für Borreliose gilt, dass die Energiearbeit nur eine Ergänzung zu Antibiotika, Nahrungsergänzungsmitteln und anderen ganzheitlichen Behandlungsformen wie Akupunktur sein kann. Ich arbeitete tatsächlich einmal mit einer Klientin in England zusammen, die seit Monaten bei einem Arzt nach dem anderen war, deren Symptome, zu denen grippeähnliche Empfindungen und Schwäche in den Beinen gehörten, sich aber nur verschlechterten. Schließlich wandte sie sich an mich, um mögliche emotionale oder feinstoffliche Ursachen anzugehen.

Obwohl wir in nur einer Sitzung tiefgreifende Arbeit auf der emotionalen und spirituellen Ebene ihres Seins leisten konnten, wusste ich, dass dies nicht ausreichen würde. Sie brauchte auch direkte medizinische Hilfe, um ihren Zustand zu lindern. Ich bestand darauf, dass sie in die Notaufnahme ging und sich auf Krankheitserreger testen ließ, unter anderem auf die von Borreliose. Ich bat sie, ihren Mann zur moralischen Unterstützung mitzunehmen. Sie tat, was ich vorgeschlagen hatte, obwohl sie und ihr Mann sechs Stunden in der Notaufnahme sitzen mussten, bis ein Arzt die Blutuntersuchungen durchführen konnte. Bei ihr wurde denn auch eine Borreliose diagnostiziert, und sofort begann man mit einer langen Prozedur, die für die Genesung erforderlich war.

Hat unsere feinstoffliche Energiearbeit etwas bewirkt? Ich vermute, dass wir möglicherweise genug emotionale Belastungen beseitigt hatten, dass meine Klientin mit

Unterstützung ihres Mannes ermächtigt genug war, gründliche Tests und entsprechende Behandlungen zu fordern.

Als Nächstes betrachten wir Krebs aus mikrobieller und feinstofflicher Sicht. Krebs kann durch allerlei Faktoren verursacht werden, Mikroben eingeschlossen.[77] Während es keinen Zweifel gibt, dass chronische Krankheiten wie Krebs einen vielfältigen Ansatz erfordern, zu dem auch eine solide allopathische Medizin gehört, macht die Arbeit auf der feinstofflich-energetischen Ebene eine Tiefe und Breite der Heilung möglich, die allopathische Medizin allein nicht erreichen kann. Wenn ich beispielsweise das Vorhandensein eines Virus spüre, weiß ich, wie ich anfangen soll zu arbeiten.

Ich hatte einmal eine Klientin mit Krebs in Stadium 1, der durch Ernährungsumstellung und andere alternative Behandlungen leicht beseitigt werden konnte, weil ich intuitiv spürte, dass er durch ein Virus verursacht wurde. In ihrem Fall fungierte das Virus als Schnur, die meine Klientin mit einem Vorfahren verband, der Frauen hasste. Meine Klientin war die einzige Tochter in dieser Familie, und dieser verstorbene Ahnherr schien danach zu trachten, sie zu vernichten. Wir befreiten sie von diesem Seelenmobber, indem wir eine Virusschnur entfernten und sie anschließend mit dem großen Geist verbanden.

Halten wir fest: Viele Krebsarten werden von verschiedenen Mikroorganismen verursacht. Zumindest sorgen Infektionen für Entzündungen im Körper und sind anfällig für genetische Mutationen.[78] Nicht jede Heilung findet auf feinstoffliche Weise statt, aber die Arbeit mit feinstofflichen Energien kann sicherlich zur körperlichen Heilung beitragen.

Die feinstoffliche Energie der Hormone

Wie Mikroben haben auch die grundlegenden Sexualhormone eine spezifische energetische Bedeutung.

Testosteron: männliche Kraft, Stärke und Wirkung.

Östrogen: weibliche Kraft, Schutz und Antrieb.

Progesteron: weibliche Weichheit, Ruhe und Gelassenheit.

Wie gehe ich mit der feinstofflichen Natur dieser Hormone um? Ich arbeitete einmal mit einer älteren Frau, die keine Libido, keine Energie, keine Leidenschaft und keinen inneren Antrieb hatte. Sie nahm bioidentisches Testosteron, eine natürliche Form des Hormons, jedoch ohne Erfolg. Obwohl ihre Testosteronwerte technisch normal waren, schienen die Nahrungsergänzungsmittel in ihrem System nicht zu wirken. Testosteron sorgt für den männlichen Schwung, der für Bewegung und Manifestation notwendig ist, und ihr feinstoffliches System blockierte die Energie des Testosterons.

Wenn wir ein bestimmtes Hormon nicht produzieren, nicht darauf zugreifen oder es nicht verwenden können, dann liegt das häufig daran, dass die Energie dieses Hormons in uns mit einem stressigen Trauma verbunden ist. Es stellte sich heraus, dass meine Klientin von ihrem älteren Bruder sexuell missbraucht worden war. Sie war auch mit mehreren Männern verheiratet gewesen, die sie betrogen. Ihre Überzeugung, dass Männer gewalttätig sind, übertrug sie auf alle Männer – und auf männliche Energien, auch auf die von Testosteron. Sie arbeitete mehrere Monate mit einem Therapeuten und mir an ihren Missbrauchsproblemen, während ich ihrem ersten Chakra und ihren Nebennieren, die das erste Chakra steuern, energetische Unterstützung gab. Innerhalb eines Jahres hatte sie viel Energie. Das Hormon entfaltete seine Wirkung in ihrem physischen Körper, als ihre feinstofflichen Programme es nicht mehr blockierten.

Die sieben energetischen Prägungen von Nährstoffen

Nährstoffe sind entscheidend für den Umgang mit und die Erholung von allen Herausforderungen. Die Energetik der sieben lebenswichtigen Nährstoffe ist folgende:

Kohlenhydrate repräsentieren Behaglichkeit und Sicherheit. Probleme mit Kohlenhydraten – oder das Verlangen danach – spiegeln Probleme mit Sicherheit und Liebenswürdigkeit wider.

Fette puffern die Energien anderer ab und bieten energetischen Schutz. Wenn wir Probleme damit haben, uns der Liebe würdig zu fühlen, absorbieren Fette leider häufig die Scham anderer, die in unserem physischen System abgelegt werden kann und Entzündungen in den Bereichen verursacht, in denen sie landet.

Eiweiß repräsentiert Stärke und Kraft. Schwierigkeiten mit der Verarbeitung von Eiweiß oder mit dem Verlangen danach haben oft etwas mit Machtlosigkeit zu tun.

Ballaststoffe stehen für die Bereitschaft, Abfall freizusetzen, egal, ob physisch oder psychisch. Eine Abneigung vor Ballaststoffen oder eine mangelnde Reaktion darauf weisen auf Probleme mit dem Loslassen hin.

Mineralien: Diese anorganischen Elemente sind kristallin und können unterstützende oder zerstörerische Kräfte von der Erde und aus dem Kosmos in sich tragen, anziehen oder ablenken. Sie sind äußerst wichtig für die Aufrechterhaltung der Kristallmatrix, die das Bindegewebe, die Knochen und das Herz-Kreislauf-System organisiert. Unsere Fähigkeit, Mineralien zu verstoffwechseln oder nutzbar zu machen, hängt von der Energie unserer Nieren ab.

Vitamine: Jedes Vitamin steht für etwas, was wir annehmen, verdauen und nutzen müssen. Beispielsweise fördert Vitamin B unsere Leidenschaften, Vitamin D macht es uns möglich, Licht und Freude anzunehmen, Vitamin C lädt starke Verbindungen ein, und Vitamin E fördert Grenzen und die Selbstorganisation.

Wasser: Wassermoleküle bilden kristalline Formen, die unsere Überzeugungen widerspiegeln. Liebevolle Gedanken, die oft über Phononen und Photonen verbreitet werden, fördern die Gesundheit. Angstbasierte Gedanken bewirken das Gegenteil.

Wie nehme ich die Auswirkungen der feinstofflichen Energien wahr, die mit irgendeinem dieser Nährstoffe in Verbindung stehen? Ich hatte einen Klienten, der in großer Armut geboren und von einem Kinderheim ins andere geschickt worden war. Alles, was er damals besaß, waren die Kleidungsstücke und die Sachen, die er in einem kleinen Rucksack herumtragen konnte, den er bewachen musste. Später im Leben hatte er ständig Verstopfung – auch noch, als er längst reich geworden war. Die psychischen Auswirkungen der Tatsache, dass er alles festhalten musste, was er besaß, waren in sein erstes und sein zweites Chakra einprogrammiert worden, die etwas mit Ausscheidung und Emotionen zu tun haben. Das machte es ihm so schwer »loszulassen«, dass die Ballaststoffe in seinem System seinen Darm nicht freigeben konnten. Er arbeitete mit einem Therapeuten und mir zusammen, und etwa sechs Monate später war die Verstopfung aufgelöst.

Die feinstoffliche Energie mikrochimärer Zellen

Auch mikrochimäre Zellen können auf der feinstofflichen Ebene Herausforderungen verursachen oder fördern, weil feinstoffliche Energien von ihnen ausgehen.

Wie ich bereits erklärt habe, besteht Ihr feinstofflicher Körper aus Energiezentren, -kanälen und -feldern. Stellen Sie sich Zellen mit dem gleichen Aufbau vor. Ihre Zentren sind die Organellen. Die Kanäle sind die Gefäße für elektromagnetische Felder, Schall und Flüssigkeit in und zwischen den interzellulären Strukturen. Und jede Organelle und Zelle erzeugt Felder. Eine mikrochimäre Zelle ist zwar eine Insel – oder eine Gruppe von ihnen bildet eine Insel –, erzeugt aber feinstoffliche Frequenzen und Felder, die für den Wirtskörper unterstützend, schädlich oder neutral sein können.

Im letzten Kapitel habe ich erkundet, wie physische Organe negativ oder positiv von diesen Zellen beeinflusst werden. Die feinstofflichen Energien dieser Zellen wirken sich auf ähnliche Weise auf den Körper aus, mit der Ausnahme, dass die am meisten zerstörerischen Wirtsreaktionen von starken emotionalen und spirituellen Reaktionen verursacht werden. Ich arbeitete beispielsweise mit einem Klienten, der mit einem Zwillingsbruder geboren wurde. Der Zwilling starb bei der Geburt. Mein Klient litt sein ganzes Leben lang unter schweren emotionalen Problemen und hatte auch mehrere chronische Krankheiten. Außerdem war sein Bindegewebe mit Dutzenden gutartiger Zysten gespickt.

Wir fanden heraus, dass er sich schuldig fühlte, der überlebende Zwilling zu sein, was durch die Tatsache verstärkt wurde, dass seine Mutter sicher war, der »falsche Sohn« habe überlebt. Auf der energetischen Ebene hatte mein Klient den Zorn und die Trauer seiner Mutter absorbiert, die feinstofflichen Energien, die mit der psychologischen Kraft übertragen worden waren, was wiederum ernsthafte emotionale Turbulenzen in ihm verursachte. Auch die Haltung seiner Mutter ihm gegenüber hatte ihn verletzt und verärgert, was dazu führte, dass seine Immunzellen die mütterlichen Zellen in seinem Körper angriffen, um es ihr »heimzuzahlen«.

Seine Schuldgefühle veranlassten meinen Klienten auch, die Bruderzellen zu schützen, indem er sie mit kleinen Flüssigkeitssäcken umgab, als wolle er den mikrochimären Zellen seines Zwillings ein neues Mutterleiberlebnis bieten. In dem Jahr, in dem ich mit ihm zusammenarbeitete, haben wir Techniken angewendet wie das Lösen der Schnur zwischen ihm und seinem Zwilling sowie der Schnüre zwischen seinen Zellen und den mikrochimären Zellen. Dann schickten wir seinen Zwilling vollständig zum großen Geist, und er verzieh sich selbst, dass er überlebt hatte. Dann konnte er seine Gefühle gegenüber seiner Mutter annehmen und verarbeiten. Schließlich verschwanden die Zysten ebenso wie die meisten selbstverletzenden Reaktionen. Übungen wie Technik 8 (»Befreiung von den Energien und energetischen Konstrukten anderer«) in Kapitel 7 und verschiedene Techniken in Kapitel 10 werden Ihnen helfen, mikrochimäre Zellen freizusetzen, zu neutralisieren oder zu transformieren.

Persönliche Einschätzung: *Ihr Problem und Ihr feinstofflicher Körper*
Hier schauen Sie sich an, wie sich Ihr Problem auf Ihr feinstoffliches Energiesystem auswirkt, und erstellen eine Tabelle mit den entsprechenden Symptomen. Sie brauchen Schreibzeug, Papier, Ihre Tabelle mit den körperlichen Symptomen aus Kapitel 3 und etwa 30 Minuten, in denen Sie nicht gestört werden.

1. Nehmen Sie sich die Tabelle mit den körperlichen Symptomen, die Sie in Kapitel 3 zusammengestellt haben, noch einmal vor. Schreiben Sie in die sechste Spalte jeder Zeile, welches Chakra mit diesem Symptom korreliert.
   - *Schauen Sie sich die Tabelle* »Überblick über die Chakras« *an, insbesondere die Spalten »Körperregion«, »Im Körper verbunden mit« und »Physische Aspekte«. Stellen Sie fest, welches Chakra jeweils den einzelnen körperlichen Symptomen entspricht.*
   - *Wenn Ihre Liste der körperlichen Symptome sehr umfangreich ist, konzentrieren Sie sich zunächst auf die Symptome, die Sie als besonders schwer eingestuft haben oder die bei hohem Stress aufflammen.*

2. Erstellen Sie auf einem neuen Blatt Papier eine neue Tabelle mit vier Spalten (vergleichbar mit der Tabelle »*Überblick über die Chakras*« und geben Sie ihr die Überschrift »Chakra-Symptome«.

3. Schreiben Sie dann Ihre körperlichen Symptome in die zweite Spalte der neuen Tabelle. (Mit anderen Worten, übertragen Sie die entsprechenden Informationen aus Ihrer Tabelle »Körperliche Symptome« in Ihre Tabelle »Chakra-Symptome«.)
   - *Wenn Ihre Liste der körperlichen Symptome sehr umfangreich ist, zählen Sie erneut nur die Symptome auf, die Sie als besonders schwer eingestuft haben oder die bei starkem Stress aufflammen.*

4. Überlegen Sie nun, welche Symptome neben den körperlichen in Zusammenhang mit Ihrer Herausforderung auftreten können. Achten Sie besonders auf iterative Muster in Ihrem Leben, etwa Probleme, die immer wieder auftreten, oder Ängste, die Sie weiterhin plagen, wie oder wie sehr Sie auch versuchen, sie zu bewältigen.

- *Vielleicht wissen Sie, dass es Ihnen schwerfällt, Ihre Gefühle oder ganz bestimmte Gefühle wie Wut, Trauer oder Liebe zum Ausdruck zu bringen. Vielleicht hat ein Lehrer, Therapeut oder vertrauenswürdiger Freund darauf hingewiesen, dass Ihr Selbstwertgefühl einen Schub vertragen könnte. Vielleicht sind Sie oft einsam, aber es fällt Ihnen schwer, neue Freunde zu finden. Oder Sie werden häufig mit Informationen überflutet, die Sie intuitiv aufnehmen und scheinbar nicht abschalten können.*
- *Fügen Sie Ihre nichtphysischen Symptome je nach Chakra, auf das sie sich beziehen, in die dritte und vierte Spalte Ihres Diagramms »Chakra-Symptome« ein. Wenn Sie viele nichtphysische Symptome haben, konzentrieren Sie sich auf die, die Sie als besonders problematisch empfinden.*
- *Nehmen Sie sich die Tabelle* »Überblick über die Chakras« *noch einmal vor, insbesondere die Spalten »Psychische Prozesse« und »Spirituelle Attribute und intuitive Funktionen«. Stellen Sie fest, welche Symptome mit welchen Chakras übereinstimmen.*

5. Schauen Sie sich Ihre fertige Tabelle mit den Chakra-Symptomen an. Gibt es Korrelationen zwischen Ihren körperlichen und Ihren nichtphysischen Symptomen? Gibt es Chakras, für die Sie nur wenige Symptome aufgelistet haben? Oder solche, für die Sie überhaupt keine Symptome aufgelistet haben?
   - *Die Chakras, für die Sie keine oder nur wenige Symptome aufgeführt haben, sind vermutlich gesund und stark. Es kann aber auch sein, dass sie zu viel arbeiten, um die Chakras auszugleichen, die durch die feinstofflichen Energien eines Traumas und durch das Trauma bedingten Stress beeinträchtigt werden.*

Wenn Sie klar vor Augen haben, welche Chakras am stärksten von Ihrem Trauma betroffen sind, können Sie leichter entscheiden, an welchem von ihnen Sie zuerst mit den Techniken aus Teil 2 arbeiten möchten. Sie können auch herausfinden, wo Sie nach dem verwundeten Teil Ihrer selbst suchen müssen, der in einer Schockblase steckt.

Geraten Sie nicht in Panik, wenn Sie für jedes Chakra Symptome aufgeführt haben. Wie Sie in Kapitel 5 erfahren werden, können ein Trauma und der Stress, den es auslöst, komplexe und weitreichende Auswirkungen auf unseren feinstofflichen Körper haben. Teil 2 enthält eine ganze Reihe von Techniken, mit denen Sie die vielen Ebenen Ihrer Herausforderung bewältigen können.

Die Tabelle »Chakra-Symptome« spielt auch eine Rolle für die persönlichen Einschätzungen in den Kapiteln 5 und 6. Behalten Sie sie also im Hinterkopf.

Beispieldiagramm: Chakra-Symptome

Chakra	Zugehörige körperliche Symptome	Zugehörige psychische Symptome	Zugehörige spirituelle und intuitive Symptome
Erstes Chakra			
Zweites Chakra			
Drittes Chakra			
Viertes Chakra			
Fünftes Chakra			
Sechstes Chakra			
Siebtes Chakra			
Achtes Chakra			
Neuntes Chakra			
Zehntes Chakra			
Elftes Chakra			
Zwölftes Chakra			

Persönliche Einschätzung: *Geistige Kräfte – nichtphysische Wesen, Energien von anderen und mehr*

Diese Einschätzung hilft Ihnen, sekundäre Ladungen und Kräfte zu identifizieren, die bei Ihrem Problem möglicherweise eine Rolle spielen.

Sie brauchen Schreibzeug, Papier und etwa 20 Minuten, in denen Sie nicht gestört werden.

Atmen Sie ein paarmal tief durch, und konzentrieren Sie sich auf Ihr Trauma oder Problem. Schreiben Sie Ihre Ansichten über folgende Aussagen auf ein leeres Blatt Papier.

1. Ich glaube, dass die folgenden nichtphysischen Kräfte an meinem Trauma oder Problem beteiligt sind oder sein können (Sie können mehr als eine auflisten):
   - *Entitäten: Geister, Vorfahren, Engel, Dämonen, Wesen aus der Welt der Natur, Meister/Lehrer, andere Wesen, für die Sie keine Kategorie haben, aber von denen Sie intuitiv spüren, dass sie beteiligt sind.*
   - *Mächte.*

2. Ich glaube, dass die folgenden Energien anderer an meinem Trauma oder Problem beteiligt sind oder sein können (Sie können mehr als eine auflisten):
   - *Energien von einer anderen Person (von einem der vier wesentlichen Teile ihres Selbst oder von einem Teil ihres feinstofflichen Körpers, wie ihren Chakras oder Aurafeldern).*
   - *Energien aus dem früheren Leben eines anderen.*
   - *Energien aus einem Ihrer eigenen früheren Leben.*
   - *Energien Ihrer Vorfahren.*
   - *Energien aus der Zukunft (etwa von einem zukünftigen Kind oder einem zukünftigen Selbst).*
   - *Energien aus der Welt der Natur (kann Lebewesen wie Bäume oder Tiere oder ortsbezogene Umweltenergien einschließen).*
   - *Energien aus dem Massenbewusstsein einer bestimmten Gruppe.*
   - *Energien, von denen Sie wissen, dass sie nicht Ihre eigenen sind, deren Quellen Sie aber nicht kennen oder nicht identifizieren können.*

3. Ich glaube, dass die folgenden energetischen Bindungen an meinem Trauma oder Problem beteiligt sind oder sein können (Sie können mehr als eine auflisten):
   - *Schnüre,*
   - *Flüche,*
   - *Holds,*
   - *Miasmen,*
   - *Marker,*
   - *ein Abschirmschild.*

4. Ich glaube, dass die folgenden Mikroben respektive Mikroorganismen meinen feinstofflichen Körper in Bezug auf mein Trauma oder Problem beeinflussen oder beeinflussen können (Sie können mehrere auflisten):
   - *Viren,*
   - *Bakterien,*
   - *Pilze,*
   - *Protozoen,*
   - *Würmer.*

5. Ich glaube, dass Hormone (Testosteron, Östrogen, Progesteron) energetisch an meinem Trauma oder Problem beteiligt sein können: ja oder nein?

6. Ich reagiere wie folgt auf diese Nährstoffe:
   - *Kohlenhydrate,*
   - *Fette,*
   - *Eiweiß,*
   - *Ballaststoffe,*
   - *Mineralien,*
   - *Vitamine,*
   - *Wasser.*

7. Ich glaube, dass mikrochimäre Zellen auf der Zellebene zu meinem Trauma oder Problem beitragen oder beitragen können: ja oder nein?

* * * * *

Zusammenfassung

Was für einen schönen Körper Sie haben – und ich meine Ihren feinstofflichen Körper! Sie haben erfahren, dass Ihre Chakras, Nadis, Meridiane und Aurafelder sowie Ihr physischer Körper interagieren, um das Leben, das Sie führen, in all seiner Schönheit zu erschaffen. Sie erfuhren auch, dass diese Aspekte Ihres feinstofflichen Körpers möglicherweise von Stressfaktoren beeinflusst werden, die andere Probleme nach sich ziehen oder diese verschärfen können, einschließlich chronischer Krankheiten und anderer Herausforderungen auf der körperlichen Ebene. Drei der vier wesentlichen Teile Ihres Selbst – Ihre Seele, Ihr denkender Geist und Ihr Körper – können ebenfalls zu einer chronischen Krankheit beitragen. Der vierte wesentliche Teil Ihres Selbst, Ihr Geist, verbindet Sie mit dem großen Geist und trägt Ihre ursprüngliche energetische Signatur. Daher vermag er Ihre Heilung zu unterstützen.

Andere feinstoffliche Faktoren, einschließlich geistig-spiritueller Kräfte wie Entitäten und Mächte, Energien von anderen Wesen, wie Menschen und Wesen aus der Natur, energetische Bindungen sowie die Energien von Mikroben, Hormonen, Nährstoffen und mikrochimären Zellen können ebenfalls an chronischen Krankheiten und Problemen beteiligt sein.

Mit diesem neu erworbenen Wissen über Ihr feinstoffliches System und die feinstofflichen Faktoren, die mit Schwierigkeiten verbunden sind, sind Sie bereit, die stofflichen und feinstofflichen Puzzleteile zusammenzusetzen und das vollständige Bild der Energien zu sehen, die hinter Ihren Problemen stehen.

Kapitel 5

Feinstoffliches und Stoffliches zusammen

All die verschiedenen Elemente vereinigen sich in einem ganzheitlichen Gedicht.
Matisyahu

In diesem Kapitel füge ich die Puzzleteile aus unseren Diskussionen über den physischen und den feinstofflichen Körper aus den Kapiteln 3 und 4 zusammen und zeige, wie sie unter stressigen Störfaktoren interagieren, was zu einem Trauma und zu chronischen Krankheiten führt.

Zuerst stelle ich Ihnen Ryan vor und führe Sie durch ein Trauma, das er während seiner Zeit an der Highschool erlitt und das ihn immer noch beeinflusste, als er zu mir kam. Anhand seiner Geschichte stelle ich Ihnen die drei wichtigsten Phasen vor, in denen ein traumatischer Stressor zu einer chronischen Herausforderung wird. Dann werde ich das feinstoffliche und das physische Geschehen, das sowohl in traumatischen Situationen als auch bei chronischen Krankheiten eine Rolle spielt, am Beispiel meiner Klientin Martha näher erläutern.

Abschließend komme ich auf die Orientierungshilfe »Trauma und Herausforderungen« am Ende von Kapitel 1 zurück und zeige Ihnen kurze Momentaufnahmen der wichtigsten energetischen Probleme, die ich häufig in Zusammenhang mit den einzelnen Herausforderungen gefunden habe. Ich gebe Ihnen auch einen Überblick darüber, wo und wie sich diese Herausforderungen auf den feinstofflichen Körper auswirken, damit Sie anfangen können, Ihre eigenen Umstände vollumfänglich zu betrachten und den Heilungsprozess in Gang zu setzen.

Vom Trauma zu permanenten Problemen

Als meine Kinder klein waren, schauten sie sich liebend gern den Film »Toy Story« von 1995 an. Einer der Protagonisten darin, der hochrangige Space Ranger Buzz Lightyear, sagte immer, er werde für die Rettung der Galaxie »bis zur Unendlichkeit und noch viel weiter« gehen. Wer von lang anhaltenden Reaktionen auf ein Trauma betroffen ist, denkt sicher manchmal, dass ebendies auch seine Krux sei. Tatsache ist jedenfalls, dass Stressreaktionen aufgrund des Zusammenspiels von feinstofflichem und physischem Körper lange Zeit fortbestehen können.

Damit ich Ihnen die Komplikationen am besten erklären kann, möchte ich, dass Sie Ryan kennenlernen, der an einer Footballverletzung aus seiner Jugend und vielem mehr litt. Ryans Fall ist für die Anschauung besonders hilfreich, weil er Traumasymptome aller Art – physisch, psychisch und geistig – hatte, als er zu mir kam. Seine Erfahrung illustriert die drei Phasen einer kombinierten physischen und feinstofflichen Reaktion auf einen störenden Stressor. Nachdem ich die Grundlagen seiner Hirnverletzung erläutert haben werde, erkläre ich jedes seiner Symptome anhand dieser drei Phasen: (1) der traumatisierende Stressfaktor, (2) die Stressreaktion und (3) die permanenten Probleme.

Ryans Geschichte und seine Symptome

Als ich ihn kennenlernte, war Ryan ein Mann mittleren Alters, der beim Footballspielen an der Highschool eine Gehirnerschütterung erlitt. Kurz nachdem er einen Schlag auf den oberen rechten Teil seines Kopfes bekommen hatte, klagte er über Stimmungsschwankungen, häufige Kopfschmerzen, Schlaflosigkeit, Angstzustände, Depressionen und Müdigkeit. Mit der Zeit wurde er übergewichtig, teilweise, weil er ständig Lust auf kohlenhydratreiches Essen hatte. Er litt auch unter Konzentrationsstörungen und ständigen Entzündungen des linken Ohrs. Außerdem befürchtete er, sein Mann würde sich wegen seines unsteten Wesens von ihm scheiden lassen, obwohl dieser sagte, er werde ihn nie verlassen. Ryan wurde auch von Albträumen geplagt, in denen sich das immer gleiche Drama wiederholte, das Drama, im Kampf getötet zu werden. Schließlich konnte er kein sinnvolles Lebensziel ins Auge fassen und rackerte sich ab, um einen finanziellen Beitrag zu seinem Haushalt zu leisten.

Nicht alle diese Symptome hatte Ryan über Nacht entwickelt. Vielmehr kumulierten sie im Laufe der Zeit, während Ryan schrittweise drei Phasen der Reaktion auf einen das ganze Leben störenden Stressfaktor durchlief.

Die erste Phase: Der traumatisierende Stressfaktor
Ein anfänglicher Störfaktor löst immer eine Stressreaktion aus. Die Frage ist, ob wir uns von diesem Stressor erholen können oder ob er sich verkapselt.

Der Ryans Leben störende Faktor war eine traumatische Hirnverletzung, die durch einen Treffer während jenes Footballspiels an der Highschool verursacht worden war. Sein Kopf wurde durch eine physische Kraft versehrt, die alle Ebenen seines Aurafeldes durchlief und den Schädel verletzte, der aus ineinandergreifenden Schädelknochen besteht. Diese Kraft traumatisierte einen Teil seines Gehirns dann auch weiterhin.

Obwohl Ryans gesamtes Aurafeld von dem Störfaktor durchdrungen worden war, konnte ich sehen, dass sein siebtes und sein erstes Feld sowie sein siebtes und sein erstes Chakra am stärksten betroffen waren. Dies bedeutete, dass die feinstofflichen und physischen Auswirkungen anfänglich seinen Schädel und seine Schädelknochen sowie die Zirbeldrüse und die Nebennieren betroffen hatten, obwohl wegen der unmittelbaren Stressantwort des Körpers auch andere Chakra-Bereiche in Mitleidenschaft gezogen waren. Der physische Schlag hatte wohl eine feinstoffliche Eintrittswunde und einen feinstofflichen Weg und möglicherweise auch eine Austrittswunde erzeugt.

Die zweite Phase: Die Stressreaktion
In diesem Stadium reagiert der Körper auf die physischen und feinstofflichen Störfaktoren, die das Leben beeinträchtigen.

Sobald die physische Kraft durch Ryans Körper ging, registrierte sein Hypothalamus, der Teil der HHNA-(Hypothalamus-Hypophyse-Nebennieren-)Achse ist, ihre Auswirkungen und forderte die Hypophyse auf, die Produktion der drei wichtigsten exzitatorischen Hormone im SNS in Gang zu setzen: Adrenalin, Noradrenalin und Cortisol. Diese werden hauptsächlich von den Nebennieren produziert.

Zusammen mit dem Thalamus versetzte das polyvagale System Ryans Körper in einen Schockzustand. Sein Blutdruck stieg, sein Herzschlag beschleunigte sich, und seine Schweißdrüsen liefen auf Hochtouren. Da es eine greifbare Verletzungsstelle gab, kam auch sein Immunsystem in Gang und löste sowohl entzündliche als auch entzündungshemmende Reaktionen aus. Diese durch den Vagusnerv modulierten Immunreaktionen steuerten dann wohl frühere emotionale Probleme an und brachten auch das Mikrobiom des Darms aus dem Gleichgewicht, legten das Verdauungssystem vorübergehend still und behinderten die Kommunikation zwischen Darm und Gehirn. Es war wahrscheinlich, dass Ryan sofort übel wurde und er auch andere Magenprobleme bekam.

Und was geschah gleichzeitig im feinstofflichen System?

Wir wissen bereits, dass sein erstes und sein siebtes Chakra sowie die entsprechenden Felder angeregt wurden. Das Ansteuern von Hypothalamus und Thalamus hatte wohl auch Reaktionen in seinem sechsten und siebten Chakra ausgelöst. Ich glaube, dies erfolgte, sobald er in einen Schockzustand geriet und sein mit dem sechsten Chakra in Verbindung stehendes Selbstbild und das mit dem siebten Chakra verbundene Gefühl für seine Lebensaufgabe auf dem gegenwärtigen Entwicklungsstand verharrten. Die andere Nachwirkung war, dass sein in der Blase gefangenes Selbst sowohl mit seinem sechsten als auch mit seinem siebten Chakra in Verbindung blieb. Tatsächlich konnte ich während meiner Einschätzung dünne energetische Linien wahrnehmen, die sein traumatisiertes Selbst mit diesen Chakras verbanden.

Und noch etwas geschah in der Stressreaktionsphase. Die Verletzung versetzte diese beiden Chakras und auch das erste Chakra in energetische Angst. Die Wissenschaft hat gezeigt, dass der physische Körper zwischen einer und zehn Sekunden im Voraus auf zukünftige Ereignisse reagiert. In der Tat konnte in mehr als vierzig Experimenten eine erhöhte Stressreaktion in der Haut sowie im Pulmonal-, im Herz-Kreislauf- und im Nervensystem gemessen werden.[79] Denken Sie mal darüber nach, wie viel effizienter unsere Seele im Vergleich zu unserem Gehirn künftige Möglichkeiten aufschnappen kann. Genau das tat Ryans Seele, während sie zu weit vorn in seinen Chakras saß. Bis sie wieder in den Mittelpunkt gerückt werden konnte, überreizte sie in ihrem Bestreben, ihn zu beschützen, die von dem störenden Vorfall betroffenen Chakras: das erste, das sechste und siebte, also die Chakras, die für körperliche Empathie und Hellsichtigkeit beziehungsweise Prophetie zuständig sind. Die Energien, die von jeder möglichen, vor allem jeder negativen Zukunft ausgehen, sollten zusätzliche Stressreaktionen in seinem physischen Körper auslösen.

Außerdem würden alle zusätzlichen feinstofflichen Ladungen, die mit der anfänglich eingedrungenen Kraft in sein System gelangt waren, weiterhin Chaos anrichten. Diese Ladungen legten sich in die Eingangs- und möglichen Austrittswunden und wurden durch die Dynamik des Schocks auf dem Weg dazwischen fixiert. Alle Botschaften, die sie einbrachten, sowie Ryans Reaktionen auf das Ereignis fingen an, in seinem System herumzuspringen, und zwar durch die Phononen und Photonen seines Körpers.

Die dritte Phase: Permanente Probleme

Sowohl aus physischer als auch feinstofflicher Sicht tritt ein Trauma auf, falls das verwundete Selbst in seiner Schockblase in der Zeit verharrt, also sozusagen eingefroren wird. Wenn Hilfe von außerhalb des Selbst angeboten wird, kann es sein, dass sich das Trauma nicht festsetzt und Genesung relativ einfach sein wird. Aber Ryan bekam keine Hilfe, außer ein paar Bandagen – und ein Arzt verlangte lediglich von ihm, ein Spiel auszusetzen. Also blieb sein verwundetes Selbst stecken. Welche Auswirkungen hat dieser eingefrorene Zustand?

Nun, der physische Schlag auf den Kopf hatte Ryans Schädelknochen verschoben. Der nachfolgende Schockzustand hielt diese Knochen an den falschen Stellen fest und übte Druck auf bestimmte Bereiche des Gehirns aus, insbesondere auf Teile des limbischen Systems. Abgesehen davon, dass eine angstbasierte Reaktion auf das Leben ständig wiederholt wurde, brachten diese am falschen Platz liegenden Knochen die »Tensegrity« von Ryans gesamtem Körper durcheinander.

Tensegrity bezieht sich auf die Vernetzungsfähigkeit aller Körpersysteme. Wenn sich ein Körperteil in seiner Position verschiebt, tun dies grundsätzlich auch andere Körperteile. (Das gleiche Konzept gilt für die feinstoffliche Anatomie.) In Ryans Fall brachte die Bewegung der Schädelknochen seine Halswirbel aus der Position, was zu seinen Kopfschmerzen führte.

Ich vermutete, dass Ryans verwirrter Zustand hauptsächlich auf die Schädigung durch die Eintrittswunde und den Druck auf das Gehirn zurückzuführen war. Seine Ohrenschmerzen und Ohrenentzündungen kamen wohl daher, dass die physische Kraft wahrscheinlich durch sein linkes Ohr ausgetreten war. Der Weg vom Eintritt bis zum Austritt der physischen Kraft führte durch die Domänen des sechsten und siebten Chakras und der mit ihnen verbundenen Körperteile, was ziemlich genau erklärte, warum sein Hypothalamus in einem ständigen Zustand der Überstimulation war, und dies führte zu einer anhaltenden Stressreaktion. Und es erklärte auch, warum er ein geringes Selbstbild kultivierte, an Schlaflosigkeit litt und kaum Ziele hatte.

Doch was ist mit den Albträumen?

Als ich ihn fragte, teilte Ryan mit, dass sein Großvater väterlicherseits im Zweiten Weltkrieg durch einen Schlag auf den Kopf getötet worden war. Ryans Verletzung lag im selben physischen Bereich. Dadurch wurde epigenetisches Material angesteuert, das mit der Verletzung und dem Tod seines Großvaters zu tun hatte. Ryan fing an, von den letzten Momenten seines Großvaters zu träumen. Damit löste er eine energetische Depression in seinem zweiten und höchstwahrscheinlich auch in seinem zehnten Chakra aus.

Wie bereits erwähnt wurde, tritt energetische Angst auf, wenn sich die Seele von Sushumna, der energetischen Lotlinie des Körpers, weg und auf die Vorderseite eines Chakras verlagert. Energetische Depression bedeutet das Gegenteil, die Abwanderung der Seele auf die Rückseite mindestens eines Chakras. Abgesehen von der Bewegung seiner Seele zur Vorderseite seines sechsten und siebten Chakras hatte Ryans Verletzung seine Seele auf die Rückseite seines zehnten Chakras geschleudert. Das ist das Chakra, in dem das Gedächtnis der Ahnen gespeichert ist. Die Erinnerungen von Ryans Großvater wurden aktiviert, was Ryan in einen schwierigen emotionalen Zustand versetzte und in der Biografie seines Großvaters gefangen hielt.

Ryans andere Probleme unterstreichen, was bereits erwähnt wurde. Beispielsweise sprach ich in Kapitel 3 über die Tatsache, dass in Kopf- und Darmgehirn häufig gegensätzliche Zustände herrschen: Angst im einen, Depression im anderen. In physischer Hinsicht liegt dies daran, dass der Darm zu viel Serotonin produziert, wenn der Hirnstamm zu wenig ausschüttet – und umgekehrt. Als Ryans siebtes Chakra in einen energetischen Angstzustand geriet, reagierte sein Hirnstamm mit einer Überproduktion von Serotonin, was wiederum Einfluss darauf nimmt, wie viel (oder wenig) Melatonin von der Zirbeldrüse produziert werden kann. Melatonin steuert den Tag-Nacht-Rhythmus unseres Organismus. Als sein zweites Chakra energetisch depressiv wurde, reagierte das enterische Gehirn mit einer Unterproduktion von Serotonin. Er litt also wegen des Kopfgehirns unter Angst und Schlaflosigkeit und wegen des Darmhirns unter Depressionen und Lethargie. Mit anderen Worten, Ryans Stimmungsschwankungen waren nicht nur feinstofflich oder symbolisch. Sie waren sehr real. Die langfristige Störung des Mikrobioms im Darm sowie die Tatsache, dass sein Immunsystem immer wieder unter Stress reagierte, führten schließlich zu einem Leaky-Gut-Syndrom sowie zu einer fortgeschrittenen Überbesiedlung mit Candida, einem Pilz. Einer der Gründe, aus denen Ryan so sehr Lust auf Kohlenhydrate hatte, war, dass Candida zum Gedeihen Zucker braucht. Auch Kohlenhydrate versprechen Ruhe und Gelassenheit. Warum also hätte sich Ryan nicht nach ihren feinstofflichen Auswirkungen sehnen sollen?

Die Abbildungen 12 und 13 zeigen, wie Ryans feinstofflicher Körper von dem anfänglichen Trauma sowie von den sekundären Energien und Kräften und den daraus resultierenden Komplikationen beeinflusst wurde.

Doch das ist noch nicht alles, was es über Ryans Fall zu sagen gibt. Als er sechzehn war, ließen sich Ryans Eltern auf sehr unschöne Weise scheiden. Beide benutzten ihn als Schachfigur im Spiel um die Höhe der Unterhaltszahlungen. In Ryans Wahrnehmung wollte sowohl seine Mutter als auch sein Vater nur deshalb der Elternteil mit dem Sorgerecht sein, weil der andere Elternteil dann Unterhalt zahlen musste. Die Familie von Ryans Vater hatte ihm gerade erst ihre Ablehnung gezeigt, weil er sich als homosexuell geoutet hatte. Ryan hatte also bereits mit diesen Stressfaktoren zu tun, bevor er von dem Ball getroffen wurde. Die Unfähigkeit des erwachsenen Ryan, finanziell erfolgreich zu sein, konnte leicht als Verlängerung des Gezerres im Kampf

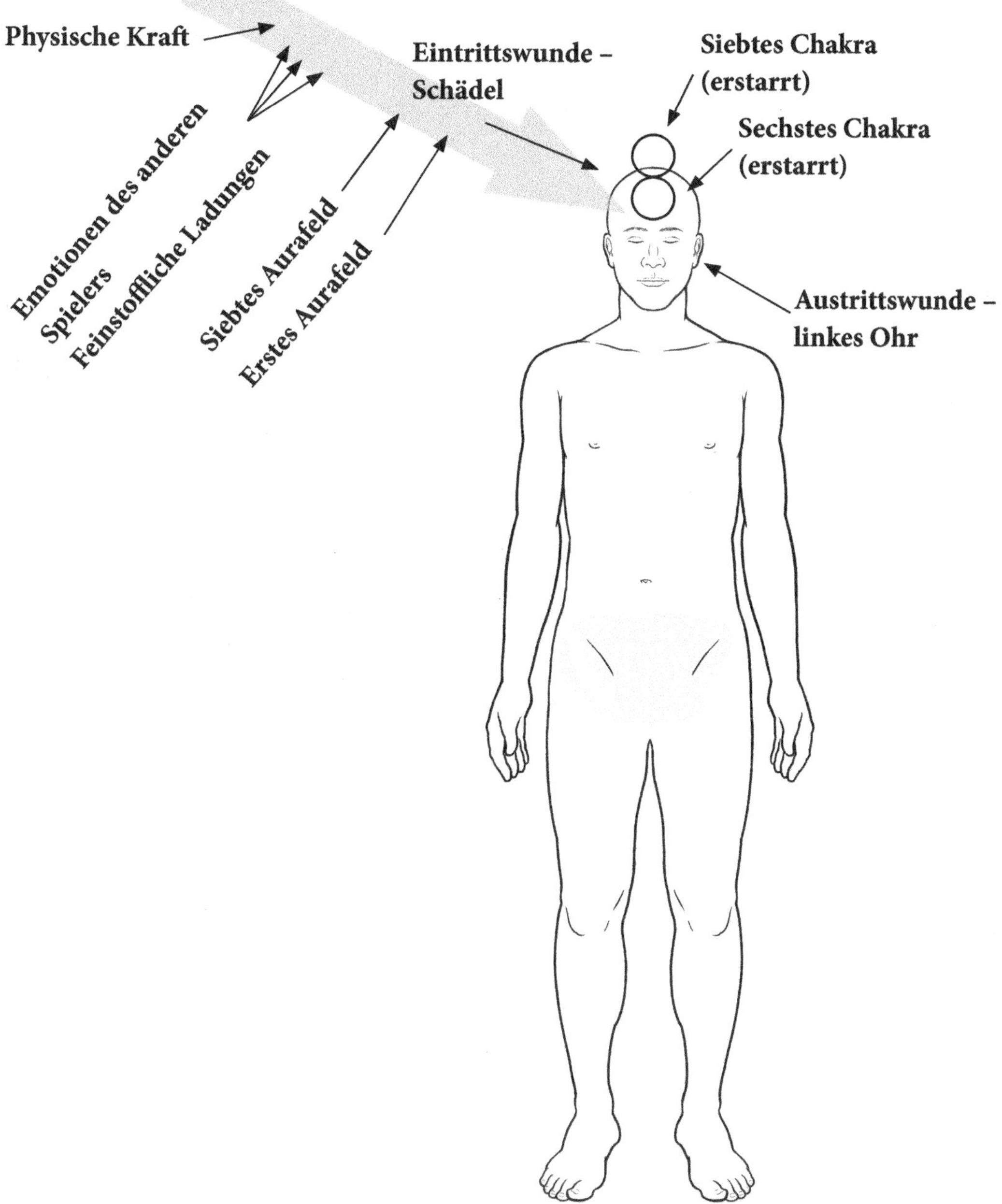

Abbildung 12: Ryans durch das Trauma induzierter Zustand, Ansicht von vorn.
Diese Abbildung zeigt Ryans Trauma aus einem frontalen Blickwinkel.

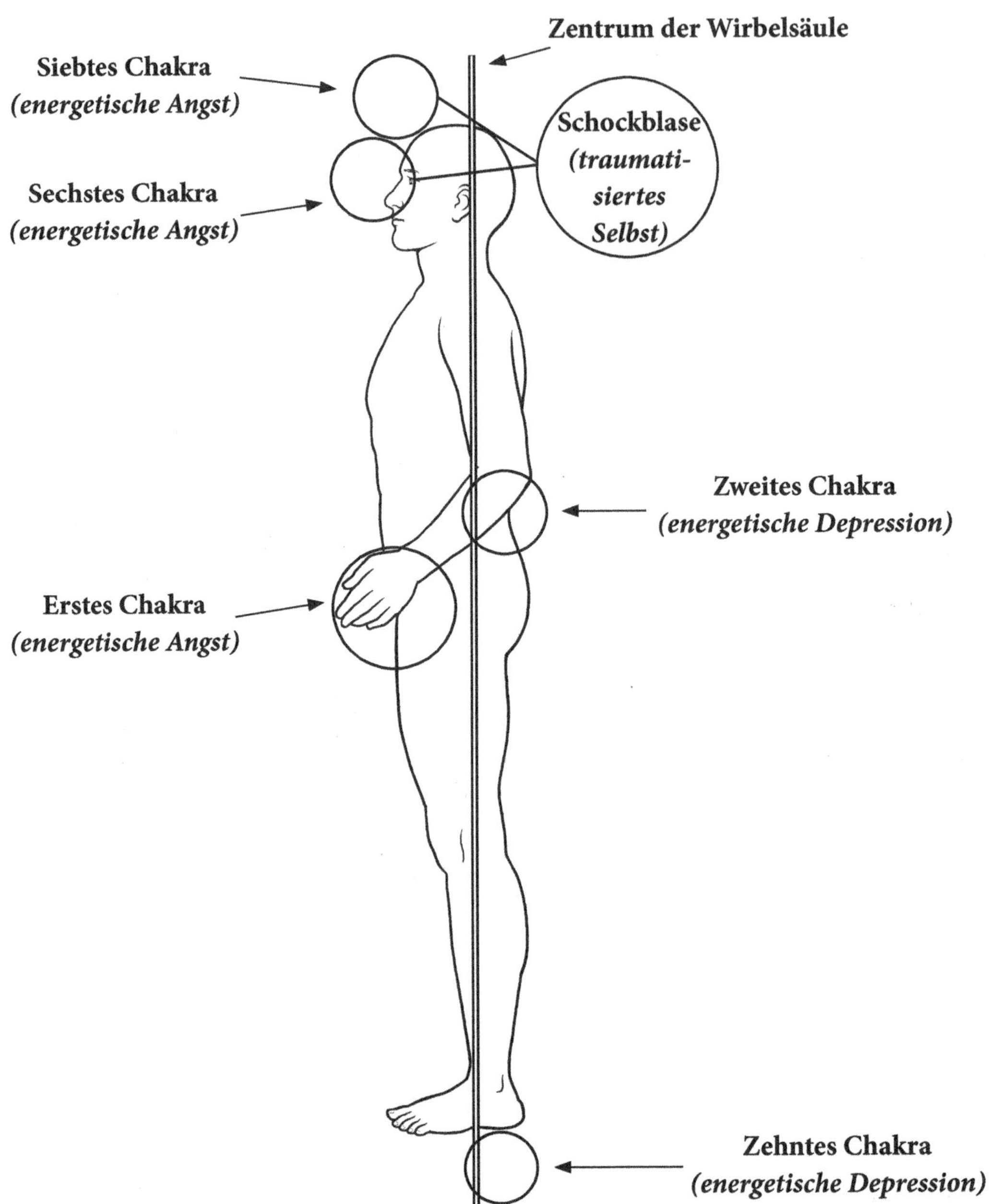

Abbildung 13: Ryans durch das Trauma induzierter Zustand, Ansicht von der Seite. *Diese Abbildung zeigt seine Verwundungen aus einem seitlichen Blickwinkel und bildet speziell seine energetische Angst und Depression ab sowie die Schockblase, die in seinem sechsten und siebten Chakra eingeschlossen ist.*

seiner Eltern um das Sorgerecht angesehen werden. Und die Ablehnung, die er als Homosexueller erfahren hatte, war das Ereignis, das für Ryan wahrscheinlich den entscheidenden Ausschlag gab. Wenn die Familie seines eigenen Vaters ihn nicht akzeptieren konnte, wie konnte ihn dann die Welt akzeptieren?

Der Jugendliche, der Ryan beim Footballspiel verletzt hatte, war zu der Zeit mit der kürzlich erfolgten Scheidung seiner Eltern beschäftigt. Die feinstoffliche Ladung mit den Emotionen dieses Spielers erreichten Ryan über die physische Kraft des Footballs sehr leicht, weil er bereits traurig wegen der Scheidung seiner Eltern war. Pilze halten die Energien anderer fest, und Candida begann in Ryans Körper wahrscheinlich zu wachsen, als er die subtilen Energien des jungen Mannes nicht aus seinem System entfernen konnte.

Hilfe für Ryan

Konnte ich Ryan helfen? Ja, ich setzte einige der Techniken ein, die ich ab Kapitel 7 mit Ihnen teilen werde. Aber schnell ging es nicht. Wir mussten die Eintritts- und die Austrittswunde sowie den Weg des Traumas klären, die Energien anderer freisetzen, Frieden mit der Seele seines Großvaters schließen, seinem traumatisierten Selbst Liebe und Fürsorge geben, Trauer ermöglichen, die energetische Angst und Depression korrigieren und uns mit Seelenproblemen auseinandersetzen. Ryan ließ sich auch mit Chiropraktik und craniosacraler Therapie behandeln, stellte seine Ernährung um und nahm spirituelle Beratung in Anspruch. Während der zweijährigen Behandlung verbesserte sich sein Leben. Er fing regelrecht an zu glühen. Er verlor Gewicht, machte eine Berufsausbildung und lernte, sich als liebenswert zu akzeptieren. Seine traumatischen Symptome verschwanden. Wie Ryan sagte: »Ich habe endlich gelernt, wirklich ich selbst zu sein.« Mit anderen Worten, unsere Arbeit bestand hauptsächlich darin, seine ursprüngliche energetische Signatur wiederzuerwecken.

Ich weiß, dass es einem überwältigend vorkommen kann, ein Problem – oder eine ganze Anzahl von Problemen – auf diese Weise zu analysieren. Dies ist jedoch der gründlichste Weg, um den häufig langjährigen Problemen auf den Grund zu gehen. Und Tatsache ist, dass sich der Prozess lohnt, weil sich Genesung lohnt. Auch Sie können die Wurzeln des Traumas aufdecken und lernen, sie zu heilen und mit ihnen – und jenseits davon – zu leben.

Wie können Sie dieses Ziel einfacher erreichen? Sie beginnen damit, Ereignisse auf die Grundlagen des Traumas hin zu untersuchen.

Die Grundlagen des Traumas

An Ryans Geschichte können wir verschiedene Ereignisse ausmachen, die schließlich zu traumatischen Zuständen führten. Während der Stressreaktion löste ein Disruptor – eine energetische Kraft, die nicht mit unserer ursprünglichen energetischen Signatur korreliert – folgende Reaktionen aus:

- Eine Eintrittswunde wurde durch die Kraft erzeugt, vielleicht auch eine Austrittswunde, ein Pfad und festsitzende feinstoffliche Energien.
- Sofortige Verletzungen relevanter Aurafelder und Chakras traten ein.
- Ebenso eine mögliche Schädigung des Körpers.
- Es kam zu einer ersten Entwicklung von energetischer Angst und/oder Depression.
- Und zur Etablierung eines körperlichen und feinstofflichen Schocks. Neben der Auslösung der physischen Mechanismen, die einen Schock verursachen, schließt der feinstoffliche Körper das verwundete Selbst in energetische Hüllen ein. Dieses schockierte Selbst steht mit mindestens einem beschädigten Chakra in Verbindung. Zu diesem Zeitpunkt kann sofortige Hilfe dieses Selbst aus der Blase holen und freigeben.
- Das Selbst ist durcheinander, was sein ursprüngliches Selbst und seine Signatur betrifft.

Solange die Stressreaktion nicht geheilt ist, nistet sich das Trauma auf folgende Weise im Selbst ein:

- Die Dynamik der Kraft bleibt bestehen und ruft weitere physische und feinstoffliche Stressreaktionen hervor.
- Themen unserer Seele (etwa aus früheren Leben), aus epigenetischem Material (Vorfahren) und unserem eigenen Dasein können zusätzliche Probleme in den beschädigten Chakras und Feldern sowie in den entsprechenden Körperbereichen und -funktionen verursachen.
- Energetische Angst und energetische Depressionen vertiefen sich und führen zu körperlichen Angstzuständen und Depressionen.
- Die Stressreaktion wiederholt sich immer wieder, zieht das Körpersystem weiter in Mitleidenschaft und verursacht Probleme aller Art, von psychischen Kämpfen bis hin zu mikrobiellen Infektionen.

Aus meiner Sicht hatte Ryan Glück. Sein Zustand war nicht auf die nächste Stufe gelangt und hatte sich nicht zu einer schwächenden chronischen Krankheit ausgeweitet. Doch wie Sie sehen, führt eine nicht geheilte, sich wiederholende Stressreaktion häufig zu chronischen Zuständen und Krankheiten, einschließlich Autoimmunerkrankungen, insbesondere wenn feinstoffliche Energien beteiligt sind.

Vom Trauma zur chronischen Krankheit

Die Unterscheidung zwischen einem Trauma und einer chronischen Krankheit ist unklar. Wo fängt das eine an, und wo endet das andere? Die kurze Antwort lautet, dass chronische Krankheiten nach einem lang anhaltenden Trauma auftreten. Das traumatisierte Selbst bleibt stecken, wenn es nicht befreit wird, aber der festgefahrene Zustand kann allzu oft eine neue Anomalie auslösen: die Entwicklung einer sekundären, intern erzeugten Kraft, die eine selbstverletzende Endlosschleife oder eine Autoimmunerkrankung verursacht. Aus irgendeinem Grund, aber oft infolge nichtverarbeiteter Trauer, greift das gefangene Selbst sich selbst an, genau wie das Immunsystem den Körper angreifen kann. So wird Leid von innen nach innen zugefügt.

Die für mich einfachste Möglichkeit, Ihnen diese neue Herausforderung zu erklären, besteht darin, Sie mit Martha bekannt zu machen, einer anderen Klientin. Marthas Situation war sehr kompliziert und vielschichtig, und vielleicht ist es Ihre auch. Ich erzähle Marthas Geschichte hier nicht nur, um Ihnen ein weiteres typisches Beispiel dafür zu geben, wie der feinstoffliche mit dem physischen Körper zusammenarbeitet, sondern auch, um Ihnen zu zeigen, dass selbst so komplizierte Probleme wie das von Martha gelöst und geheilt werden können.

Marthas Geschichte und ihre Symptome

Martha war fünfzig und hatte ein Kind. Sie war ihr ganzes Erwachsenenleben lang Bibliothekarin gewesen. Mit ihrem Mann führte sie nach eigenen Aussagen eine Beziehung, die distanziert, aber »okay« war oder es zumindest bis vor etwa zehn Jahren gewesen war. Zu diesem Zeitpunkt begann sie unter Erschöpfung, starken Schmerzen, Bauchschmerzen und Gewichtszunahme zu leiden, die sich kürzlich in einen Gewichtsverlust gewendet hatte.

Martha klagte auch darüber, dass sie sich zunehmend müde fühlte und ihre Haare verlor. Sie fragte sich heimlich, ob sie vielleicht Krebs habe. Sie aß viel Eiscreme. Genau genommen war sie sogar süchtig danach. In letzter Zeit weinte sie immer wieder wegen des Tods ihrer Mutter, die vor zehn Jahren gestorben war. Sie mied Menschenansammlungen, weil sie dadurch ermüdet wurde. Außerdem war bei ihrer Tochter kürzlich Morbus Basedow diagnostiziert worden, eine Autoimmunerkrankung, bei der sich die Schilddrüse selbst zerstört.

Bisher lautete die Einschätzung aus medizinischen Kreisen, Martha leide unter einem chronischen Müdigkeitssyndrom, einer Krankheit, die neuerdings mit Problemen im Mikrobiom des Darms, höchstwahrscheinlich im bakteriellen Biom, in Verbindung gebracht wird.

Weil Marthas Situation so kompliziert war, stelle ich sie hier vor.

Den feinstofflichen Stressoren auf der Spur

Während unserer ersten Sitzungen führte ich Martha durch mehrere Regressionen und setzte zunächst Technik 5 ein, um die wichtigsten Stressoren und die daraus resultierenden Traumata in ihrem System zu kategorisieren. An diesem Überblick über Marthas Probleme möchte ich Ihnen zeigen, wie verschiedene Probleme – und Traumata – auch über mehrere Leben und Dimensionen der Existenz hinweg miteinander in Verbindung stehen können.

Marthas feinstoffliche Stressoren – *Überblick*

Stressor	Zeitraum	Trauma, das sich daraus ergab
Martha verlässt die Einheit. Der große Geist sagt, sie soll Heilerin werden.	Vor sehr, sehr langer Zeit.	Ihre Seele fühlt sich vom Einen getrennt. Sie glaubt, der große Geist habe sie vertrieben. Sie sagt sich, sie müsse sich die Liebe des großen Geistes verdienen, um die Verbindung zu ihm wiederherzustellen.
Auf der Erde kann Martha Menschen nicht vor einer Krankheitswelle und vor dunklen Entitäten bewahren.	Früheres Leben, etwa 2000 v. Chr.	Aus Scham, weil sie den Kranken nicht helfen und die Ausbreitung des Bösen nicht aufhalten konnte, nimmt Martha die Leiden und Krankheiten anderer in sich auf. Die Dorfbewohner verfluchen sie, weil sie nichts für ihre Rettung tun konnte, und sorgen dafür, dass sie sich nie wieder geliebt fühlt. Ihre Seele beschließt, dass sie nicht liebenswert ist.
Martha wird gezeugt und empfangen. Ihre Mutter versucht, sie selbst abzutreiben; es funktioniert nicht. Ihre Mutter ist während der gesamtem Schwangerschaft krank. Marthas Mutter war ebenfalls ein ungewolltes Kind.	Dieses Leben, vor circa 56 Jahren.	Marthas inneres Selbst hat entschieden, dass sie der Liebe nicht wert ist, aber um sich Akzeptanz zu verdienen und weil sie eine Heilerin ist, spannt sie eine Schnur zu ihrer Mutter, um ihr eigenes physisches Überleben zu sichern. Durch die Schnur nimmt sie die emotionalen und körperlichen Probleme ihrer Mutter auf und gibt ihre eigene Lebensenergie ab.

Stressor	Zeitraum	Trauma, das sich daraus ergab
Martha spürt nur dann eine intime Verbindung zu ihrer emotional distanzierten Mutter, wenn sie gefüttert wird. Sie bekam nur Kuhmilch.	Dieses Leben, Säuglingsalter.	Marthas angeborenes Bedürfnis nach Versorgung mit der Energie der Mutter und das damit verbundene Gefühl der Sicherheit wird mit Kuhmilch assoziiert.
Martha wächst bei einem alkoholkranken, wütenden Vater und einer emotional abwesenden Mutter auf.	Dieses Leben, frühe Kindheit	Martha kümmert sich um ihre Mutter. Ihre Mutter hingegen beachtet sie nur, wenn sie krank ist. Martha wendet sich jetzt Eiscreme statt Milch zu und spannt unbewusst eine feste Schnur zwischen ihrem Vater und einer dunklen Entität. Martha will ihrer Mutter den Zorn des Vaters ersparen. Die Schnur trägt dazu bei, ihn in die Sucht zu treiben. (Wie ich noch erklären werde, werden Abhängigkeiten oft durch den Einfluss von Entitäten ausgelöst.) Indem Martha zwischen ihrem Vater und der Entität vermittelt, versucht sie, das verletzende Verhalten ihres Vaters abzumildern.
Martha heiratet Harry, einen Alkoholiker.	Im Alter von 30.	Martha hat keinen Freund, außer Harry. Ihn heiratet Martha, weil er sehr distanziert ist und ihre Aufmerksamkeit nicht braucht - und ihr übrigens auch keine schenkt.
Marthas Tochter wäre fast gestorben.	Im Alter von 33.	Marthas Tochter stirbt fast während der Geburt. Martha bleibt ein Jahr zu Hause, um sich um ihre Tochter zu kümmern, ist aber ohne ihren Job oft deprimiert. Sie fühlt sich schuldig, weil sie, wenn ihre Tochter weint, nicht nach ihr schaut.
Marthas Mutter erkrankt an Krebs.	Im Alter von 43.	Martha lässt ihre Mutter bei sich einziehen. Während sie sich um ihre Mutter kümmert, ignoriert sie ihr Kind.
Marthas Mutter stirbt an Krebs.	Im Alter von 45.	Marthas verschiedene Symptome verschlimmern sich. Sie will nicht arbeiten, aber sie zwingt sich dazu. Schließlich wird ein chronisches Müdigkeitssyndrom bei ihr diagnostiziert.

Ich gebe Ihnen hier nur einen ganz kurzen Überblick über Marthas Zeitreise und nenne nur einige Traumapunkte. Doch wie Sie sehen, gibt es mehrere traumatische Momente, die entweder einen anderen Teil ihrer selbst in eine neue Schockblase versetzt oder eine bestehende Blase verstärkt haben könnten.

Eine selbstverletzende Endlosschleife der chronischen Krankheit – Interaktionen zwischen Feinstofflichem und Stofflichem

Wie haben Marthas Traumata die Konditionierung für chronische Krankheiten geschaffen? Schauen wir uns das gemeinsam an.

Das Verlassen der Einheit

Häufig stelle ich fest, dass die Traumata eines Menschen und insbesondere seine chronischen Krankheiten etwas mit der ersten Erfahrung seiner Seele zu tun haben. Überlegen Sie mal: Wir sind eins in der Einheit – und dann sind wir es plötzlich nicht mehr. Die Reaktionen unserer Seele auf die wahrgenommene Trennung setzen ein.

Gleich nachdem sie die Einheit verlassen hatte, befand Marthas Seele, dass sie abgelehnt wurde. So entstand ihre erste Schockblase. In diesem Fall richtete Marthas Seele die Blase ein, weil sie zu diesem Zeitpunkt keinen Körper hatte. Von da an trug ihr denkender Geist, der mit der Seele in Verbindung steht, ihre mentalen Reaktionen und Wahrnehmungen in andere Leben und Körper. Letztendlich hielt diese karmische Fehlwahrnehmung über die Jahrtausende an, obwohl der große Geist sie nie wirklich im Stich gelassen hatte. Man könnte sagen, Martha habe sich eine Geisteskraft auferlegt. Geisteskräfte stellen die Tatsache infrage, dass der große Geist uns liebt. Wie Sie solche Kräfte klären können, erfahren Sie ab Kapitel 7. Das Heilen von Verbindungen zu störenden Geisteskräften ist außerordentlich erholsam. Wenn wir uns an unser Wesensselbst erinnern können, das weiß, dass es von der Einheit beziehungsweise dem großen Geist nicht getrennt ist und nie davon getrennt war, können wir die heilenden Energien der Liebe einladen.

Um ihr Gefühl, der Einheit nicht würdig zu sein (und daher verdientermaßen von ihr abgelehnt zu werden), irgendwie wettzumachen, entschied Marthas Seele, sie müsse ihre angeborene Gabe als Heilerin einsetzen, um anderen zu helfen. Wie wir sehen werden, hat diese Entscheidung sie dazu veranlasst, die Krankheiten, Herausforderungen und Probleme anderer zu absorbieren. Eine solche Entscheidung betrifft natürlich nicht nur ein einziges Chakra oder Aurafeld, sondern führt allgemein zu einer dysfunktionalen Überzeugung, die alle wesentlichen Teile ihres Selbst und ihren gesamten feinstofflichen Körper beeinflusste.

Ein früheres Leben

Um 2000 v. Chr. lebte Marthas Seele das wahrgenommene Bedürfnis aus, ihre Heilungsfähigkeiten zu nutzen, um sich Liebe zu verdienen. Aus dharmischer Sicht müssen wir uns die Liebe des großen Geistes nicht verdienen, aber ihre Seele wusste das nicht. Ihr Unterfangen war vergeblich. Sie wurde nicht nur von Mitgliedern ihrer Gemeinschaft mit einem Fluch – einer Art Anhaftung – belegt. Die Ablehnung, die sie erfuhr, und ihre Unfähigkeit, andere zu heilen, festigte auch ihre Wahrnehmung, allein und unwürdig zu sein, und verstärkte die Schockblase, in der ein Aspekt von ihr bereits gefangen war.

Zu diesem Zeitpunkt könnte sich bei Martha noch etwas anderes ereignet haben. Ich habe festgestellt, dass einem schweren Trauma immer eine primäre Schockblase zugrunde liegt oder dass diese das Trauma sogar verursacht. Ereignisse aus früheren Leben können diese ursprüngliche Schockblase stärken oder sogar neue Schockblasen bilden. Denken Sie einmal unter praktischen Gesichtspunkten darüber nach, und zwar in Bezug auf ein einziges Jahr Ihres Lebens. Ihr feinstoffliches System kann eine Schockblase erzeugen, wenn Sie feststellen, dass Ihr Partner Sie betrogen hat – das wäre eine bedeutende Blase –, und eine andere, wenn Sie hinfallen und sich einen Knochen brechen. Wirklich schwere Probleme entstehen jedoch normalerweise entweder durch die Wiederholung einer singulären, sehr starken Schockblase oder durch die Einrichtung einer neuen, die sich in kausale Blasen einhakt oder auf ihnen aufbaut.

Ursprüngliche und sekundäre Schockblasen sowie Flüche, Schnüre, Holds und andere Anhaftungen lösen sich nicht auf, bevor sie angesprochen werden. Wie ich bereits sagte, können sie alle von Leben zu Leben weitergegeben werden. Anhaftungen bilden Geisteskräfte. Die erste geistige Kraft, die sich Marthas Seele selbst auferlegte, machte sie anfällig für die Verbindung mit Entitäten, aber Scham war der wahre Übeltäter. Scham ist bei chronischen Krankheiten und vor allem bei Autoimmunerkrankungen immer vorhanden, denn sie steht für die Überzeugung, dass mit uns etwas nicht stimmt und dass wir uns aufopfern, verletzen lassen und sogar gegen uns selbst wenden müssen, um »richtig« zu werden.

Empfängnis/Zeit im Mutterleib

Gleich zu Beginn ihres gegenwärtigen Lebens erfuhr Marthas Seele das Trauma eines Abtreibungsversuchs. Dieses Ereignis könnte eine neue Schockblase ausgelöst haben; aber ich glaube, dass es hauptsächlich die bereits wegen ihrer Trennung von der Einheit existierende Schockblase verstärkte. Mein Gespür war intuitiv und auch logisch. Immerhin waren die wichtigsten negativen Komponenten von Marthas Erfahrung im Laufe der Zeit vergleichbar.

Dank meines professionellen Wissens über die Energie spontaner und absichtlicher Abtreibungen weiß ich, dass eine Seele erst in den neuen Körper eindringt, wenn der Fötus mindestens fünf Monate alt ist. Manchmal kommt sie erst bei der Geburt hinzu. Unser Organismus wird jedoch von allen frühen Erfahrungen beeinflusst, die entweder nicht mit seiner Signatur übereinstimmen oder bestehende karmische Schockblasen ansteuern. In diesem Fall war die Kraft des Abtreibungsversuchs ein physischer Stressor, der eine entsprechende Stressreaktion ausgelöst hat. Weil es niemanden gab, der Marthas Seele geholfen hätte, und weil Marthas Mutter selbst ein unerwünschtes Kind gewesen war, löste die körperliche Verletzung auch eine psychische Kraft aus. Da Martha bereits prädisponiert war, sich Liebe und ihren Lebensunterhalt als Heilerin zu verdienen, bildete sich eine Schnur zwischen ihrem ersten Chakra und dem ihrer Mutter. Dadurch gewann ihre Mutter Lebensenergie, doch Martha nahm die körperlichen und seelischen Probleme ihrer Mutter auf sich.

Lebensenergie ist elektrische Energie. Wir müssen diese elektrische Energie vom ersten Chakra über die Wirbelsäule nach oben pulsieren lassen, um die Gesamtheit des materiellen und des feinstofflichen Körpers zu beleben. Elektrizität produziert elektromagnetische Felder, die Basis für unsere physischen und feinstofflichen Grenzen. Der Verlust von so viel Elektrizität wirkte sich nachteilig auf die Gesamtheit von Marthas physischen und sublimen Systemen aus, vom Vagusnerv bis zu den Aurafeldern. Der Vagusnerv – er hilft dem Körper, die Gesundheit des Mikrobioms zu überwachen und sich selbst zu schützen – hat entzündungshemmende Eigenschaften. Wenn der Vagusnerv gestresst ist, wird er verletzlich, denn seine Fähigkeit, angemessen auf das Mikrobiom im Darm zu reagieren (zu entscheiden, ob alles gesund ist oder nicht), wird beeinträchtigt. Dies kann zu Depressionen, Angstzuständen, zum Reizdarmsyndrom und anderen Problemen führen.[80] Außerdem litten einige von Marthas Chakras entweder unter energetischer Depression oder unter energetischer Angst.

Martha war wirklich traumatisiert, aber sie hatte noch keine chronische Krankheit entwickelt.

Säuglingsalter

Als Baby wurde Martha auf Kuhmilchbasis ernährt. Manche halten Kuhmilch für ein Allergen, das häufig zu einem Leaky-Gut-Syndrom, Nahrungsmittelallergien und daraus resultierenden Entzündungen führen kann. Die Reaktivität von Lebensmitteln ist ein häufiger Faktor bei chronischen Krankheiten, wie ich noch erläutern werde.

Wie in Kapitel 10 in der Tabelle »Den Chakras zugeordnete Nahrungsmittel und Substanzen« gezeigt wird, enthält jede Form von Nahrung eine positive energetische

Ladung, die ein bestimmtes Chakra unterstützt. Diese energetische Ladung erklärt, wie Nahrung uns energetisch unterstützen oder uns helfen kann. Wenn ein Lebensmittel Ladungen enthält, die nicht mit der ursprünglichen energetischen Signatur einer Person übereinstimmen, hat dies eine schädliche, ja sogar selbstverletzende Wirkung.

Heißhunger auf bestimmte Nahrungsmittel ist an und für sich nicht schlecht. Wir könnten uns nach etwas Essbarem sehnen, das wir brauchen. Wenn das Verlangen jedoch überwältigend ist und nicht mehr verschwindet, dann liegt das daran, dass diese Nahrung oder Substanz feinstoffliche Energien einbringt, die unserer ursprünglichen energetischen Signatur nicht förderlich sind. Normalerweise ist der Grund dafür, dass die feinstoffliche Ladung dieses Lebensmittels mit einer schädlichen oder fehlenden Kraft in Verbindung steht.

Anstatt mit bedingungsloser Mutterliebe überschüttet, ja, wenigstens mal umarmt zu werden, erhielt Martha Kuhmilch, eine Substanz des ersten Chakras. Kuhmilch in Form von Eiscreme wurde zu ihrem bevorzugten Ersatz für Liebe, eine bedeutende Kraft, die ihr Geburtsrecht hätte sein sollen, ihr aber in der Kindheit vorenthalten wurde. Als sie erwachsen wurde, brachte ihr verwundetes Selbst – welches erkannte, dass keine noch so große Menge Milch oder Eis je ein angemessener Ersatz für die vorenthaltene Liebe sein könnte – ihr Immunsystem leider dazu, Antikörper gegen die feinstofflichen Energien von Eiscreme zu entwickeln, das dadurch in ein Allergen verwandelt wurde. Dies brachte das Mikrobiom ihres Darms, die HHNA-Achse, den Vagusnerv und fast alles andere durcheinander.

Frühe Kindheit

Alkoholsüchtiger und tobender Vater, emotional abwesende Mutter – allein hier finden wir ursächliche Faktoren für ein oder zwei (oder sogar drei) Schockblasen. Martha war bereits in einer ungesunden energetischen Bindung zu ihrer Mutter gefangen. Jetzt kam eine neue hinzu: eine Anhaftung an die Wut ihres Vaters, eine psychische Kraft von großem Ausmaß. Mit der Heilkraft ihrer Seele fühlte sich Martha genötigt, ihre Mutter zu beschützen.

Nebenbei bemerkt, viele Abhängigkeiten haben etwas mit Beeinflussung zu tun. Entitäten fördern die Sucht. Warum? Wenn der Süchtige in einem Suchtprozess steckt, kann ihm eine Entität seine Lebensenergie rauben. Und wenn der Süchtige in die zähe Suppe der Scham fällt, die auf das Ausleben folgt, kann ihm die Entität sein Licht oder seine spirituelle Energie rauben. Um eine Sucht voranzutreiben, binden sich Entitäten oder Kräfte häufig an den Süchtigen. (Dies werde ich in Kapitel 10 näher erläutern.)

Martha trug bereits einen Seelenfluch in sich und unterhielt eine Schnur zu ihrer Mutter, was es einer Entität relativ leicht machte, eine Schnur zwischen Martha und ihrem Vater zu stärken. Die Schnur wurde in Marthas drittem Chakra befestigt, ein üblicher Ort für Schnüre zwischen einem Alkoholiker und einer anderen Person, weil die Befindlichkeit der Leber, dem dritten Chakra zugeordnet, stark von Alkohol beeinflusst wird.

Im Alter von 30
Marthas Ehe mit Harry ist der Kulminationspunkt ihrer Beziehung zu einer emotional unzugänglichen Mutter und einem alkoholkranken Vater. Harrys Persönlichkeit und Pathologie brachte Elemente von beiden zusammen. Lebenspartner verbinden sich häufig mit den bereits vorhandenen Schnüren einer Person. Obwohl er ein unwissender Komplize war, verband sich Harrys Seele mit den Schnüren in Marthas erstem und drittem Chakra und hielt so die ungesunde energetische Beziehung zu ihren Eltern aufrecht.

Im Alter von 33
Die Tatsache, dass Marthas Tochter bei der Geburt beinah gestorben wäre, sorgte für eine sofortige Reaktivierung der Traumata in Marthas erstem Chakra – Traumata aus diesem wie aus früheren Leben – und fügte noch ein Trauma in ihrem zweiten Chakra hinzu, dem Chakra, in dem die Gebärmutter liegt. Was immer an emotionaler Solvenz Martha in diesem Leben erworben hatte, ging wohl mit dieser intensiv traumatischen Erfahrung verloren, wodurch ihr enterisches Nervensystem geschwächt wurde, das mit dem ersten, dem zweiten und dem dritten Chakra in Verbindung steht.

Im Alter von 43
Marthas Mutter bekommt Krebs, und Martha, die bereits eine Programmierung als Heilerin respektive Betreuerin hat, konzentriert sich ausschließlich auf ihre Mutter und ignoriert die Bedürfnisse ihrer Tochter. Sie isst immer mehr Eiscreme. Sie nimmt die Krebserkrankung ihrer Mutter zwar nicht auf sich, macht sich aber später Sorgen, ob sie es vielleicht getan hat. Schließlich übernimmt sie fast alles von ihr!

Im Alter von 45
Der Tod durchtrennt die Schnüre nicht. Die Seele von Marthas Mutter geht, aber die Schnur zwischen ihr und Marthas Seele besteht einfach weiter. Martha gerät in eine zehnjährige Krise. Offenbar versucht sie, ihre Mutter dadurch wieder lebendig zu

machen, dass sie ihre Lebensenergie durch den Äther sendet. Die dunkle Entität in ihrem dritten Chakra klatscht erfreut Beifall, weil Martha kaum genug Energie für das hat, was sie wirklich gern macht: ihre Arbeit als Bibliothekarin.

Im Alter von 55

Zu diesem Zeitpunkt leidet Martha unter dem chronischem Müdigkeitssyndrom und ihre Tochter unter Morbus Basedow, einer Autoimmunerkrankung der Schilddrüse. Ich fange mit der Tochter an, weil ich das Augenmerk darauf legen möchte, wie sich Mikrochimärismus auf chronische Erkrankungen auswirkt.

In Marthas Körper gab es fötale Zellen ihrer Tochter, und der Körper ihrer Tochter trug Mutterzellen in sich. Als Martha ihre schreiende Tochter ignorierte, wurde bei der Tochter das Fehlen einer Kraft etabliert. Weil sich Martha nicht um das aus dem fünften Chakra kommende Schreien ihrer Tochter kümmerte, griff das Immunsystem der Tochter die Mutterzellen in ihrer Schilddrüse wütend an. Doch damit verletzte sie lediglich die gesunden Zellen und machte sie bereit für die Autoimmunerkrankung, die sie schließlich entwickelte.

Dass Martha ein chronisches Müdigkeitssyndrom bekam, war nicht überraschend, obwohl sie auch eine andere chronische Krankheit oder mehrere von ihnen hätte ausbilden können. Wie bereits erläutert, wird das chronische Müdigkeitssyndrom oft mit geschwächten Darmbakterien in Verbindung gebracht. Bakterien halten unsere eigenen Emotionen. Bedenken Sie nur, wie viele nie angesprochene Emotionen Martha in ihren verschiedenen Schockblasen festhielt – genug für eine Überpopulation ungesunder Bakterien.

Auch Marthas Hormone waren durcheinander. Ihre hyperaktive Schilddrüse könnte sehr wohl versucht haben, der Schilddrüsenerkrankung ihrer Tochter entgegenzuwirken, um das Problem im Wesentlichen auf sich zu nehmen. Doch was ist mit Marthas niedrigem Östrogen- und Testosteronwert? In Ersterem spiegelt sich der Mangel an Schutz von Marthas Mutter und auch ihr eigener Mangel an Verbundenheit mit ihrer Tochter wider, in Letzterem die Angst vor ihrem Vater und ihrem Ehemann.

Bis jemand eine ausgewachsene chronische Erkrankung hat, tritt ein weiteres energetisches Phänomen auf. Es involviert eine Vernetzung zwischen epigenetischem Material, Mastzellen und einem Miasmus im zehnten Aurafeld. Diese Vernetzung entfaltet sich so:

1. Epigenetisches Material schaltet Gene und emotionale und körperliche Krankheitsprozesse ein, die denen von mindestens einem Vorfahren ähnlich sind. Energetische Linien entwickeln sich zwischen den aktivierten Genen und bilden ein feinstoffliches und chemisches Muster.

2. Mastzellen überfluten den Körper. Sie sind durch feinstoffliche und chemische Energien miteinander verbunden, die ein Matrixmuster bilden, das dem in den aktivierten Genen gefundenen ähnlich ist.
3. Diese Mastzellen produzieren weiterhin zu viele Histone, die wiederum allergische Reaktionen verursachen und die überstarke Ausschüttung von Zytokinen, die weitere Entzündungen anregen, insbesondere im Bindegewebe, in den Meridianen und im elften Chakra und Aurafeld.
4. Miasmische Muster werden vollständig aktiviert. Ein Miasma besteht aus familiären Ereignissen, die zu wiederholen wir uns verpflichtet fühlen. Die Energien dieser Ereignisse, die im zehnten Aurafeld festgehalten werden, schalten sich ein und bilden ein Matrixmuster, in dem sich das spiegelt, was bereits im epigenetischen Material und in den Mastzellen vorhanden ist.

Wir sind jetzt vollständig in einer chronischen, selbstverletzenden Endlosschleife des Unwohlseins und der Krankheit gefangen. Abbildung 14 zeigt, wie die Matrixmuster dieser drei Aspekte sich gegenseitig spiegeln.

Bis Martha 45 war, fand bei ihr keine Vernetzung zwischen dem epigenetischen Material, den Mastzellen und den Miasmen statt. Bei anderen kann diese Vernetzung im Mutterleib oder später im Leben stattfinden, aber bei chronischen Erkrankungen spielt sie auf jeden Fall eine Rolle.

Die Abbildungen 15 und 16 bieten einen umfassenden Überblick über Marthas Erkrankungen auf der Ebene des feinstofflichen Körpers. Lassen Sie sich von diesen Bildern und denen, die Sie von Ryans Zustand gesehen haben, helfen, wenn es darum geht, Ihre eigenen Probleme mit Ihrem feinstofflichen Körper zu verstehen und zu visualisieren.

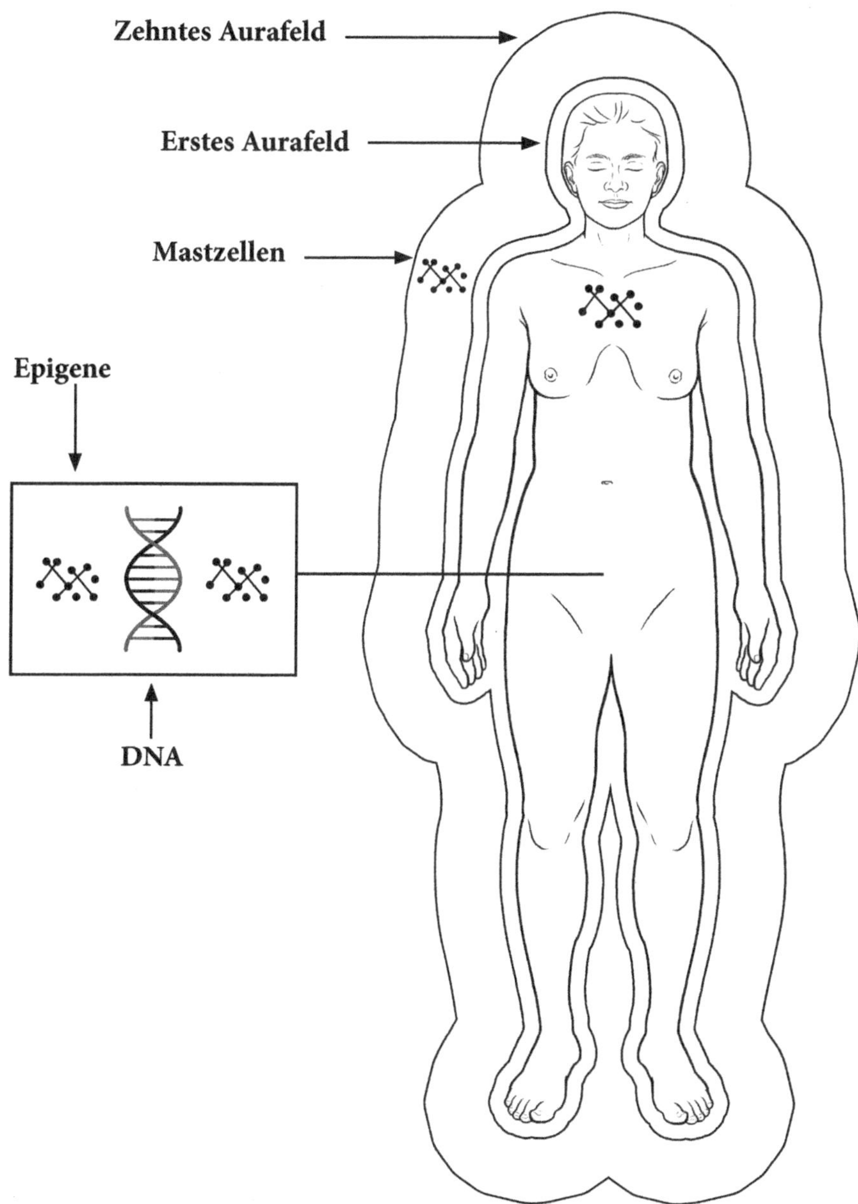

Abbildung 14: Die Matrixmuster des epigenetischen Materials, der Mastzellen und der Miasmen. *Bei chronischen Krankheiten spiegeln sich die Matrixmuster des epigenetischen Materials, der Mastzellen und der Miasmen oft gegenseitig.*

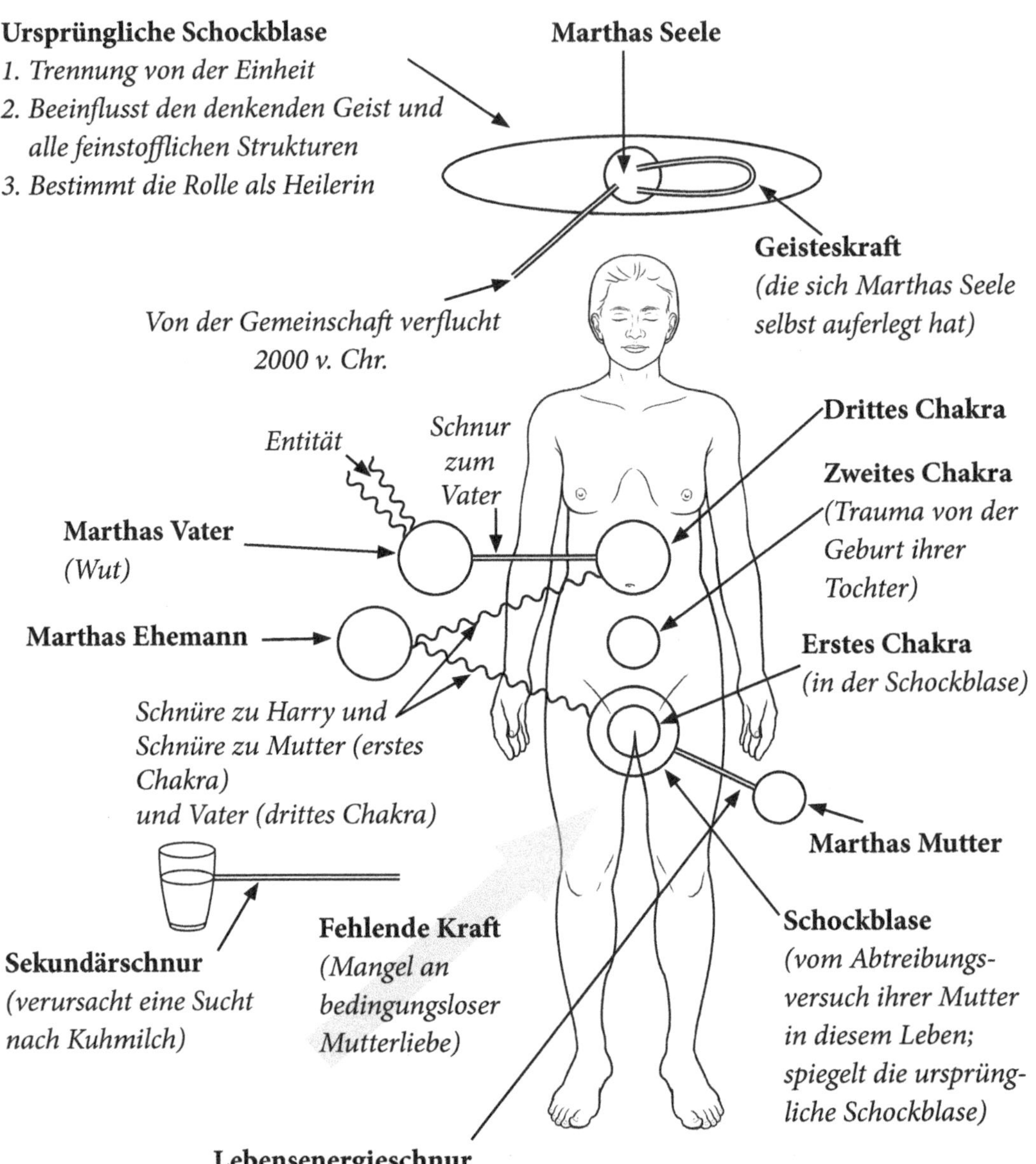

Abbildung 15: Marthas Autoimmunerkrankung vor 45. *Martha erlebte Dutzende von Traumata, nachdem sich ihre Seele vom großen Geist getrennt und ihr ihre ursprüngliche Seelenwunde zugefügt hatte. Die Entwicklung einer chronischen Krankheit in Form einer Autoimmunerkrankung nahm mehrere Inkarnationen in Anspruch. Die Krankheit brach erst aus, als sie das mittlere Alter erreichte. Abbildung 15 zeigt Marthas Traumata von ihrer ursprünglichen Seelenwunde bis zum Alter von 45 Jahren.*

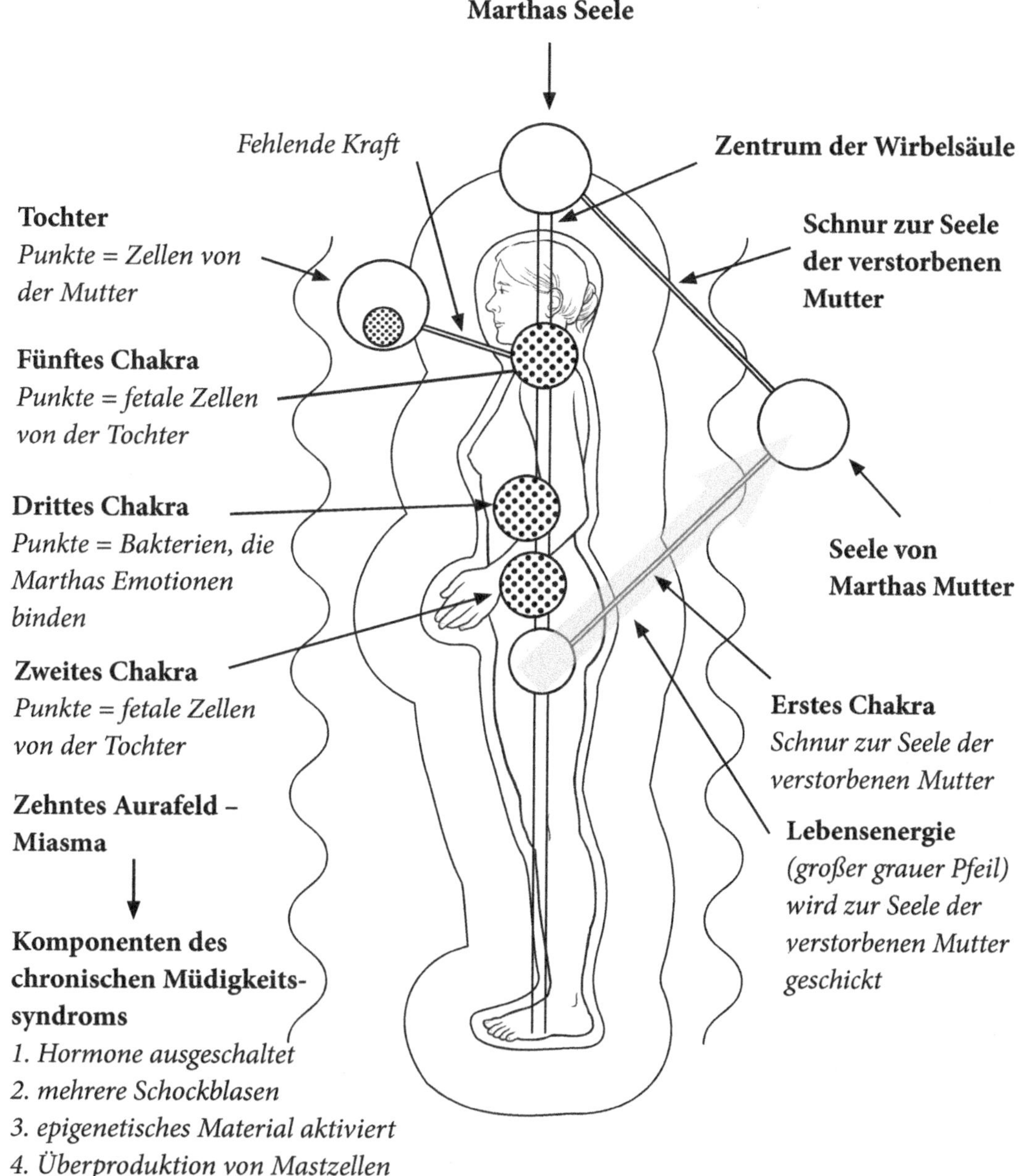

Abbildung 16: Marthas Autoimmunerkrankung nach 45. *Diese Abbildung zeigt ihre Wunden ab 45, dem Alter, in dem sie zu mir kam. Die wellenförmigen Linien auf der Vorder- und Rückseite des Körpers verweisen auf mehrere Chakras mit energetischer Angst (vorn) und mehrere mit energetischer Depression (hinten).*

Hilfe für Martha

Martha zu helfen war nicht ganz so kompliziert, wie man vielleicht denken könnte, obwohl ich sie auch mit anderen Anwendern arbeiten ließ, um sie auf der emotionalen und der physischen Ebene zu unterstützen. Unsere Hauptarbeit fand in mehreren Sitzungen statt, in denen ich Martha dabei unterstützte, in der Zeit zurückzureisen. Wir begannen mit ihrer großen Schockblase, die sich vor Ewigkeiten gebildet hatte, als sich ihre Seele vom großen Geist und der Einheit trennte. Während unserer ersten Sitzung wurde sie sich ihrer Schmerzen bewusst, aber auch der Schlussfolgerungen, die sie aus ihrer Annahme, der Liebe des großen Geistes unwürdig zu sein, gezogen und in ihrer Seele (und ihrem denkenden Geist) bewahrt hat. In unserer zweiten Sitzung erlaubte sie sich, wieder mit dem großen Geist sowie mit ihrer eigenen Seele Verbindung aufzunehmen, und wurde offen für die beruhigende Liebe und Fürsorge des großen Geistes.

Die Veränderungen in Marthas Leben setzten sofort ein. Sie war bereit, in Zusammenarbeit mit einem ganzheitlichen Arzt ihre Hormone auszugleichen und ihre Ernährung umzustellen, wozu auch gehörte, auf Kuhmilch und Gluten zu verzichten. (Mehr über die mit diesen Nahrungsmitteln verbundenen feinstofflichen Energien erfahren Sie in Kapitel 10.) Eine dritte Rückführung in dieses traumatische frühere Leben erlaubte ihr, sich mit den Geisteskräften zu beschäftigen, die aufgrund der sogenannten »Sünde«, nicht perfekt zu sein, auf den Plan traten. Von da an arbeitete sie weiter mit mir und einem Traumatherapeuten an ihren Kindheitsproblemen, einschließlich der versuchten Abtreibung und der anstrengenden Beziehung zu ihrer Mutter.

Zu diesem Zeitpunkt bestand meine Hauptinteraktion mit Martha in feinstofflicher Energiearbeit. Dazu gehörten das Klären von Leitungsbahnen ebenso wie Unterstützung (des großen Geistes) bei der Befreiung von Teilen des Selbst aus Schockblasen. Je mehr therapeutische Sitzungen Martha nahm, desto mehr konnte sie die Traumata betrauern, die sie während ihres ganzen Lebens erlitten hatte, und desto mehr war sie bereit, energetische Konstrukte freizusetzen. Ich stelle häufig fest, dass dies der Fall ist. Wie Sie in Kapitel 6 herausfinden werden, ist Trauer oft ein notwendiger Teil der Heilung eines Traumas und sich daraus ergebender chronischer Erkrankungen.

Schließlich war Martha psychisch stark genug, um darauf zu bestehen, dass sich ihr Ehemann wegen seines Alkoholismus in Behandlung begab. Im Familienteil dieses Prozesses bekamen Martha und ihre Tochter liebevolle Unterstützung. Und dann begab sich auch Marthas Tochter in Therapie. Obwohl die Ehe immer noch schwierig war, begann sie, sich in eine andere Richtung zu entwickeln, ebenso wie Marthas Beziehung zu ihrer Tochter. Und Martha machte ihre Arbeit als Bibliothekarin jetzt mehr Spaß als je zuvor. Sie hatte zwar immer noch mit Erschöpfung zu kämpfen, aber ein neues Übungs- und Ernährungsprogramm sowie ab und zu eine Sitzung mit mir, worin wir die Sekundärkräfte auflösten, machten sie glücklicher und gesünder, als sie jemals gewesen war.

Die energetischen Komponenten einer chronischen Krankheit oder chronischer Krankheiten sind kompliziert, können aber systematisch angegangen und geheilt werden – wie Marthas Fall deutlich macht. Um das komplexe Bild ein wenig klarer zu machen, möchte ich jetzt die Faktoren zusammenfassen, die bei bestimmten chronischen Krankheiten eine Rolle spielen.

Die Grundlagen chronischer Erkrankungen

Chronische Erkrankungen sind die Erweiterung eines etablierten Traumas. Somit beginnt ihre Entwicklung mit der Reihe von Ereignissen, die bereits in dem Abschnitt »Die Grundlagen des Traumas« beschrieben wurde. Dann können beliebig viele andere Faktoren das ungeheilte Trauma ebenso verschlimmern wie den Zyklus der Stressreaktionen, der sich einfach ständig wiederholt, wenn er nicht angegangen wird.

- Zu den angesprochenen Faktoren gehören häufig folgende:
- Seelenprobleme aus früheren Leben verstärken das Trauma und den Stress, wenn sie durch das Trauma angesteuert werden.
- Vorherrschen von Scham und Unwürdigkeitsthemen.
- Bindungen an dunkle Entitäten und Mächte, an lebende Menschen, Vorfahren und andere spirituelle Quellen.
- Mehrere Teile des Selbst, gefangen in mehreren Schockblasen.
- Entstehung mindestens einer Sekundärkraft, die das selbstverletzende Selbst mit einer schädigenden Person, einer Entität, einem Muster, einer Sucht oder dergleichen verbindet.
- Mikrobielle Infektionen.
- Hormonale Ungleichgewichte.
- Mikrochimäre Wirkungen.
- Vernetzung von epigenetischem Material, einem Miasma des zehnten Chakras und Mastzellen, die zu einer ausgewachsenen chronischen Erkrankung führt.
- Das Auftauchen von Überempfindlichkeit, Allergien und Süchten.

Orientierungshilfe 3

Trauma und Herausforderungen, Teil 2

Einsichten in die Bedeutung feinstofflicher Energie für gängige chronische Krankheiten und Probleme

In diesem Kapitel habe ich die Geschichten von zwei Klienten erzählt und die vielen spezifisch körperlichen und feinstofflichen Indikationen ihrer Probleme dargelegt. Wie Sie sehen, kann die Energetik des nicht angesprochenen Traumas und seiner Auswirkungen sehr komplex sein. Diese Orientierungshilfe listet die verschiedenen Traumatypen, Diagnosen und Probleme auf und gibt Anleitungen zum Auffinden und Bewerten der entsprechenden Teile der feinstofflichen Anatomie. Sie wird Ihnen helfen, Verbindungen zwischen Ihrem physischen und Ihrem feinstofflichen Körper und deren Beziehung zu anfänglichen und sekundären Kräften und Ladungen besser erkennen und herstellen zu können.

Anmerkung: Anhaftungen können bei den folgenden Erkrankungen ebenfalls eine Rolle spielen. Wenn Sie wissen oder vermuten, dass Sie es mit Themen aus der Vergangenheit zu tun haben, schlage ich vor, dass Sie mit Ihrem achten Chakra und Aurafeld arbeiten. Mit dem achten Chakra verbundene Probleme können Sie mit Technik 4 in Kapitel 7 einschätzen und dann eine Vielzahl von Werkzeugen verwenden, um die Herausforderungen anzugehen, etwa Technik 13 in Kapitel 8 für Heilzwecke.

Umweltbedingtes Trauma

Wenn Sie von einem umweltbedingten Trauma betroffen sind, empfehle ich Ihnen, so vorzugehen:

- ***Umweltbedingt, natürlich:*** Behandeln Sie das zehnte Chakra/Aurafeld, Knochen, wiederkehrende seelische Probleme und die Epigenetik; außerdem das erste Chakra/Aurafeld mit Betonung auf den Nebennieren bei Verlust von Besitztümern oder Leben.
- ***Umweltbedingt, vom Menschen verursacht:*** Behandeln Sie wie folgt:

  Toxizität in der Luft: viertes Chakra/Aurafeld, Betonung auf der Lunge.

  Geogene Belastung: zehntes Chakra/Aurafeld, Betonung auf den Knochen und dem epigenetischen Material.

  Lärmbelästigung: Phononen; fünftes Chakra/Aurafeld, Betonung auf Kehle, Nacken und Schilddrüse.

  Elektromagnetische Belastung: sechstes Chakra/Aurafeld, Überprüfen der Hypophyse; drittes Chakra/Aurafeld, speziell Gallenblase und Leber.

Physisches Trauma

Achten Sie bei jedem physischen Trauma darauf, Folgendes zu tun:

- Überprüfen Sie die gesamte Aura, vor allem das erste Chakra/Aurafeld.
- Klären Sie die Nebennieren und das Polyvagalsystem, und bringen Sie es alles ins Gleichgewicht.
- Überprüfen Sie die Ein- und Austrittswunde der Kraft sowie ihren Weg auf aufgenommene feinstoffliche Ladungen.
- Finden Sie heraus, ob elektrische Energie aus dem ersten Chakra durch die Wirbelsäule (Sushumna) nach oben fließt oder nicht.
- Bewerten Sie das Mikrobiom im Darm. Stellen Sie fest, ob bestimmte Nahrungsgelüste vorliegen. (Letzteres können Sie in Kapitel 10 tun.)
- Analysieren Sie hormonelle Ungleichgewichte und ihre feinstoffliche Bedeutung.
- Schätzen Sie Mikroben und ihre feinstoffliche Bedeutung ein.
- Schauen Sie, ob mikrochimäre Zellen angesteuert werden.
- Analysieren und behandeln Sie die Matrixmuster zwischen dem miasmischen zehnten Feld, Mastzellen und epigenetisches Material.

Psychisches Trauma

Ein psychisches Problem müssen Sie immer bis zu seiner anfänglichen psychischen Kraft und von dort zu den am meisten geschädigten Chakras und Aurafeldern zurückverfolgen. Mindestens ein verwundetes und eingekapseltes Selbst ist stets vorhanden.

Bewerten Sie auch das zehnte Chakra und Aurafeld sowie die Epigenetik, weil psychische Verletzungen häufig ein Problem der Ahnen aktivieren. Normalerweise überprüfe ich ebenso das achte Chakra, weil auch das Karma der Seele psychische Schäden verursachen kann. Schließlich überprüfe ich das elfte Chakra/Aurafeld, wenn der Schaden ein extremes Problem mit Scham und Ohnmacht verursacht hat. – Hier einige konditionsspezifische Empfehlungen:

- ***Emotionaler Missbrauch:*** Konzentrieren Sie sich auf das zweite Chakra/Aurafeld, das enterische Nervensystem und das sechste Chakra/Aurafeld, vor allem auf Probleme mit dem Selbstbild.
- ***Verbaler Missbrauch:*** Beziehen Sie das fünfte und das dritte Chakra/Aurafeld ein. Letzteres trägt die negativen Überzeugungen, die mit psychischen Störungen zu tun haben.
- ***Psychischer Missbrauch:*** Dieser Missbrauch wird durch emotionale und verbale Kräfte im Verbund verursacht. Daher ist es erforderlich, dass Sie mit den entsprechenden Bereichen arbeiten sowie mit dem siebten Chakra/Aurafeld, wenn der Missbrauch spirituell ist, und dem sechsten, wenn er das Selbstbild stark beeinflusst hat.
- ***Moralisches Trauma:*** Wenn Sie gezwungen sind, gegen das eigene Wertesystem zu handeln, analysieren Sie das siebte und erste Chakra/Aurafeld. Bewerten Sie auch das neunte, da diese Chakras eine Harmonisierung mit der Welt ermöglichen, eine Fähigkeit, die unter unmoralischem Druck gefährdet ist. Es ist wahrscheinlich, dass moralische Herausforderungen die Zirbeldrüse und die ausführenden Funktionen des Gehirns schädigen.
- ***Digitaler Missbrauch:*** Diese relativ neue Quelle von Problemen wie Cybermobbing, Dating-Manipulation, schneller Kurznachrichtenaustausch und Hyperverfügbarkeit betrifft den ganzen physischen und feinstofflichen Körper. Arbeiten Sie immer mit dem vierten Chakra/Aurafeld, weil digitaler Missbrauch unsere Beziehungsmuster ebenso beeinflusst wie das erste Chakra/Aurafeld, denn er sorgt für eine Überstimulation des somatischen Nervensystems.

Die beteiligten elektromagnetischen Felder schädigen das dritte Chakra/Aurafeld. Und negative Beiträge in den sozialen Medien, extreme Kritik und die Erwartung, dass man immer sofort auf das reagiert, was andere an einen herantragen, wirken sich negativ auf das dritte und das sechste Chakra/Aurafeld aus. Die Unfähigkeit, mit dem umzugehen, was andere tun oder denken, schädigt das elfte Chakra/Aurafeld und das Gefühl für die eigene Macht sowie das Bindegewebe und den Energiefluss in den Meridianen.

- ***Lernprobleme:*** Es gibt Dutzende, wenn nicht gar Hunderte mögliche Ursachen für Lernprobleme, physische wie feinstoffliche, und entsprechend viele daran beteiligte energetische Faktoren. Die folgende energetische Erkundung soll Sie im Umgang mit den entsprechenden Traumata unterstützen:

Aufmerksamkeitsdefizit-Hyperaktivitätsstörung (ADHS): Bei einer Aufmerksamkeitsdefizitstörung (ADS) – der Unfähigkeit, sich zu konzentrieren – ist die Vorderseite des dritten Chakras zu weit offen und die Rückseite zu fest geschlossen. Das dritte Aurafeld sammelt feinstofflich aufgeladene Daten von anderen und gibt sie an die Vorderseite des dritten Chakras weiter. Von hier gelangen diese intuitiv aufgenommenen Daten ins Gehirn. Das Gehirn gibt sich alle Mühe, aber seine organisatorischen Fähigkeiten reichen nicht aus, um diese Daten entsprechend einzuordnen. Daher rührt die Unfähigkeit, sich zu konzentrieren.

Das hyperaktive Element (das H in ADHS) kommt ins Spiel, wenn die Aufmerksamkeitsdefizitstörung (ADS) mit einer zu weit offenen Vorderseite und einer relativ geschlossenen Rückseite des ersten Chakras einhergeht. Grundsätzlich nimmt das erste Aurafeld die körperlichen Energien anderer auf und überlastet das erste Chakra. Um diese zusätzliche Energie loszuwerden, wird der Körper hyperaktiv.

Mit ADS und ADHS entwickelt das enterische Nervensystem eine Überempfindlichkeit gegenüber gentechnisch verändertem Getreide und Kuhmilchprodukten sowie gegenüber Lebensmittelfarbstoffen und anderen Chemikalien, hauptsächlich weil das sensorische Nervensystem durch das zehnte Chakra und Aurafeld zu stark auf umweltbedingte Störfaktoren wie geogene Belastungen, Umweltverschmutzung und Sonnenflecken eingestellt ist. Individuen mit ADHS haben in der Regel ein hochentwickeltes siebtes Chakra/Aurafeld und verfügen über viele geistige Gaben aus früheren Leben, die im achten Chakra verkapselt sind.

Autismusspektrum: Die Seelen von Menschen im Autismusspektrum sind sehr sensitiv und stecken oft derart fest, dass sie ein Trauma aus der Vergangenheit ständig wiederholen, und zwar über eine Schnur, die ihr gegenwärtig inkarniertes Selbst mit einem Selbst aus einem früheren Leben verbindet. Die Aurafelder liegen häufig in der falschen Reihenfolge aufeinander. Normalerweise liegen das erste bis dritte Feld außerhalb der gesamten Aura. Die anderen Felder liegen darunter und verursachen extreme Überempfindlichkeiten im enterischen Nervensystem und ein unausgewogenes Mikrobiom. Üblicherweise ist im System sowohl energetische Angst als auch energetische Depression vorhanden. Der Vagusnerv ist oft überstimuliert, was zu sozialer Angst führt. Und in der Regel liegen Allergien vor, die bereits im Mutterleib stimuliert wurden und weiterhin Probleme im Mikrobiom verursachen.

Somatische (körperliche) Empfindlichkeiten: Diese Empfindlichkeiten haben immer mit dem ersten Chakra und Aurafeld und mit einem unregelmäßigen Polyvagalsystem zu tun. Die erste Auraschicht könnte außerhalb der Aura liegen, was die Überempfindlichkeit zum Teil verursacht. Überlebensfragen sind von größter Bedeutung und stammen oft aus früheren Leben oder gehen auf Erfahrungen im Mutterleib zurück. Das erste Chakra ist hoch entwickelt und stark auf die Körperlichkeit anderer eingestellt, bis zu dem Punkt, dass im eigenen Körper Mikroben ausgelöst werden, die im Körper von anderen am Werk sind.

Legasthenie und ähnliche Probleme: Verschiedene Aurafelder liegen häufig in einer atypischen Reihenfolge, was es dem höheren Gehirn schwer macht, Situationen zu erkennen, und

Probleme beim Lesen oder Lösen von Mathematikaufgaben bereitet. Beispielsweise könnten das dritte und das sechste Aurafeld vertauscht sein. Das bedeutet, dass die durch die Augen (sechstes Chakra/Aurafeld) ankommenden Informationen vielleicht statt ins sechste ins dritte Chakra eintreten. Das dritte Chakra ist nicht visuell, daher kann es die eingehenden Daten nicht logisch verarbeiten.

Wie angedeutet, liegt Legasthenie fast immer eine visuelle Unzulänglichkeit des sechsten Chakras/Aurafeldes zugrunde. Normalerweise bilden die Augen ein umgekehrtes Bild auf der Netzhaut ab, und das Gehirn muss es umkehren. Dies läuft bei dieser Art von Lernproblemen nicht ordnungsgemäß ab, zum Teil wegen körperlicher oder feinstofflich-optischer Probleme. Das zweite (kreative) Chakra ist tendenziell sehr gut entwickelt, ebenso wie die damit verbundene Gabe der emotionalen Empathie.

- ***Psychische Erkrankungen und Probleme:*** Hier handelt es sich um ziemlich komplizierte Sachverhalte. Daher nenne ich nur wenige Hinweise – gerade genug, um Ihnen für die Behandlung von Traumata mit den Techniken in Kapitel 8 ein »Achtung!« mit auf den Weg zu geben:

  Depression: Halten Sie Ausschau nach energetischer Depression, entzündlichen Erkrankungen und feinstofflichen Energien, die von anderen aufgenommen wurden. Achten Sie auch auf unterdrückte Gefühle, die zu mikrobiellen Ungleichgewichten und Problemen mit dem siebten Chakra führen können. Speziell postpartale Depression kann aufgrund von energetisch-hormonellen Problemen auftreten sowie aufgrund einer zerfaserten Verbindung zwischen Mutter und Kind, eine Art energetischer Nabelschnur, die beide verbindet, bis das Kind etwa vier Jahre alt ist. Häufig nimmt die Mutter die Trauer ihres Kindes über den »verlorenen Himmel« (wahrgenommen als Einssein mit der Einheit und/oder dem nichtphysischen Zustand zwischen den Leben) auf und kann diese Gefühle nicht verarbeiten.

  Angst: Untersuchen Sie die energetische Angst, die in den eigenen Körper aufgenommenen Energien anderer und die Erfahrungen aus früheren Leben, die epigenetisches Material ebenso entfesseln wie in Schockblasen eingeschlossene Teile des Selbst.

Posttraumatische Belastungsstörung (PTBS): »Posttraumatische Belastungsstörung« oder »posttraumatisches Belastungssyndrom« ist der klinische Name für die psychische Erkrankung, die sich entwickeln kann, nachdem man etwas Erschreckendes oder Gefährliches erlebt hat oder Zeuge davon geworden ist.[81] Sie zeichnet sich durch lebhafte Flashbacks oder Albträume aus. Weitere Symptome sind Gefühllosigkeit, erhöhte emotionale Erregung und Schwierigkeiten, zu schlafen oder sich zu konzentrieren. Diese Symptome sind in der Regel so schwerwiegend, dass sie den Alltag erheblich beeinträchtigen.[82] Eine PTBS ist das Ergebnis eines kontinuierlichen Stresszyklus und muss bis zu ihrem Ursprung zurückverfolgt werden, damit sie geheilt werden kann. Ich arbeitete im Laufe der Zeit mit unzähligen Personen zusammen, die an einer PTBS litten. Und ich bewundere jeden, der fest entschlossen ist, sie hinter sich zu lassen. Die meisten Techniken, die in diesem Buch vorgestellt werden, sind in diesem Prozess hilfreich, und ich habe die Erfahrung gemacht, dass es sich dabei um sehr nützliche Ergänzungen zu traditionellen Therapien handelt.

Es ist erwähnenswert, dass eine posttraumatische Belastungsstörung (PTBS) etwas anderes ist als posttraumatischer Stress (PTS). Letztgenannter Begriff wird manchmal verwendet, um zu beschreiben, wie Menschen nach einem traumatischen Ereignis erneut die gleiche Kampf-Flucht-Erstarren-Reaktion zeigen wie während des Ereignisses, und zwar mit allen oder einigen körperlichen Symptomen, wie erhöhtem Herzschlag, schnellerer Atmung und erhöhter Muskelspannung. PTS wird in der Regel als eine natürliche Reaktion betrachtet und klingt häufig mit der Zeit ab.[83]

Co-Abhängigkeit wird hauptsächlich im nächsten Kapitel erörtert. Ein Heilungsprozess wird in Kapitel 9 vorgestellt.

Weitere psychische Erkrankungen: Ganz allgemein gilt, dass Sie immer nach Missbrauchsthemen, Seelenproblemen aus früheren Leben, Disruptoren in der sehr frühen Kindheit, dunklen Entitäten und Kräften sowie Störungen im Polyvagalsystem suchen sollten, die von einem Ungleichgewicht im Mikrobiom verursacht werden oder dazu führen. Vereinzelt habe ich bestimmte feinstoffliche Faktoren aufgenommen, und gegebenenfalls diskutiere ich auch die Rolle der Co-Abhängigkeit unter gewissen Bedingungen.

- *Bipolare Störung:* Es gibt viele Arten von bipolarer Störung. Generell glaube ich, dass normalerweise eine Missbrauchsgeschichte dahintersteckt. (Der Missbrauch könnte in einem früheren Leben stattgefunden haben.) Die bipolare Person »spaltet« sich in ein sehr kreatives, »gutes« und ein niedergeschlagenes und wütendes »schlechtes« Selbst. An dieser Spaltung ist fast immer ein Thema des siebten Chakras beteiligt. Mit anderen Worten, der »gute« Teil fällt ein ethisches Urteil über den »schlechten« Teil.
- *Borderline-Persönlichkeitsstörung (BPS):* Ich betrachte dies als eine Störung des dritten Chakras und teile sie aus energetischer Sicht in zwei Arten von BPS ein. Wie Sie in Kapitel 7 erfahren werden, entwickelt sich das dritte Chakra im Alter zwischen zweieinhalb und viereinhalb Jahren. Wenn ein Kind herausfindet, dass es seinen Willen mit Wutanfällen durchsetzen und außerdem anderen die Schuld an allen möglichen Problemen geben kann, setzt es Mobbing, das Hauptmerkmal der BPS ein, um seine persönliche Autorität zu behaupten. Die andere Art von BPS ist in Wirklichkeit eine Co-Abhängigkeit. Sie betrifft Individuen, die Gefühle oder Gedanken von anderen annehmen, um Frieden zu schaffen. Wenn eine Person mit einer echten BPS ihnen Druck macht, explodieren sie. Beispielsweise kann es sein, dass eine BPS-Person ihre eigene Wut und Rage ignoriert. Die co-abhängige BPS-Person spürt diese Energien und absorbiert sie. Schließlich explodiert die co-abhängige BPS-Person und versucht so, die BPS-Person dazu zu bringen, ihre eigenen Emotionen auszuleben. Das wird nicht passieren, und jetzt sieht es aus, als sei der Co-Abhängige verrückt.

- *Narzissmus.* Aus feinstofflich-anatomischer Sicht entsteht Narzissmus im ersten Chakra. Wie in Kapitel 7 noch ausgeführt wird, entwickelt sich das erste Chakra von der Zeit im Mutterleib bis zum sechsten Monat. In dieser Zeit sollten wir der absolute Liebling eines anderen Menschen sein. Wir sollten mindestens eine Person haben, die uns bedingungslos liebt und alle unsere Bedürfnisse erfüllt. Wenn dies nicht geschieht, beschließen einige Individuen unbewusst, dass sie jetzt »dran« sind. Sie nutzen ihre angeborene Intuition und ihren Charme, um andere davon zu überzeugen, regelrecht vernarrt in sie zu sein. Falls dies nicht gelingt, wird der Narzisst wirklich wütend und projiziert seine Wut aus der Kindheit auf den aktuellen »Übeltäter«. Andere Individuen, nämlich diejenigen, deren Bedürfnisse in dieser Zeit nicht erfüllt werden, werden co-abhängig. Sie nehmen die Überzeugung an, dass geliebt wird, wer die Bedürfnisse anderer erfüllt. Oft findet sich der Narzisst am Ende in co-abhängigen Beziehungen zu anderen Narzissten wieder.
- *Schizophrenie:* Diese Erkrankung zeichnet sich durch einen Bruch mit der Realität aus. Aus meiner Sicht ist sie zumindest teilweise eine psychische Wunde. Entweder ein Teil der Seele oder das innere Selbst hat sich abgespalten, verlässt den Körper und macht die verbleibenden Teile des Selbst anfällig für eine Invasion.

Sucht und Allergien

Die Themen wurden in diesem Kapitel bereits angesprochen und stehen im Mittelpunkt von Kapitel 10. Suchen Sie nach fehlenden Kräften, Reaktionen auf feinstoffliche Ladungen, die in diesem oder früheren Leben ins System gelangt sind, nach Anhaftungen, nach epigenetischen Auslösern, die das Selbst veranlassen, Ahnenprobleme auszuleben, sowie nach Ungleichgewichten im Mikrobiom. Die Darm-Hirn-Achse ist fast immer verzerrt.

Alterung

Älterwerden ist ein normaler Teil des Lebens, aber unsere Reaktionen darauf sind es möglicherweise nicht. Für ausgeprägte Schwierigkeiten mit dem Älterwerden sind in der Regel das zehnte Chakra und Aurafeld und epigenetische Auslöser verantwortlich. Hinzu kommen Probleme des ersten Chakras wie hyperaktive Nebennieren, hormonbedingte Schwierigkeiten und ein gestresstes SNS, ein geschwächter Vagusnerv, übernommene Energien anderer sowie ein Verlust von Lebensenergie, weil zu viele Teile des Selbst in Traumablasen gefangen sind. Weitere mögliche Faktoren sind unvollständige Trauerprozesse (sie werden im nächsten Kapitel behandelt) sowie ein mit dem achten Chakra verbundenes Problem der Seele, die nicht mehr inkarniert werden will.

Finanzielle Probleme

Finanzielle Probleme haben immer etwas mit dem ersten Chakra und Aurafeld und tief sitzenden Gefühlen der Unwürdigkeit sowie mit dem Annehmen von Urteilen und Energien anderer zu tun. Es kann hilfreich sein, sich die Epigenetik des zehnten Chakras vorzunehmen und nach einem Ahnentrauma zu suchen. Ebenfalls häufig beteiligt sind eines oder mehrere Abschirmschilde, die Wohlstand fernhalten, und manchmal die Scham der Seele über ihr Karma, die über das achte Chakra/Aurafeld angesprochen werden kann.

Erkenntnisse zu bestimmten finanziellen Problemen:

- ***Das Sparschwein sein:*** Zahlen Sie immer für alle anderen? Dann gibt es wahrscheinlich eine Schnur zu den ersten Chakras anderer – und daher ein Energieleck in Ihrem ersten Chakra. Ein karmisches Thema könnte Sie glauben machen, dass Sie anderen etwas schulden.
- ***Der/die arme Verwandte sein:*** Sind alle anderen in Ihrer Familie wohlhabend? Dann sind Sie vielleicht ihre Tankstelle, und die anderen zapfen sich das Benzin (die Energie) ab, das eigentlich für Sie gedacht war. Sie hingegen bleiben ausgelaugt zurück und müssen ständig mit viel Aufwand nachtanken, um etwas für Ihre eigenen Wünsche und Träume tun zu können. Die Schnüre, die zwischen Ihnen und anderen Familienmitgliedern gespannt sind, oder die Anwesenheit eines Miasmas, verhindern Ihren Gewinn.
- ***Schulden:*** Suchen Sie den Grund für einen Schwund im ersten Chakra/Aurafeld. Die Rückseite dieses Chakras ist vermutlich geschlossen, nicht offen, um Wohlstand anzunehmen.
- ***Unfähigkeit, einen Job zu bekommen und zu behalten:*** Abgesehen davon, dass Sie das erste Chakra auf Probleme hin untersuchen, soll-

ten Sie im Energiefeld auch nach einem Marker Ausschau halten, der andere davor »warnt«, Sie einzustellen.

- ***Gier:*** Ein Mangelbewusstsein beeinflusst Ihr erstes und Ihr drittes Chakra. Diese Denkweise könnte über das zehnte Chakra ererbt sein, weil die Gier der Vorfahren möglicherweise zu Wohlstand geführt hat.

Beziehungsprobleme

Beziehungsprobleme erschließen sich am besten, indem man Co-Abhängigkeiten genauer unter die Lupe nimmt, die im nächsten Kapitel behandelt werden. Oft spielen auch Muster eine Rolle, die von in Schockblasen eingeschlossenen Teilen des Selbst aufrechterhalten werden.

Geistige und psychische Probleme

An diesen Problemen ist immer das achte Chakra und das entsprechende Aurafeld beteiligt, welche die Seele und frühere Leben umfassen; das siebte Chakra und Aurafeld, die anfällig für geistige Probleme sind, und alle anderen Chakras, die Anhaftungen aufweisen und aufgrund ihrer besonderen Herausforderungen mehr oder weniger übersinnlich sind. Vor allem das zehnte Chakra/Aurafeld wird von den geistigen Themen und Entitäten beeinflusst, die mit den Ahnen in Verbindung stehen.

Persönliche Einschätzung: *Dem Ursprung Ihres Problems auf der Spur*
Wann und wie hat Ihr Problem begonnen? Das ist die Frage, auf die Sie mithilfe dieser Einschätzung Antworten bekommen (oder zumindest erste Ansätze für Antworten). Sie brauchen Schreibzeug, Papier, Ihre Tabelle mit den körperlichen Symptomen aus Kapitel 3, Ihre Tabelle »Chakra-Symptome« aus Kapitel 4 und etwa 30 Minuten, in denen Sie nicht gestört werden. Sie können bei dieser Einschätzung auch die Hilfe vertrauenswürdiger Familienmitglieder, Freunde oder Ihrer Therapeuten in Anspruch nehmen.

1. Atmen Sie ein paarmal tief durch, und konzentrieren Sie sich auf Ihr Problem. Sagen Sie nun Ja oder Nein zu dieser Aussage: Ich glaube, diese Herausforderung stammt von einem einzigen traumatischen Ereignis.
   - *Wenn Sie Ja gesagt haben, fahren Sie mit Schritt 2 fort.*
   - *Wenn Sie Nein gesagt haben, machen Sie mit Schritt 3 weiter.*

2. Antworten Sie nun auf folgende Aussagen zu dem traumatischen Ereignis:
   - Ich würde dieses traumatische Ereignis so beschreiben:

     ____.

   - Ich war in diesem Alter, als sich der traumatische Vorfall ereignete:

     ____.

   - Dieses Trauma hat meinen Körper auf folgende Weise beeinflusst:

     ____.

   Nehmen Sie sich Ihre Tabelle mit den körperlichen Symptomen aus Kapitel 3 vor, wenn Sie antworten. Welches der von Ihnen aufgelisteten Symptome ist unmittelbar nach dem anfänglichen Trauma oder als direktes Ergebnis davon aufgetaucht?

- Ich glaube, dieses Trauma hatte folgenden unmittelbaren Einfluss auf meinen feinstofflichen Körper:

  ____.

  Nehmen Sie sich Ihre Tabelle »Chakra-Symptome« aus Kapitel 4 vor, wenn Sie antworten. Welches der von Ihnen aufgelisteten Symptome trat unmittelbar nach dem anfänglichen Trauma oder als direktes Ergebnis davon auf?

- Ich glaube, bei den folgenden körperlichen und feinstofflichen Symptomen handelt es sich um sekundäre oder mittelfristige Reaktionen auf das anfängliche Trauma:

  ____.

  Nehmen Sie sich Ihre Tabellen mit den körperlichen und den Chakra-Symptomen vor, wenn Sie antworten. Welche der Symptome, die Sie in diesen Tabellen aufgelistet haben, entwickelten sich in den Monaten oder wenigen Jahren nach dem Trauma?

- Ich glaube, folgende Symptome sind langfristige/andauernde Ergebnisse der ungelösten Faktoren des anfänglichen Traumas und/oder der folgenden sekundären Stressoren, die sich daraus entwickelt haben:

  ____.

- *Vielleicht können Sie alle oder die meisten Symptome auf Ihren beiden Listen mit einer dieser drei Stufen der Stressreaktion in Verbindung bringen. Vielleicht aber auch nicht. Wenn sich außergewöhnliche Symptome auf Ihren Listen befinden, machen Sie mit Schritt 3 weiter. Vielleicht gelingt es Ihnen dann, mehr Licht in ihren Ursprung zu bringen.*

3. Atmen Sie noch ein paarmal tief durch und antworten Sie auf folgende Aussagen.
   - Wenn ich an meine Kindheit zurückdenke, stechen die folgenden Erfahrungen als traumatisch, stressig, schwierig oder anderweitig signifikant hervor:

     ____.

   - Wenn ich an mein erwachsenes Leben bis heute zurückdenke, stechen die folgenden Erfahrungen als traumatisch, stressig, schwierig oder anderweitig signifikant hervor:

     ____.

   - Das letzte Mal, als ich mich vollkommen frei und unberührt von irgendwelchen Symptomen fühlte, war:

     ____.

4. Schauen Sie sich schließlich die Liste mit Ihren körperlichen Symptomen und die mit den Chakra-Symptomen noch einmal an. Zu jedem Symptom auf Ihrer Liste schreiben Sie auf, wie alt Sie waren, als es aufgetaucht ist, und wo Sie zu diesem Zeitpunkt waren.
   - ▸ *Wenn Ihre Symptomlisten sehr lang sind, konzentrieren Sie sich zunächst auf die Symptome, die Sie als besonders problematisch eingestuft haben, und schreiben dann auf, was Sie an Details über den Ursprung anderer Symptome auf Ihrer Liste wissen.*
   - ▸ *Seien Sie so genau wie möglich, aber machen Sie sich keine Sorgen, wenn Sie sich nicht an alle Details erinnern können.* (Warum spielt es eine Rolle, wo Sie waren, als sich ein bestimmtes Symptom zum ersten Mal gezeigt hat? Weil Umweltkräfte, geistige Kräfte oder die Energien anderer Menschen, die damals an diesem Ort waren, zu dem Symptom beigetragen haben können.)

Wenn Sie diese Einschätzung durchführen, finden Sie möglicherweise heraus, dass einige Symptome Sie Ihr ganzes Leben lang beeinflusst haben, auch wenn Sie keine Ahnung haben, wie oder wann sie ursprünglich entstanden sind. Dieser Mangel an Informationen ist genauso hilfreich wie das, was Sie wissen. Wenn Sie nicht genau sagen können, wann in Ihrem Leben spezifische Probleme begonnen haben, oder Sie sich nicht an eine Zeit erinnern, in der ein Symptom keinen Einfluss auf Sie hatte, sind diese Probleme oder Symptome vielleicht in einer sehr frühen Phase Ihres Lebens entstanden, an die Sie sich nicht bewusst erinnern können, oder sogar in einem früheren Leben oder im Leben Ihrer Vorfahren.

Zusammenfassung

In diesem Kapitel haben wir uns eingehend damit beschäftigt, wie der physische Körper und der feinstoffliche Körper in Reaktion auf traumatische Stressoren interagieren und wie die Stressreaktion, wenn sie nicht geheilt wird, zu chronischen Erkrankungen führen kann. Wir haben die wichtigsten körperlichen und feinstofflichen Faktoren aufgeführt, die bei diesen Herausforderungen eine Rolle spielen.

Nun, wo Sie das komplizierte Zusammenspiel körperlicher und feinstofflicher Faktoren verstehen, das zu Ihren Schwierigkeiten beiträgt, ist es Zeit, sich auf zwei weitere Themen zu konzentrieren: Trauer und Co-Abhängigkeit und die Rollen, die sie für unsere Probleme spielen.

Kapitel 6

Das trauernde Herz und Co-Abhängigkeit

Die Psyche kann ein Liebesvakuum nicht tolerieren.
Sam Keen: *The Passionate Life. Stages of Loving*

Ein Hauptgrund dafür, dass ein traumatisierter Teil des Selbst in einer Schockblase gefangen bleibt, egal, ob sich der Zustand der Person zu einer chronischen Erkrankung entwickelt hat oder nicht, ist die Unfähigkeit zu trauern. Zu vielen von uns fehlt ein Ventil für die Trauer, die eine natürliche Folge von Stressoren ist und die sich unter Stress festsetzt und in ein Trauma verwandelt. Nicht wirklich ausgelebte Trauer ist auch der Hauptgrund, warum wir co-abhängig werden.

In diesem wichtigen Kapitel werde ich zuerst Trauer definieren und erklären, warum Trauer einen neuen Zustand des Wohlbefindens schaffen kann, nachdem wir zu Fall gebracht worden sind. Ich werde beschreiben, wie unzureichendes Trauern das Immunsystem beeinträchtigt und einer Vielzahl zusätzlicher körperlicher und psychischer Probleme zugrunde liegen kann. Ich zeige, wie ein unvollständiger Trauerprozess für dysfunktionale Beziehungen sorgt und für ein zusätzliches Problem, das ich »energetische Co-Abhängigkeit« nenne, eine Form der Co-Abhängigkeit, die dem Standardtyp entspricht, aber auch feinstoffliche Energien einbezieht. Eine Fülle von Beispielen wird Ihnen helfen, die Zusammenhänge zwischen Trauern, energetischer Co-Abhängigkeit und den ständigen Herausforderungen des Lebens zu erkennen.

Die Notwendigkeit zu trauern

Meine Klientin Ethel war mehr als verkrampft. Ihre Mutter hatte sie in der Erziehung kontinuierlich beschämt. Seit ihrer Jugend hatte sie mit Asthma und chronischer Bronchitis zu kämpfen. Und jetzt, mit 75, standen auch noch Herz- und Knieprobleme, Arthritis und Diabetes auf ihrer Liste der Beschwerden.

Als wir uns begegneten, war Ethels Hauptanliegen die Tatsache, dass sie von mehreren Freunden schlecht behandelt wurde. Sie fragte sich, was sie falsch machte.

Es bedurfte keines Gehirnchirurgen, um die Parallele zwischen der Grausamkeit ihrer Mutter und der ihrer Freunde zu erkennen. Die psychischen Kräfte aus ihrer Kindheit hatten Ethel in eine Schockblase gesperrt, der sie nie entkommen war. Sie hatte auch nie getrauert, was einer der Gründe war, warum sie körperliche Beschwerden entwickelte und sich in co-abhängige Beziehungen begab.

Was ist Trauer?

Trauer ist eine facettenreiche Reaktion auf Verlust. Obwohl wir den Begriff in der Regel auf den Verlust einer Person, einer Beziehung oder eines Jobs beschränken, ist Trauer etwas sehr Persönliches. Wir können den Verlust unser Gesundheit oder Jugend betrauern, den Tod eines Traums oder den Verlust der Unschuld. Wir könnten betrauern, dass wir Lernprobleme haben, oder sogar, dass wir unsere ganze Zeit mit Arbeit verbringen.

Wir halten das Trauern normalerweise für einen emotionalen Prozess. Das Standardmodell des Trauerns erläutert die beteiligten emotionalen Phasen, wie sie vor Jahrzehnten von Elisabeth Kübler-Ross dargestellt wurden. Diese fünf Phasen sind Nicht-wahrhaben-Wollen, Zorn, Verhandeln, Depression und Zustimmung.[84] Diesem Modell zufolge müssen wir jede dieser Phasen durchmachen, um mit einem Verlust umgehen zu können. Manchmal durchlaufen wir sie allerdings in keiner bestimmten Reihenfolge. Und unabhängig davon, wie wir mit diesen Phasen umgehen (oder nicht), ist Trauer in der Regel hart und schonungslos.

Oft verändert Trauer unser Verhalten, verursacht Isolation, Intoleranz, Rastlosigkeit und Tränen. Mental kann sie Verwirrung, Halluzinationen und ein Gefühl der Trennung hervorrufen. Sie kann auch zu Appetitänderungen, Schlaflosigkeit, Müdigkeit und körperlichen Beschwerden sowie zu schwierigen Gefühlen wie Schuld, Angst, Bedauern und Groll führen. In der Regel zwingt sie uns auch, den Sinn des Lebens oder unserem Glauben infrage zu stellen.[85] Mit anderen Worten, Stress löst Trauer aus, aber Trauer verursacht auch Stress.

Diese Aussage trifft vor allem dann zu, wenn wir den Verlust als gefährlich wahrnehmen. Wenn beispielsweise der Ernährer der Familie stirbt, haben wir Angst um unser Überleben. Wenn ein Kind stirbt, ziehen wir die Existenz des Guten in Zweifel. In wirklich schwierigen Fällen sorgt unser Körper für die gleiche Notfallmobilisierung von Chemikalien wie alle Stressoren, um unsere Körperchemie bis hin zum Mikrobiom und zum Immunsystem zu ändern. In der Tat hat sich gezeigt, dass das Trauma des Trauerns verantwortlich zeichnet für das Auftreten von Erkrankungen wie Herz-Kreislauf-Problemen, Krebs, Lymphomen, Lupus, Grippe, chronischem Juckreiz, Gelenkrheumatismus, Alkoholismus, chronischer Depression und anderen.[86]

Ich stelle diese Symptome vor, um meinen Punkt zu verdeutlichen. Ein eingeschlossenes körperliches Trauma und chronische Krankheiten sind eng mit dem Trauerprozess verbunden – besonders mit dem, was oft als »komplizierte Trauer« bezeichnet wird.

Die Komplikationen der Trauer

Als meine Jungs klein waren, fingen sie sich während der Pause in der Schule viele Kratzer und Blutergüsse ein. Sie weinten nicht gleich. Doch kaum waren sie zu Hause, brachen sie in Tränen aus und erzählten mir, wie sehr ihr Knie/Ellbogen/Kinn wehtat. Ich reinigte dann das »Aua«, legte einen Verband mit Actionfiguren an, und dann rannten sie los zum Spielen. Die Verletzung schmerzte nicht erst, als sie mich sahen. Sie mussten einfach ihre Gefühle mit jemandem teilen, der sich kümmerte. Das Freisetzen ihrer Gefühle überzeugte sie davon, dass sie geheilt wurden. Wie bei jedem Stressor und jedem Trauma erfordert die Heilung, dass wir Hilfe von außen bekommen.

Wie viel Trauer braucht ein traumatisiertes Selbst, das noch in einer Blase steckt? Wenn die Trauer des Selbst in der Blase bisher nicht zum Ausdruck gebracht oder nur unvollständig verarbeitet werden konnte, wird sie kompliziert. Die verschiedenen negativen Auswirkungen der komplizierten Trauer lassen sich am einfachsten erklären, wenn Sie die feinstofflichen Energien visualisieren, die daran beteiligt sind.

Stellen Sie sich das traumatisierte Selbst in einer Schockblase gefangen vor. Wahrscheinlich ist das ursprüngliche verwundete Selbst von mehreren Schichten des Traumas umgeben. Das Selbst ist seine eigene Miniaturperson, und die Energieschichten um es herum bilden eine Reihe von feinstofflichen Grenzen. Diese Grenzen könnten in der Tat als eine Art Aurafeld betrachtet werden. Das Selbst in der Blase, das durch das ursprüngliche Trauma eingefroren ist, erlebt das Trauma perpetuell wieder, auch wenn die mit dem Trauma verbundenen feinstofflichen Energien, einschließlich der Kräfte, der eingebrachten feinstofflichen Ladungen und der Gefühle und Reaktionen des traumatisierten Selbst, in das Mini-Aurafeld einprogrammiert sind. Diese Gruppe kombinierter Energien – die Gesamtheit der anfänglichen inkompatiblen Energien und der anschließenden Antworten auf diese Verwundung – spiegelt sich wiederum in den verwandten Chakras und den externen Aurafeldern wider.

Trauer ist das Mittel zur Heilung nach einem Trauma. Das Selbst in der Blase kann seinen Trauerprozess ohne Hilfe von außen jedoch weder beginnen noch beenden. Bis dahin werden die Energien des Traumas als Hilfeschrei in die Welt gesendet – wie eine Radioübertragung, die sagt: »Schau, ich bin traurig! Ich bin missbraucht worden! Ich glaube, ich bin unwürdig!« Die Hoffnung ist, dass es jemand beachtet. Das passiert aber nicht immer.

Energie zieht gleiche Energie an. Zu oft zieht die ausgesendete Bitte um Aufmerksamkeit, die durch die umgebenden beeinträchtigten Bereiche unserer feinstofflichen Anatomie reist, Menschen, Situationen und Erfahrungen an, die dem ursprünglichen Trauma entsprechen und das traumatisierte Selbst noch weiter prägen. Der Körper aktiviert also weitere Merkmale des Traumas. Wenn diese Merkmale unvermindert wiederkehren, entstehen Symptome chronischer Erkrankungen, weil das gefangene Selbst selbstverletzende Aktivitäten ausbildet, um noch mehr Aufmerksamkeit zu bekommen.

In der Zwischenzeit spielt das gefangene Selbst die Verwundung immer wieder nach, egal, ob wir es mit einem Trauma oder einer selbstverletzenden Situation zu tun haben. Dem emotionalen Drama werden neue Gefühle hinzugefügt: Hoffnungslosigkeit über die Unfähigkeit zu heilen. Scham, dass man sich nicht befreien kann – und sich an einem bestimmten Punkt nicht einmal befreien will. Das Energiefeld fühlt sich allmählich geradezu gemütlich an, wie ein Zuhause. Letztendlich ist das verschanzte Selbst traurig über den tiefsten Schmerz: die Unfähigkeit, das ursprüngliche Selbst auszudrücken.

Dies war der Fall bei Ethel. Ihr Trauma begann mit der extremen Beschämung durch die Mutter, die mithilfe einer psychischen Kraft destruktive feinstoffliche Botschaften in ihren feinstofflichen Körper einschleuste. In ihrer Kindheit behütete Ethel ihr verwundetes Selbst in einer Schockblase, um sich selbst zu schützen, aber sie wurde immer wieder beschämt. Niemand erkannte, was tief in ihrem Schutzgehäuse passierte. Sie lächelte die Welt einfach an und wurde eine bekannte Psychiaterin.

Leider zog das Selbst in der Blase – oder zogen die feinstofflichen Botschaften, die es aus seiner energetischen Ummantelung schickte – Menschen an, die ihrer Mutter sehr ähnlich waren. Obwohl es Ethel auch mit liebenswerten Persönlichkeiten zu tun hatte, waren es die gemeinen und unangenehmen, die am meisten Einfluss auf sie ausübten. Sie spürten intuitiv und energetisch, dass sie sich ihr gegenüber schlecht benehmen konnten, weil Ethel schwach war und weil ihr verletztes Selbst mit ihrer negativen Meinung über sie einverstanden war. Schließlich musste das, was ihre Mutter von ihr gesagt hatte, doch wahr sein, oder? Doch weil niemand erkennen konnte, was in Ethel vorging, stand ihr auch niemand bei.

Schließlich wandte sich Ethels Körper gegen sich selbst. Sie entwickelte komplizierte Trauer. In dem Versuch, die traumatisierenden Energien loszuwerden und den Trauerprozess in Gang zu bringen, begann ihr physischer Körper, sich selbst zu verletzen. Auch der feinstoffliche Körper beteiligte sich an diesem Prozess, indem er versuchte, sich von den angestauten Energien zu befreien. Schließlich entwickelte Ethel diagnostizierbare körperliche Erkrankungen.

Als ich mit Ethel arbeitete, behandelte ich nur einen physischen Aspekt ihrer chronischen Erkrankungen, der auf Mikroben hindeutete. Insbesondere spürte ich intuitiv, dass sie sich in ihrer frühen Kindheit eine Chlamydien-Infektion (eine Atemwegsinfektion) zugezogen hatte. Chlamydien, durch die Luft übertragene Bakterien, gelangen in die Lunge, verhalten sich aber atypisch. Wie ich in Kapitel 9 weiter erläutern werde, verhält sich dieser Mikroorganismus sowohl wie ein Bakterium als auch wie ein Virus. Ich hatte schon vorher mit diesem Bakterium gearbeitet. Es wird von schwachen Organen angezogen und liegt vielen chronischen Erkrankungen zugrunde, auch der von Ethel. Ich wusste ebenso, dass die bakterielle Komponente auf der feinstofflichen Ebene Ethels Trauer enthielt und dass das Virus ihrem Familiensystem anhaftete. Und stellen Sie sich vor: Als Ethel auf dieses Bakterium getestet wurde, kam heraus, dass sie es tatsächlich hatte.

Der andere Teil meiner Arbeit bestand darin, Ethel zu der Erkenntnis zu verhelfen, dass ihre Probleme auf der energetischen Ebene zurückzuführen waren auf das Trauma, beschämt zu werden, und auf die Tatsache, dass ihre »Freunde« die Grausamkeit ihrer Mutter immer wieder auslösten. Als ich ihr das sagte, leuchtete ihr Gesicht regelrecht auf. Ihr Leben und ihre Kämpfe – alles ergab plötzlich einen Sinn. Ich deutete an, der Weg zur Freiheit bestehe darin, ihre Gefühle zu fühlen, sich aus dem Familiensystem ihrer Mutter zu lösen und zu trauern.

Ethel trauerte hauptsächlich, indem sie ein Tagebuch führte. Sie schrieb jedes Mal etwas hinein, wenn sie beschämt worden war, und schilderte auch, wie sie sich angesichts dieses Verhaltens fühlte. Sie konnte das Auftreten verschiedener körperlicher Störungen mit besonders heftigen beschämenden Erfahrungen in Verbindung bringen. Und um sich schließlich aus den selbstverletzenden Mustern zu befreien, gab sie zu, dass sie zu den Mustern beigetragen hatte, weil sie ihren eigenen Wert nicht begreifen konnte. Nachdem sie die emotionalen Ereignisse entdeckt, die Misshandlung betrauert und sich wegen der Bakterien einer medizinischen Behandlung unterzogen hatte, fühlte sie sich gut genug, um nach Rücksprache mit ihrem Arzt eine bevorstehende Herzoperation abzusagen.

Ich kann gar nicht genug betonen, wie wichtig es ist, ein Trauma zu betrauern, das wir erlebt haben. Es ist der Schlüssel, um die Tür zur Schockblase aufzuschließen. Danach könnte unser Leben wieder so werden, wie es vor dem Trauma war. Oder auch nicht ganz so. Doch obwohl ein verlorener Körperteil nicht wie durch ein Wunder wieder nachwächst, können wir beispielsweise lernen, mit einer Prothese zu gehen. Obwohl eine zerbrochene Ehe vielleicht nicht wiederhergestellt wird, können wir lernen, wieder zu lieben. Obwohl unser Körper vielleicht nicht in der Lage ist, sämtliche Pfunde loszuwerden, die wir zugenommen haben, können wir mit neuer Vitalität leben. Trauern ist so wichtig, dass ich noch einmal betonen muss: Holen Sie sich professionelle Hilfe, wenn Sie Ihre Trauer nicht selbst oder mithilfe feinstofflicher Energie ans Licht bringen können. Wir sind es wert, dass uns ein(e) liebevolle(r) und gut ausgebildete(r) Therapeut(in) auf diesem Weg begleitet.

Trauer ist der Schlüssel zu einem anderen wichtigen Heilungsprozess, nämlich dem Freisetzen von co-abhängigen Mustern, die sich aus dem Trauma ergeben können. Ich glaube, einer der Gründe, warum wir eine Co-Abhängigkeit entwickeln, die wir als Nächstes erkunden werden, ist kompliziertes Trauern.

Die Gründe für Co-Abhängigkeit

Was hat Co-Abhängigkeit mit der Notwendigkeit zu trauern zu tun? Und was ist energetische Co-Abhängigkeit, die spezifische Art, die ich Ihnen hier vorstellen möchte?

Nach der klassischen Definition handelt es sich um die Beteiligung an einem ungesunden Beziehungsmuster. Oft hat der oder die Betroffene das Problem, dass er/sie emotional oder psychisch zu sehr auf einen Partner vertraut, der wegen Krankheit, Sucht oder einer anderen Herausforderung in seinem eigenen dysfunktionalen Energie- oder Verhaltensmuster feststeckt. Co-Abhängigkeit wird häufig als Beziehungssucht betrachtet, weil die Betroffenen süchtig nach ihrem Partner werden. Sie konzentrieren sich ganz darauf, dessen Stimmungen und Verhaltensweisen zu kontrollieren, statt sich um sich selbst zu kümmern. Man ignoriert seine eigenen Bedürfnisse, Gefühle und Gedanken und ist infolgedessen oft nachtragend und wütend.

Bei meiner Beschäftigung mit dem Phänomen lernte ich, dass es drei Standardursachen dafür gibt: Exposition gegenüber Missbrauch, Süchte und Misshandlungen, die eine Angst vor Menschen oder vielleicht sogar vor der ganzen Welt verursachen. Beachten Sie, dass jede dieser Varianten in ein Trauma mündet.

Durch Missbrauch verursachte Co-Abhängigkeit trifft diejenigen, die missbraucht wurden, ebenso wie die Zeugen eines derartigen Übergriffs. Die daraus resultierende Machtlosigkeit schafft ein verzerrtes Verhältnis zu den Missbrauchenden oder führt zur Beteiligung an Ereignissen, in denen sich der Missbrauch widerspiegelt. In der suchtbezogenen Co-Abhängigkeit wird ein süchtig machender Stoff, ein Verhalten oder eine Aktivität zum »Gott« oder »Kumpel« des Süchtigen, und der Co-Abhängige muss ihn dem Süchtigen beschaffen oder zur Verfügung stellen, um sich selbst geliebt und gebraucht zu fühlen. Diese Selbstaufopferung ist fordernd und erniedrigend. Bei der angstbasierten Co-Abhängigkeit haben die Betroffenen gelernt, die Meinungen anderer höher zu schätzen als die eigenen – vielleicht noch höher als die eigenen spirituellen Überzeugungen. Die daraus resultierende Unsicherheit macht anfällig für den Einfluss anderer.

Ich bin sehr dafür, bei diesem Problem professionelle Hilfe in Anspruch zu nehmen. Ich habe es selbst getan und unter anderem an dem zwölfstufigen Al-Anon-Programm teilgenommen, das Co-Abhängige von Alkoholikern unterstützt. In der Zeit arbeitete ich auch mit den feinstofflichen Bereichen, weil an der ganzen Geschichte mehr dran ist, als die Standardursachen vermuten lassen. In der Tat stellte ich fest, dass feinstoffliche Energien für einen Zustand der energetischen Co-Abhängigkeit verantwortlich sein können.

Das Kranke hinter unseren Erkrankungen – energetische Co-Abhängigkeit

Um eine energetische Co-Abhängigkeit und ihre Beziehung zu Trauer, traumainduzierten Herausforderungen und chronischen Erkrankungen zu definieren, komme ich auf Ethel zurück.

Wie bereits erwähnt, können alle ihre Probleme als Ergebnis eines traumatisierten Selbst in einer Schockblase angesehen werden. In dieser Blase wurde das gefangene Selbst, das nicht trauern konnte, zu negativen Beziehungen gezwungen. Jede dieser Beziehungen erreichte ganz bestimmte Ziele, obwohl keine davon gesund war. In Übereinstimmung mit den Ursachen der Co-Abhängigkeit (Missbrauch, Sucht, Angst) könnten diese Ziele auf folgende Weise charakterisiert werden:

Mit Missbrauch in Zusammenhang zu bringen: Indem es eine Beziehung zu wenig liebevollen Freunden unterhielt, hielt Ethels traumatisiertes Selbst den Missbrauch, den sie durch ihre Mutter erlitten hatte, lebendig. Dies garantierte, dass ihr traumatisiertes Selbst nicht vergessen konnte und nicht in Vergessenheit geriet. In der Tat hielt sich das traumatisierte Selbst für wichtig genug, um sich an den Horror zu erinnern, den sie durchgemacht hatte.

Mit Sucht in Zusammenhang zu bringen: In gewisser Weise konnten die Beziehungen zu den grausamen Freunden als eine Sucht betrachtet werden.

Das traumatisierte Selbst hätte gespürt, dass sie es »brauchte«, so behandelt zu werden, wie diese Freunde sie behandelten, weil sie mit nichts anderem aufgewachsen war. Das wiederholte Auftreten von innerer Scham, Angst und einem geringen Selbstwertgefühl hatte ihr verwundetes Selbst geprägt, während Ethel aufwuchs. Auf irgendeiner Ebene war dies immer noch der Fall, egal, wie viel Ethel in ihren anderen Beziehungen und in ihrem Beruf erreicht hatte. Kurz gesagt, wir haben uns an die Art und Weise, wie wir behandelt wurden, gewöhnt, und sie schenkt uns ein seltsames Wohlbefinden. Andererseits macht das Vorhandensein negativer Bindungen auch immer wieder auf das verwundete Selbst aufmerksam, was auch von Vorteil ist. Es ist unmöglich, die Misshandlung vollständig zu vergessen, solange sie noch auftritt, und dieser Gedanke macht Hoffnung auf Heilung.

Auf Angst basierend: Ein Trauma ist ein strenger Lehrer. Es sagt uns oder einem Aspekt von uns ganz genau, was wir verdienen, indem es uns das Gegenteil von dem erleben lässt, was mit unserer ursprünglichen energetischen Signatur übereinstimmt. Die Erfahrung, die Ethel mit ihrer Mutter gemacht hatte, zwang sie zu glauben, sie sei der Liebe, Güte und Freundlichkeit nicht würdig. Ihr verwundetes Selbst stimmte zu. Also fühlte sie sich gezwungen, in ihrer Blase zu bleiben und die negativen Muster immer wieder neu zu erschaffen. Warum ein neues Muster ausprobieren, wo es doch vielleicht lediglich die »Wahrheit« dieses auf Scham basierenden betonen würde? Folglich entwickelte Ethel Angst vor Intimität.

Auf der energetischen Ebene geschah noch etwas anderes in Ethels feinstofflichem Körper: Das Mini-Aurafeld um Ethels traumatisiertes Selbst entwickelte sich.

In meiner ersten Sitzung mit Ethel sah ich ihr traumatisiertes Selbst, eingeschlossen in einer Traumablase. Es gab aber noch eine weitere Energiewelle, die ich »sekundäre Kraft« nenne (*nicht* »Sekundärladung«). Sie umgab dieses Selbst und noch ein anderes Thema oder, in Ethels Fall, eine ganze Reihe von Themen. Dieser Strom brackiger Energie kam aus ihrer ursprünglichen Traumablase und schwappte über ihren Körper hinaus, um die bösen Freunde zu umarmen. Dies ist genau die Art von Muster, die ich wahrnehme, wenn jemand einen voll ausgebildeten chronischen Zustand oder eine Krankheit entwickelt hat. In diesem Fall brachte die selbstverletzende Endlosschleife Ethel jedoch in co-abhängigen Beziehungen mit Menschen zusammen, die den Missbrauch ihrer Mutter wiederholten.

In kürzester Zeit war Ethel in der Lage, den Missbrauch zu betrauern, und sie brauchte auch nicht lange, um die negativen Beziehungen anzusprechen und zu betrauern. Solange sie in ihrer Geschichte feststeckte, erlebte sie das, was ich »energetische Co-Abhängigkeit« nenne. (Es war nicht nur eine einfache, denn neben den Beziehungsmustern waren auch feinstoffliche Energien involviert.) Zumindest stellte die Sekundärschleife einen feinstofflich-energetischen Stressor dar.

Das soll nicht heißen, dass energetische Co-Abhängigkeit keine physische Seite hat. Sie hat eine. Auf der körperlichen Ebene werden das Gehirn und andere Körpersysteme »verdrahtet«, um bekannte Beziehungen zu wiederholen. Wie wir in Kapitel 3 kurz dargestellt haben, arbeitet der Vagusnerv, dem unsere sozialen Überzeugungen einprogrammiert sind, innerhalb des Polyvagalsystems, um Stressreaktionen zu verursachen und mit ihnen umzugehen. Unsere traumatischen Erinnerungen sind durch den Neurotransmitter GABA (Gamma-Aminobuttersäure) in die Zellen eingeschlossen und auch in unsere infraniedrigen Gehirnwellen einprogrammiert.

Es gibt viele Gehirnwellen, darunter Alpha-Wellen, die uns im täglichen Leben wach halten, und Delta-Wellen, die uns beim Schlafen und Träumen helfen. Weil sie langsamer und länger sind als Delta-Wellen, oszillieren infraniedrige Wellen in einem Rhythmus von nur 0,5 Hertz (Hz) pro Sekunde. Infraniedrige Wellen sind Rhythmen der Hirnrinde, was bedeutet, dass sie unser Trauma und unsere negativen Programme speichern und wiederholen. Sie operieren durch unser Unbewusstes und stimulieren die co-abhängigen Aktionen, deren wir uns nicht bewusst sind. Ich betrachte sie als Teil der Energetik, welche die Problematik fördert. Daher lernen Sie in Kapitel 8, sie einzuschätzen und zu klären. Im Endeffekt verstärken sie unsere Stressreaktionen, indem sie das Trauma einerseits unter Verschluss halten und andererseits dafür sorgen, dass es im Körper immer wieder neu aufbereitet wird.

Die Heilung energetischer Co-Abhängigkeit impliziert die Veränderung tief verwurzelter und selbstverletzender Muster sowohl auf der feinstofflichen als auch auf der physischen Ebene. In den Kapiteln 7, 8 und 9 lernen Sie mehrere Techniken kennen, die beides ermöglichen.

Ethel konnte aus der Endlosschleife ihrer energetischen Co-Abhängigkeit befreit werden. Doch was zeigt das Beispiel eines anderen Klienten?

Sam war ein Mann in seinen mittleren Jahren, dessen Eltern ihm in seiner Kindheit jedes Mal Geld oder Ressourcen vorenthielten, wenn sie nicht mit ihm zufrieden waren. Wenn Sam es nicht schaffte, seiner emotional fordernden Mutter zu gefallen, etwa weil er sich ihre endlosen Beschwerden über seinen Vater nicht anhörte, weigerte sie sich, ihm sein Taschengeld zu geben. Wenn sein Vater wütend war, weil sein Sohn bei einem Baseballspiel keinen perfekten Aufschlag schaffte, kaufte er Sam nichts für seine Baseballausrüstung, etwa keine dringend benötigten Stollenschuhe.

Diese Verwundung etablierte eine Traumablase, die mit Sams erstem Chakra in Verbindung stand. Niemand in seiner unmittelbaren Familie bemerkte oder kümmerte sich darum, was in Sam vorging. Also blieb sein inneres Selbst eingeschlossen, unfähig, zu trauern oder auch nur über den Schaden zu sprechen. Schließlich heiratete Sam eine Frau, die spielsüchtig war. Interessanterweise war er mit einer anderen, liebevollen und emotional gesunden Frau zusammen gewesen, bevor er seine neue Frau kennenlernte. Doch dann verknallte er sich in die Person, die wie seine Eltern war, und Sam fühlte sich gezwungen, sie zu heiraten und nicht seine erste Freundin. Damit beendete er eine gesunde Beziehung zugunsten einer dysfunktionalen.

Auf der energetischen Ebene hatte Sams ursprüngliche energetische Signatur ihm tatsächlich erlaubt, einen dharmischen Weg zur Heilung einzuschlagen und die nette Frau anzuziehen. Aber sein verwundetes Kind-Selbst, das immer noch in einer Schockblase gefangen war, steckte in einem Programm fest, das nach Bestrafung verlangte. Die Spielsucht impliziert das Thema einer neuen sekundären Kraft (selbst erschaffen, aber von verletzender Natur wegen der Bemühungen des verwundeten Selbst, auf sich aufmerksam zu machen), die sich um Sams bereits traumatisiertes Selbst legte, und auch seine Frau, die einfach eine Stellvertreterin seiner Eltern war. Das hielt ihn in einer energetisch co-abhängigen Beziehung gefangen.

Um sich die Liebe seiner Frau zu verdienen, ermöglichte Sam ihre Sucht und kam für ihre Kosten auf, fühlte sich aber die ganze Zeit nicht liebenswert. Im Laufe der Zeit ging er tatsächlich Risiken ein und investierte in Aktien. Schließlich verlor er mehr Geld, als er verdient hatte. Er hatte seine eigene Form von monetärer Sucht entwickelt, um sein energetisch co-abhängiges Muster aufrechtzuerhalten.

Es gab noch viele weitere Herausforderungen, die Sams Situation komplizierter machten, etwa die Schnüre zwischen seinem Vater, seiner Mutter und ihm selbst, und die Anwesenheit einer dunklen Entität, die mit seiner Frau verbunden war. Wir mussten sie alle ansprechen. Die Schlüssel zu Sams Befreiung waren, das traumatisierte Selbst in beiden Blasen (der Schockblase und der sekundären Kraft, die sich darum gelegt hat) zu finden, die Freisetzung dieses Selbst zu unterstützen und es aus seinen co-abhängigen Mustern zu befreien. In jeden Fall musste Sam trauern. Er musste seine Einsamkeit, das Muster und seinen Schmerz betrauern. Erst dann konnte er anfangen, andere Beziehungsentscheidungen zu treffen, was zwangsläufig dazu führte, dass er sich scheiden ließ, als seine Frau es nicht schaffte, mit ihrer Sucht umzugehen. Sam trat einem Al-Anon-Programm der Anonymen Spielsüchtigen bei und hörte selbst auf, an der Börse zu spekulieren. Als ich zuletzt von ihm hörte, war er mit einer »sehr schönen und liebevollen Person« zusammen.

Wie Ethel und Sam können auch Sie alle energetisch co-abhängigen Muster ändern, in denen Sie sich befinden.

Orientierungshilfe 4

Trauma und Herausforderungen, Teil 3

Der Einfluss von Co-Abhängigkeit und nicht erlöster Trauer

Wie können Sie, wenn es an der Zeit ist, an energetischen Co-Abhängigkeitsproblemen zu arbeiten beginnen? Im Folgenden finden Sie ein paar Tipps für Ihr weiteres Vorgehen. Sie sollten darüber hinaus wissen, dass Sie es auch mit dem achten Chakra und Aurafeld zu tun haben, wenn solche Beziehungen aus einem früheren Leben oder Anhaftungen im Spiel sind.

Umweltbedingtes Trauma

Diese Herausforderungen schließen immer eine Umweltkraft ein und oft auch Folgendes:

- ***Umweltbedingt, natürlich:*** wiederholte Probleme des zehnten Chakras/Aurafeldes, etwa Ahnenmuster sowie Anhaftungen und Holds, die unter Zwang entstanden sind. Co-abhängige Bindungen kann es auch zu natürlichen Wesen geben, etwa zu einem Tier, das vor einer Klimakatastrophe gerettet wurde.
- ***Umweltbedingt, vom Menschen verursacht:*** Betonung auf dem ersten und dem vierten Chakra/Aurafeld, die während der Umweltkatastrophe traumatisiert wurden, und alle Beziehungsmuster, die sich als Folge davon entwickelt haben. Wenn beispielsweise Ihre ganze Familie außer Ihrem Vater eine Krise überlebt hat, haben Sie vielleicht die Rolle Ihres Vaters übernommen, um dies zu kompensieren.

Physisches Trauma

Prüfen Sie bei jedem physischen Trauma diese Beziehungsmuster, die vielleicht nicht nur ein traumatisiertes Selbst involvieren, sondern auch eine sekundäre Endlosschleife:

- Das Selbst ist traumatisiert, weil es Angst um sein Überleben hat und im ersten Chakra/Aurafeld festsitzt. Unsichere Beziehungen, die sich daraus ergeben.
- Feinstoffliche Energien werden von den missbräuchlichen, süchtig machenden oder ängstigenden Parteien absorbiert.
- Es bestehen Schnüre zwischen dem ersten Chakra/Aurafeld und den schädigenden Parteien.
- Man hat Lust auf Nahrungsmittel, die das traumatisierte Selbst energisch nähren könnten, aber auch die Trauer unterdrücken. Beispielsweise könnte Lust auf Proteine dazu dienen, das missbrauchte Selbst zu stärken. Im Übermaß gegessen, können Proteine auch das Gefühl der Ohnmacht unterdrücken.
- Die Hormone sind aus dem Gleichgewicht geraten. Beispielsweise könnte eine Frau, die von einem Mann missbraucht wird, ihr Testosteron unterdrücken, weil sie Angst vor der männlichen Energie hat.
- Es bestehen Anhaftungen an feinstoffliche Kräfte und Entitäten, die katastrophale Muster und auch Verhaltensweisen wie Sucht fördern. Die Sucht wiederum fördert die Scham darüber zutage, traumatisiert worden zu sein. Beispielsweise könnte eine Frau, die von ihrem Vater sexuell missbraucht wurde, selbst Partner anziehen, die sexuell gewalttätig sind. Und eine Entität könnte eine ostentative sexuelle Aktivität fördern, um die Scham lebendig zu halten.
- Es sind Schnüre zu mikrochimären Zellen vorhanden, wenn die co-abhängige Person Teil eines Missbrauchszyklus war.

Psychisches Trauma

Sie müssen die psychische Kraft, die das Trauma initiiert, immer zurückverfolgen. Dann finden Sie das traumatisierte Selbst, das einem primären Chakra und Aurafeld anhaftet. Dieses Selbst handelt in einer sich ständig wiederholenden, co-abhängigen Weise. Prüfen Sie das zehnte Chakra/Aurafeld sowie mikrochimäre Muster, und bewerten Sie das achte Chakra/Aurafeld, weil co-abhängige Beziehungen oft in einem früheren Leben beginnen oder von diesem unterstrichen werden. Ich untersuche auch das elfte Chakra/Aurafeld, wenn zu dem psychischen Schaden Scham und extreme Ohnmacht gehören oder umgekehrt eine autoritäre Haltung. Hier einige spezifische Empfehlungen:

- ***Missbrauch auf emotionaler Ebene:*** Konzentrieren Sie sich auf das zweite Chakra/Aurafeld, und untersuchen Sie es auf einen co-abhängigen Austausch von Gefühlen und nicht zum Ausdruck gebrachte Kreativität – Kreativität, die nicht zum Ausdruck gebracht wurde, um sich um jemand anderen zu kümmern. Sie finden das falsche Selbstbild und seine Auswirkungen im sechsten Chakra. Nach außen projiziert wird es über das sechste Aurafeld und zieht dann ungesunde Beziehungen an.
- ***Missbrauch auf verbaler Ebene:*** Tauchen Sie in das fünfte und das dritte Chakra/Aurafeld ein, und entdecken Sie die falschen Überzeugungen, die schlecht funktionierende Beziehungen verursachen.
- ***Missbrauch auf psychischer Ebene:*** Dieser Missbrauch wird durch emotionale und verbale Kräfte verursacht. Daher müssen Sie die gleichen Themen untersuchen wie bei emotionalen und verbalen Übergriffen. Wenn an dem Missbrauch auch eine spirituelle Kraft beteiligt war, können Sie darüber hinaus eine ungesunde Herangehensweise an Religion oder Spiritualität über das siebte Chakra/Aurafeld in Betracht ziehen. Untersuchen Sie ebenso das zehnte Chakra/Aurafeld auf epigenetische Interaktionen.
- ***Moralisches Trauma:*** Co-Abhängigkeit bringt fast immer eine moralische Herausforderung mit sich. Wenn wir uns für jemand anderen aufopfern, verlieren wir unsere Integrität und fördern Gefühle der Unwürdigkeit und Scham. Wir könnten dann selbst ein Süchtiger werden, um zu »beweisen«, dass wir nicht gut sind. Helfen Sie dem moralisch bankrotten Selbst immer über das erste, siebte und neunte Chakra/Aurafeld. Wenn die Person etwas mit einer ungesunden oder fundamentalistischen Religion oder spirituellen Gruppe zu tun hat, untersuchen Sie dieselben Chakras auf eine Sekundärkraft, einschließlich dieser Religion oder Gruppe.
- ***Missbrauch in Zusammenhang mit der Digitalisierung:*** Wenn wir Opfer »digitalen Missbrauchs« sind oder ihn anderen antun, müssen wir unsere co-abhängigen Muster untersuchen. Wiederholen wir ein psychisches Drama? Wenn ja, sollten wir eine beliebige Anzahl von Chakras und Aurafeldern untersuchen, vor allem aber das zweite

und dritte. Versuchen wir, zu einer Gruppe Gleichaltriger zu gehören, indem wir andere mobben? Dann müssen wir unser drittes und viertes Chakra/Aurafeld untersuchen. Fühlen wir uns machtlos, und glauben wir, dass wir die Forderungen anderer erfüllen müssen? Wenn ja, sollten wir uns das elfte Chakra/Aurafeld anschauen. Wurde Ihre Identität gestohlen, und glauben Sie, zahlen müssen, um sie wiederherzustellen? Dann widmen Sie sich Ihrem ersten Chakra/Aurafeld.

- ***Lernprobleme:*** Ein Lernproblem kann der Wegbereiter für ein Handeln sein, das in gewisser Weise co-abhängig ist. Ich gebe Ihnen ein paar Beispiele.

  Aufmerksamkeitsdefizit-Hyperaktivitätsstörung (ADHS): Scham über eine auditive Verarbeitungs- und Wahrnehmungsstörung kann dazu führen, dass Sie die Gedanken und Überzeugungen anderer in Ihr drittes Chakra/Aurafeld aufnehmen, insbesondere wenn Sie sich einreden, Sie seien dumm. Sie könnten de Kraft Ihres dritten Chakras schwächen, Machtpositionen vermeiden, Konflikte ignorieren oder sich darauf verlegen, Menschen zu schmeicheln, um ihre Anerkennung zu bekommen.

  Wenn Sie auch hyperaktiv sind, leiten Sie möglicherweise die physischen Probleme, Schmerzen und Krankheiten anderer durch Ihr eigenes erstes Chakra und Aurafeld. Sie könnten auch zu den Süchten anderer beitragen oder Ihre eigenen entwickeln, um sich gebraucht oder sicher zu fühlen.

  Autismusspektrum: Beim Autismus spielen oft Schnüre eine Rolle, die eine Person an Beziehungen aus früheren Leben binden. Prüfen Sie also immer das achte Chakra. Auch soziale Programme können über das zehnte Chakra in die Epigene und den Vagusnerv eingespeist werden. Häufig werden auch Energien anderer über die falsch gereihten Aurafelder absorbiert. Sie erinnern sich vielleicht, dass in Orientierungshilfe 3 die Rede davon war, dass die Aurafelder autistischer Individuen oft in der falschen Reihenfolge übereinanderliegen. Häufig sind die feinen Seelen dieser Individuen sehr co-abhängig und verarbeiten ständig die Probleme anderer für sie. In ihrem System spiegeln sich zudem oft die Allergien ihrer

Angehörigen wider. Daher kann ihr Knochenmark (zehntes Chakra) dieselben Allergene produzieren.

Somatische (körperliche) Empfindlichkeiten: Überprüfen Sie das zehnte und das erste Chakra/Aurafeld nochmals auf co-abhängige Muster und Anhaftungen. Da das erste Aurafeld manchmal sehr weit außerhalb der anderen Aurafelder liegt, ist es wichtig, nach den Gründen zu suchen, aus denen der somatisch Empfindliche die Probleme des ersten Chakras anderer übernimmt.

Legasthenie und ähnliche Probleme: Sehr häufig ist das sechste Chakra/Aurafeld eifrig damit beschäftigt, Probleme zu lösen, die andere mit ihrem »geringen Selbstwertgefühl« haben. Auch eine co-abhängige Beziehung, die das dritte Chakra/Aurafeld einbezieht, kann einen verwirrten Geist erzeugen.

- ***Psychische Erkrankungen und Probleme:*** Sie sind ziemlich kompliziert. Daher gebe ich nur wenige Hinweise, gerade genug, dass Sie anfangen können.

Depression: Es ist wichtig, die Unterscheidung zu treffen, wer tatsächlich depressiv ist oder in der Vergangenheit feststeckt. Sind Sie depressiv, oder spüren Sie die Trauer eines anderen Menschen? Fragen Sie sich, ob Sie depressiv geworden sind, um sich um die Geschichten anderer zu kümmern.

Angst: Angst tritt oft auf, wenn wir die Energien anderer in unseren eigenen physischen oder feinstofflichen Körper aufgenommen haben. Energien, die nicht unsere eigenen sind, versetzen den Körper in Angst und Schrecken. Er versucht, sie wieder loszuwerden. Das allein kann den Körper veranlassen, etwas anzustoßen, was sich zu der selbstverletzenden Reaktion ausweiten kann, die einer chronischen Krankheit zugrunde liegt. Es kann auch sein, dass wir uns um die Ängste anderer kümmern und dass dies ein Versuch ist, unserer eigenen Angst aus dem Weg zu gehen.

Posttraumatische Belastungsstörung (PTBS): Alle, mit denen ich gearbeitet habe und bei denen eine posttraumatische Belastungsstörung diagnostiziert war, hatten energetisch co-abhängige Muster. Die Frage ist, wen oder was wir aktivieren. Ziehen Sie alle Möglichkeiten in Betracht. Ich hatte einmal mit einem Veteranen zu tun, der den ganzen physischen und emotionalen Schmerz eines anderen bei einer Explosion ums Leben gekommenen Soldaten auf sich genommen hatte. Weil er sich als Überlebender schuldig fühlte, machte er ihre gemeinsamen Erfahrungen und seinen Todeskampf immer wieder durch und glaubte, er könne seinem Kameraden damit helfen, »in den Himmel« zu kommen. Die meisten seiner Probleme verschwanden, nachdem er sich mit seiner »Entscheidung« aus dem ersten und vierten Chakra/Aurafeld auseinandergesetzt hatte.

Weitere psychische Erkrankungen beziehungsweise Persönlichkeitsstörungen: Wenn Sie energetisch co-abhängig von jemandem sind, der eine Persönlichkeitsstörung hat, möchte ich Sie vor einer besonderen Herausforderung warnen. Ich stelle Co-Abhängigkeit mit Bezug zu Narzissmus und Borderline-Persönlichkeitsstörung (BPS) vor, um deutlich zu machen, was ich meine.

Wie ich in Orientierungshilfe 3 schon ausgeführt habe, entsteht Narzissmus im ersten Chakra. Seit der Zeit im Mutterleib bis zum sechsten Monat waren Narzissten eben nicht der absolute Liebling eines anderen Menschen. Daher haben sie unbewusst beschlossen, für den Rest ihres Lebens im Mittelpunkt der Aufmerksamkeit zu stehen, um dies wettzumachen. Menschen mit einer BPS weisen in der Regel eine Störung im dritten Chakra auf. Sie haben gelernt, dass ihre Bedürfnisse nur erfüllt werden, wenn sie andere schikanieren. Hinzu kommt, dass die Person mit BPS ihre Gefühle auf andere projiziert, um sich nicht mit ihren eigenen tiefer liegenden Gefühlen auseinandersetzen zu müssen.

Sowohl Narzissmus als auch BPS beeinträchtigen das entsprechende Energiefeld und fördern energetische Co-Abhängigkeit. Das stärkste Energiefeld eines Narzissten ist sein erstes Aurafeld. Bei einer Person mit BPS ist es das dritte Aurafeld. Um seine Bedürfnisse zu befriedigen, verbreitet der Narzisst die Energie seines ersten Aurafeldes in seinem gesamten Energiefeld. Die Person mit BPS macht dasselbe mit der Energie ihres dritten Aurafeldes. Auf diese Weise laden sowohl

Narzissten als auch Menschen mit BPS andere ein, ihr Feld zu besetzen und eine co-abhängige Beziehung mit ihnen einzugehen.

Wenn Sie in einer co-abhängigen Beziehung mit einem dieser beiden Persönlichkeitstypen sind oder waren, sollten Sie erfahren, dass der Schlüssel zu Ihrer Befreiung in der Erkenntnis liegt, dass Sie sich versehentlich in deren primärem Feld niedergelassen haben. Sie wissen es vielleicht nicht, aber wenn Sie eine enge Bindung mit einer Person eingegangen sind, die eine Persönlichkeitsstörung hat, sitzen Sie nicht irgendwo im Zuschauerraum ihres primären Energiefelds, sondern haben eine Rolle angenommen, die Sie jetzt auf der Bühne spielen müssen. Mit anderen Worten, in einer solchen Beziehung sind Sie Marionette in einem psychischen Drama, keine eigenständige Person.

Ich arbeitete einmal mit einem Mann, dessen Mutter Narzisstin war. Sie beschuldigte ihn immer, seine Frau zu betrügen, was er nicht tat. Sie brach dann in Tränen aus, und er fühlte sich schuldig, obwohl er sich nichts vorzuwerfen hatte. Ich machte ihn darauf aufmerksam, dass er in ihrem ersten Aurafeld eine Rolle spielte, nämlich die des Vaters seiner Mutter, der seine Frau betrogen hatte. Weil sie sich nicht mit ihren eigenen Gefühlen aus ihrer Kindheit auseinandersetzen wollte, machte die narzisstische Mutter ihren Sohn zu ihrem Vater und ritt so lange darauf herum, bis der Sohn die Gefühle übernahm, von denen sie *wollte*, ihr Vater hätte sie zum Ausdruck gebracht.

Ich hatte auch eine Klientin, deren Ehefrau eine BPS hatte. Meine Klientin bekam ständig die Wutausbrüche ihrer Frau ab und war dann traurig, verzweifelt und einsam. Es stellte sich heraus, dass meine Klientin einfach eine Rolle im dritten Energiefeld ihrer Frau spielte. Sie wurde von ihrer Frau als Stellvertreterin für sich selbst benutzt. Die Frau war mit einem missbräuchlichen Vater aufgewachsen und als Kind in seiner Gegenwart ständig traurig, verzweifelt und einsam gewesen. Nun projizierte sie ihre Gefühle auf und in meine Klientin, die so unter Schock stand, dass sie die persönlichen Gefühle ihrer Frau übernahm und selbst spürte.

Wenn Sie sich in einer energetisch co-abhängigen Beziehung mit jemandem befinden, der eine Persönlichkeitsstörung und eine bestimmte Art von psychischer Erkrankung wie BPS hat, empfehle ich, Technik 30 in Kapitel 10 einzusetzen, um die richtigen energetischen Grenzen zwischen Ihnen und der anderen Person zu gewährleisten.

Sucht und Allergien

Diese Themen werden in Kapitel 10 behandelt, einschließlich ihrer co-abhängigen Faktoren.

Alterung

Wie kann Co-Abhängigkeit dazu führen, dass wir Probleme mit dem Älterwerden haben? Hier ein paar der vielen Möglichkeiten:

- Wir sind in einer co-abhängigen Verbindung mit einem lebenden oder verstorbenen Vorfahren und übernehmen seine Probleme und Ängste in Zusammenhang mit dem Älterwerden durch unser zehntes oder erstes Chakra/Aurafeld.
- Durch unser sechstes Chakra/Aurafeld übernehmen wir kulturelle Normen und versuchen, sie zu erfüllen. Wenn wir es nicht schaffen, den retuschierten Bildern oder anderen lächerlichen gesellschaftlichen Standards, die uns von der Außenwelt präsentiert werden, zu entsprechen, fühlen wir uns vielleicht hässlich und schämen uns.
- Vielleicht übernehmen wir Überzeugungen zum Thema Älterwerden von Menschen in unserem Umfeld. Möchten wir selbst eher jugendlich aussehen oder unserem Lebenspartner gefallen? Je nach Motivation könnten verschiedene Chakras/Aurafelder beteiligt sein. Wenn wir beispielsweise glauben, dass man sich von uns scheiden lässt oder dass wir »auf der Straße« landen, wenn wir nicht mehr jung und hübsch aussehen, ist unser erstes Chakra/Aurafeld im Spiel.
- Wir nehmen Gefühle zum Thema »Alterung«, die ein anderer Mensch hat, hauptsächlich über unser zweites Chakra/Aurafeld auf. Ich habe die Probleme, die meine Mutter mit dem Älterwerden hatte, schon als Kind aufgenommen. Ich fühlte mich alt, als ich erst zehn Jahre alt war, und machte mir Sorgen über Falten, die ich gar nicht hatte.

Finanzielle Probleme

Finanzielle Probleme haben immer etwas mit dem ersten Chakra/Aurafeld zu tun und mit der Rolle, die wir für die Unterstützung der Familie spielen. Finanzielle Probleme – wie nie genug Geld zu verdienen, immer für alle anderen zu zahlen oder unbedingt reich sein zu müssen – können auch aus einem früheren Leben mitgebracht worden sein. Dann wäre das achte Chakra/Aurafeld beteiligt. Sie könnten aber auch aus unserem zehnten Chakra/Aurafeld kommen und ein epigenetisches Muster bilden. Oder vielleicht zwingt Sie eine tote Ahnenseele, die finanzielle Rolle zu übernehmen, die sie im Familiensystem gespielt hat.

Auch fast jedes andere Chakra kann für ein finanzielles Muster mitverantwortlich sein. Beispielsweise arbeitete ich einmal mit einer Klientin, die ständig mittellos war, weil ihre Mutter ihr erzählt hatte, Gott belohne nur die Armen. Meine Klientin hatte über ihr siebtes Chakra eine co-abhängige Verbindung zur spirituellen Ansicht ihrer Mutter. Eine sekundäre Kraft hatte sich buchstäblich durch ihr siebtes Chakra um das Glaubenssystem ihrer Mutter geschlungen. Ich konnte diese Kraftschleife als dunklen Klecks über ihrem Kopf sehen. Sobald sie diese Lüge zurückgewiesen hatte, normalisierte sich ihre finanzielle Situation.

Beziehungsprobleme

Beziehungsprobleme sind immer eine Interpretation eines co-abhängigen Musters. Die beste Möglichkeit, mit ihnen umzugehen, besteht darin, ein Trauma bis zu dem verursachenden Chakra und dem Selbst in der Schockblase zurückzuverfolgen, mit der Heilung dieses verwundeten Selbst zu beginnen und dann nach einer sekundären Schleife zu suchen. Wie das geht, zeige ich Ihnen in Kapitel 9.

Geistige und psychische Probleme

Geistige und psychische Probleme gehen fast immer mit irgendeinem Co-Abhängigkeitsproblem einher, das auf das entsprechende Chakra und Aurafeld zurückzuführen sein sollte. Sie können von einer Entität oder Kraft co-abhängig sein, mit der Sie vielleicht nicht nur durch eine Primär-, sondern auch durch eine Sekundärschleife verbunden sind. Beispielsweise arbeitete ich einmal mit einer Klientin zusammen, bei der eine dissoziative Identitätsstörung (früher als »multiple Persönlichkeitsstörung« bekannt) diagnostiziert wurde. In einer Sitzung, in der auch ihre

Therapeutin anwesend war, fanden wir heraus, dass sie über eine Schnur mit einem »fehlenden Zwilling« verbunden war, einem Kind, das spontan abgegangen war. Über die mikrochimären Geschwisterzellen sowie eine Sekundärschleife nahm meine Klientin immer wieder die Emotionen und die Persönlichkeit des fehlenden Zwillings auf, weil sie sich schuldig fühlte, überlebt zu haben. Sobald wir die Techniken aus Kapitel 7 eingesetzt hatten, verschwanden alle ihre Symptome.

Bestimmte chronische Krankheiten, darunter auch Autoimmunerkrankungen, werden in Kapitel 8 näher untersucht.

Persönliche Einschätzung: *Nicht erlöste Trauer*
Mithilfe dieser Einschätzung erkennen Sie, welche Ereignisse oder Bereiche Ihres Lebens Sie noch betrauern müssen. Trauer ist der Schlüssel zur Auflösung von Schockblasen. Die Identifizierung von ungelöster Trauer kann Ihnen Hinweise darauf geben, wo Sie nach Schockblasen suchen müssen, und Ihnen helfen, sekundäre Energien freizusetzen. Sie brauchen Schreibzeug, Papier, die Ergebnisse Ihrer persönlichen Einschätzung aus Kapitel 5 und vielleicht auch Ihre Tabelle »Chakra-Symptome« aus Kapitel 4. Außerdem brauchen Sie etwa 30 Minuten, in denen Sie nicht gestört werden.

Möglicherweise spüren Sie, wie Trauer in Ihnen aufsteigt, wenn Sie die Fragen beantworten. Bitte seien Sie mitfühlend mit sich selbst, und nehmen Sie sich Zeit.

Beantworten Sie auf einem leeren Blatt Papier folgende Fragen:

1. Spüren Sie nicht zum Ausdruck gebrachte Trauer in Ihrem Inneren, oder vermuten Sie, dass irgendeine Trauer in Ihnen eingesperrt oder gefangen ist und nicht ausgedrückt werden kann?

2. Verspürten Sie jemals ein starkes Gefühl der Traurigkeit, scheinbar aus dem Blauen (was bedeutet, dass die Trauer zu diesem Zeitpunkt nichts mit Menschen oder Situationen in Ihrer Umgebung zu tun hat)?

3. Schauen Sie sich die Ergebnisse Ihrer persönlichen Einschätzung aus Kapitel 5 an. Fallen Ihnen Ereignisse oder Situationen oder daran beteiligte Personen auf, die Sie nicht vollständig oder überhaupt nicht betrauern konnten?
   - *Wenn es Ihnen schwerfällt, Einsichten aus Ihrer Einschätzung (Kapitel 5) zu gewinnen, konsultieren Sie Ihre Tabelle »Chakra-Symptome« aus Kapitel 4. Welche Chakras fühlen sich blockiert an, oder wogegen spüren Sie einen Widerstand?*

Trauer ist ein wesentlicher Bestandteil der Heilung. Sie kann auch sehr intensive emotionale Arbeit sein. Bitte wenden Sie sich an einen Psychologen, einen spirituellen Berater oder andere Unterstützer, wenn es nötig ist.

Persönliche Einschätzung: *Energetische Co-Abhängigkeit*

In dieser Einschätzung erkunden Sie, welche Ihrer möglicherweise bestehenden Beziehungen energisch co-abhängig sind. Sie benötigen Schreibzeug, Papier, Ihre Tabelle mit den körperlichen Symptomen und Ihre Tabelle »Chakra-Symptome« aus früheren persönlichen Einschätzungen und etwa 30 Minuten, in denen Sie nicht gestört werden.

Denken Sie daran, dass energetische Co-Abhängigkeit das Ergebnis eines Traumas ist. Es ist daher wichtig, dass Sie mitfühlend mit sich selbst sind, wenn Sie diese Einschätzung vornehmen.

Beantworten Sie auf einem leeren Blatt Papier folgende Fragen:

1. Spiegeln sich in irgendwelchen aktuellen Beziehungen die schwierigen Beziehungen wider, die Sie in der Vergangenheit hatten? Wenn ja, wie?

2. Flackern irgendwelche Ihrer Symptome auf, wenn Sie mit bestimmten Menschen zusammen sind? Wenn ja, um welche Symptome und Menschen handelt es sich?
   - *Konsultieren Sie bei Bedarf die Tabelle mit Ihren körperlichen Symptomen und Ihre Tabelle »Chakra-Symptome«.*

3. Welche nichtphysischen Eigenschaften oder Muster scheinen immer dann aufzutauchen, wenn Sie mit einer bestimmten Person zusammen sind? Stellen Sie Ihren eigenen Wert oder Ihre eigene Aufgabe beispielsweise immer infrage, wenn Sie bei einem bestimmten Freund oder Ihrem Chef waren?

4. Schreiben Sie auf, zu welchen Personen Sie in der Vergangenheit oder Gegenwart möglicherweise energetisch co-abhängige Beziehungen hatten oder haben. Schreiben Sie dann auf, welche Muster bei jeder Person auftauchen.

Sich aus co-abhängigen Beziehungen zu befreien ist notwendig und machbar. Es kann auch sehr intensive emotionale Arbeit sein. Bitte wenden Sie sich an einen Psychologen, einen spirituellen Berater oder andere Unterstützer, wenn es nötig ist.

* * * * *

Zusammenfassung

Der Ausweg aus der Schockblase kann in einem einzigen Wort zusammengefasst werden: *Trauern.* Trauern bedeutet, dass wir uns selbst erlauben, unsere Gefühle sowie unsere körperlichen und geistigen Reaktionen auf einen Disruptor abzuschalten. Wenn wir nicht trauern, bleiben wir in einer Schockblase stecken und könnten am Ende Symptome einer chronischen Erkrankung entwickeln, wenn nicht gar die vollständige Manifestation einer Krankheit. Wir können auch co-abhängig werden oder dysfunktionale Beziehungen eingehen. Darüber hinaus können wir eine energetische Co-Abhängigkeit entwickeln und Situationen und Menschen anziehen, die so sind wie diejenigen, die bestimmte Herausforderungen ursprünglich verursacht haben. Damit führen sie unser Trauma weiter und wenden sich schließlich gegen uns, was uns für chronische Erkrankungen anfällig macht. Die gute Nachricht ist, dass Sie trotz der potenziellen Komplexität Ihres Gesundheitszustands und seiner Herausforderungen bereit sind, sich die Mittel und Wege zu erschließen, die Sie brauchen, um heil zu werden und ein erfülltes Leben führen zu können.

Teil 2
Die Befreiung

Techniken für die Genesung und Heilung des Selbst

Jetzt ist es an der Zeit. Auf die Plätze, fertig und *heilen!*

In Teil 1 haben wir das Bild Ihres komplexen Selbst gezeichnet. Aus körperlicher und feinstofflicher Sicht sind Sie ein wunderschönes Wesen. Der nächste Teil der Reise besteht darin, selbstheilende Übungen kennenzulernen, die Ihre Gesundheit und Ihr Leben verändern werden, sodass Sie den Tanz des Lebens wirklich *genießen* können.

Damit Sie Ihre Heilwerkzeuge zusammenstellen können, zeige ich Ihnen zunächst zehn grundlegende Techniken, die alle auf Traumata, Stress und chronische Erkrankungen einschließlich Autoimmunerkrankungen angewendet werden können. In den folgenden Kapiteln konzentrieren Sie sich dann auf verschiedene Aspekte dieser Probleme und bekommen noch mehr Anleitung, um Ihre Genesung zu fördern. Letztendlich zielen alle diese Aktivitäten auf ein höheres Ziel ab: Ihre Träume zu unterstützen – Ihre Träume für Sie selbst, Ihr Leben und die Welt.

Kapitel 7

Herausforderungen meistern: Zehn Techniken für Ihren feinstofflichen Werkzeugkasten

Es gibt keinen Riesenschritt, nach dem alles erreicht wäre.
Es gibt nur viele kleine Schritte.
Peter A. Cohen

In diesem Kapitel stelle ich zehn kraftvolle und fantastische Energiewerkzeuge vor, die Ihnen helfen werden, sich von Ihrem Trauma oder Ihrer chronischen Krankheit zu erholen und Heilung zu finden. In den folgenden Kapiteln werden Sie diese Techniken anpassen und einsetzen, um Ihr Leben wieder in Fluss zu bringen. Sie können sogar erste Heilerfolge erleben, während Sie diese Prozesse erlernen.

Zu einigen dieser Techniken gehört es, dass Sie eine Verbindung mit dem großen Geist eingehen, einen universellen Heilungsprozess anwenden, sich auf Geistführer einstimmen, das verwundete Selbst in einer Schockblase aufspüren, fremde Energien freisetzen, und es gibt noch viel mehr. Tipp: Wenn Sie eine Technik sofort praktisch umsetzen möchten, können Sie sie immer auf die Symptome oder Probleme anwenden, auf die Sie mithilfe der persönlichen Einschätzungen im ersten Teil dieses Buches gestoßen sind.

Technik 1

»Geist zu Geist«: Ihre Haupttechnik

»Geist zu Geist« ist eine alles einschließende Technik zur intuitiven Anwendung. Sie setzen sie ein, bevor Sie irgendeine andere feinstoffliche Energietechnik anwenden, die in diesem Buch vorgestellt wird.

»Geist zu Geist« liefert genaue Informationen, sorgt für starke energetische Grenzen, um Ihre Sicherheit zu gewährleisten, und fördert die Fähigkeit, Heilung auszusenden und zu empfangen. Sie führt in drei Schritten zu folgenden Zielen:

1. **Den eigenen ganz persönlichen Geist bestätigen:** Wie in den Kapiteln 2 und 4 bereits ausgeführt, ist Ihr Geist oder Ihre Seele Ihr wahres und ursprüngliches Selbst. Indem Sie beschließen, von dieser Essenz aus zu handeln, bestätigen Sie, dass bei irgendeiner Unternehmung nur Ihr Geist, höchstes Selbst, bei allen Unterfangen wirkt.

   Für diesen Schritt können Sie mit Worten, die Sie still zu sich selbst sagen oder laut aussprechen, versichern, dass Ihr Geist das Sagen hat, sich ein Bild vor Augen führen, das Ihren Geist verdeutlicht, etwa einen Engel, einen Stern, ein Licht, eine Flamme oder eine Blüte, oder sich einfach in Ihr essentielles Licht einfühlen.
2. **Den Geist der anderen bestätigen:** In diesem Schritt nehmen Sie sich Unglaubliches vor – Sie werden nur mit dem höchsten Aspekt anderer interagieren. Die Liste dieser »anderen« kann die traumatisierten Anteile Ihres eigenen Selbst ebenso einschließen wie andere Menschen und ihre traumatisierten Anteile, Wesen aus der Natur und solche aus anderen Welten, etwa dunkle oder lichte Entitäten und Geistführer.

   Bestätigen Sie einfach Ihre Entscheidung, visualisieren Sie die anderen als Engel oder Heilige, oder geben Sie ihnen eine andere ikonische Form.
3. **Den großen Geist anrufen:** In diesem Schritt ordnen Sie die Gesamtheit einer Aktivität dem großen Geist unter und bitten ihn, Folgendes zu tun:
   - genaue intuitive Einsichten zu geben;
   - auf den Punkt gebrachte Interpretationen intuitiver oder physischer Informationen beizusteuern;
   - Botschaften dorthin zu senden, wo sie gebraucht werden, etwa an das traumatisierte Selbst;
   - Schutz für Sie selbst und alle anderen, die an einem Prozess beteiligt sind, zu gewährleisten, insbesondere Sie und andere vor Einflussnahme zu schützen

und Ihnen gleichzeitig zu erlauben, störende Kräfte wahrzunehmen, damit Sie damit umgehen können;
- Heilung zu schicken und neue Ergebnisse zu manifestieren.

Bestätigen Sie den großen Geist so, wie Sie es möchten. Sie können seine bedingungslose Liebe spüren, still für sich oder laut eine persönliche Affirmation geben oder sich ein Bild vor Augen führen: eine weiße Flamme, eine Taube, die Sonne, Christus, Maria, Ganesha, Buddha oder ein anderes Bild mit Symbolcharakter.

Technik 2

Heilende Ströme der Gnade: Der Universalprozess

»Heilende Ströme der Gnade« ist eine Universaltechnik zur Aktivierung des Heilungsprozesses: zur Befreiung der traumatisierten Teile des Selbst aus Schockblasen, zur Schaffung neuer Möglichkeiten, zur Beseitigung negativer Anhaftungen, zur Befreiung von Holds, Entitäten, schädlichen Zellen und Ähnlichem und zur Erzielung der besten Ergebnisse. Damit man diese Technik ganz annehmen und einsetzen kann, muss man die Bedeutung der Gnade verstehen.

Gnade ist Liebe, die einen kraftvollen Wandel ermöglicht. Heilende Ströme der Gnade, die ich auch »die Ströme«, »heilende Ströme« und »Ströme der Gnade« nenne, werden ständig vom großen Geist hervorgebracht. Um sie zu visualisieren, stellen Sie sich den großen Geist als Sonne vor, die ohne Unterlass liebendes Licht aussendet, das aus ihrem Zentrum hervorgeht. Weil diese Ströme immer zur Verfügung stehen, brauchen Sie nur darum zu bitten, dass sie eine Verbindung mit Ihnen, einem Teil von Ihnen oder jemand beziehungsweise etwas anderem eingehen. Wenn diese Verbindung erst einmal hergestellt ist, bleibt sie bestehen und ändert, wenn nötig, ihre Form, bis sie ihren Zweck erfüllt hat. Sie brauchen dann nicht einmal darum zu bitten, dass sie sich entferne. Genau wie der große Geist sie zur Verfügung stellt und individuell anpasst, löst er sie auch wieder.

Bei der nächsten Technik setzen Sie die Techniken »Geist zu Geist« und »Heilende Ströme der Gnade« gemeinsam ein, um einen wichtigen Prozess durchzuführen.

Technik 3

Anleitung aus den Imaginalwelten bekommen

Die meisten Praktizierenden, die mit feinstofflichen Energien arbeiten, sind sich durchaus der Existenz spiritueller Helfer oder Geistführer bewusst, die angerufen werden können, um Informationen, Inspiration und Heilung zu geben und zu helfen, wenn wir manifestieren und heilen. Rein praktisch gehört das Verbinden mit unsichtbaren Helfern zu Schritt 2 von »Geist zu Geist«, aber die Verbindung zu einem ganz bestimmten Geistführer kommt eigentlich erst zustande, nachdem Sie Schritt 3 (»Den großen Geist anrufen«) gemacht haben. Indem Sie den großen Geist bitten, eine bestimmte spirituelle Hilfeleistung für Sie auszuwählen, stellen Sie letztendlich sicher, dass Sie nur die sicherste und kraftvollste Hilfe bekommen.

Und wie in Kapitel 4 schon angesprochen wurde, gibt es nicht nur Schattenwesen oder dunkle Wesen aus anderen Welten, sondern auch gewogene. Beispielsweise könnte eine Ahnenseele mehr als willens sein, Ihr Wohlergehen zu fördern, während eine andere alles daransetzt, Sie krank zu halten.

Der Sicherheit wegen möchte ich Ihnen jetzt eine kleine Einführung in die Imaginalwelten geben.

Die Theorie von den Imaginalwelten wurde ursprünglich von Ibn Arabi weitergegeben, einem Mystiker, der um das Jahr 1200 lebte. Unter dem arabischen Namen Alam Al-Mithal beschrieb Ibn Arabi, der mittlerweile unter den Sufis große Verehrung genießt, die Imaginalwelten als eine Reihe feinstofflicher Bereiche, mindestens so real wie die physische Welt. Wenn Sie mit diesen Ebenen der Existenz verbunden sind, können Sie mit Geisttieren, Engeln, spirituellen Meistern und anderen interagieren.

In den 1900er-Jahren erklärte Henry Corbin, ein Islamwissenschaftler, diese Bereiche genauer. Er beschrieb die Imaginalwelten als ein Terrain, durch das wir auf feinstoffliche Weise reisen können, um unsere Seele zu entwickeln und unser Leben zu verbessern. Ich bringe meinen Schülern bei, in ihrem Körperbewusstsein verankert zu bleiben und »Geist zu Geist« zu nutzen, um Anleitung aus diesen Welten zu bekommen. Grundsätzlich arrangiert der Geist die korrekte Verbindung, bringt einen geistigen Helfer in Ihr Bewusstsein und ermöglicht eine sichere Interaktion, bei der geistige und körperliche Realitäten ineinandergreifen.

Abbildung 17 zeigt das Bild, das ich von den Imaginalwelten habe. Ich visualisiere sie als eine Reihe von konzentrischen Sphären um den Körper. Ihr inneres Selbst hat Zugang dazu. Ganz nah am Körper liegen die physischen Welten, in denen Men-

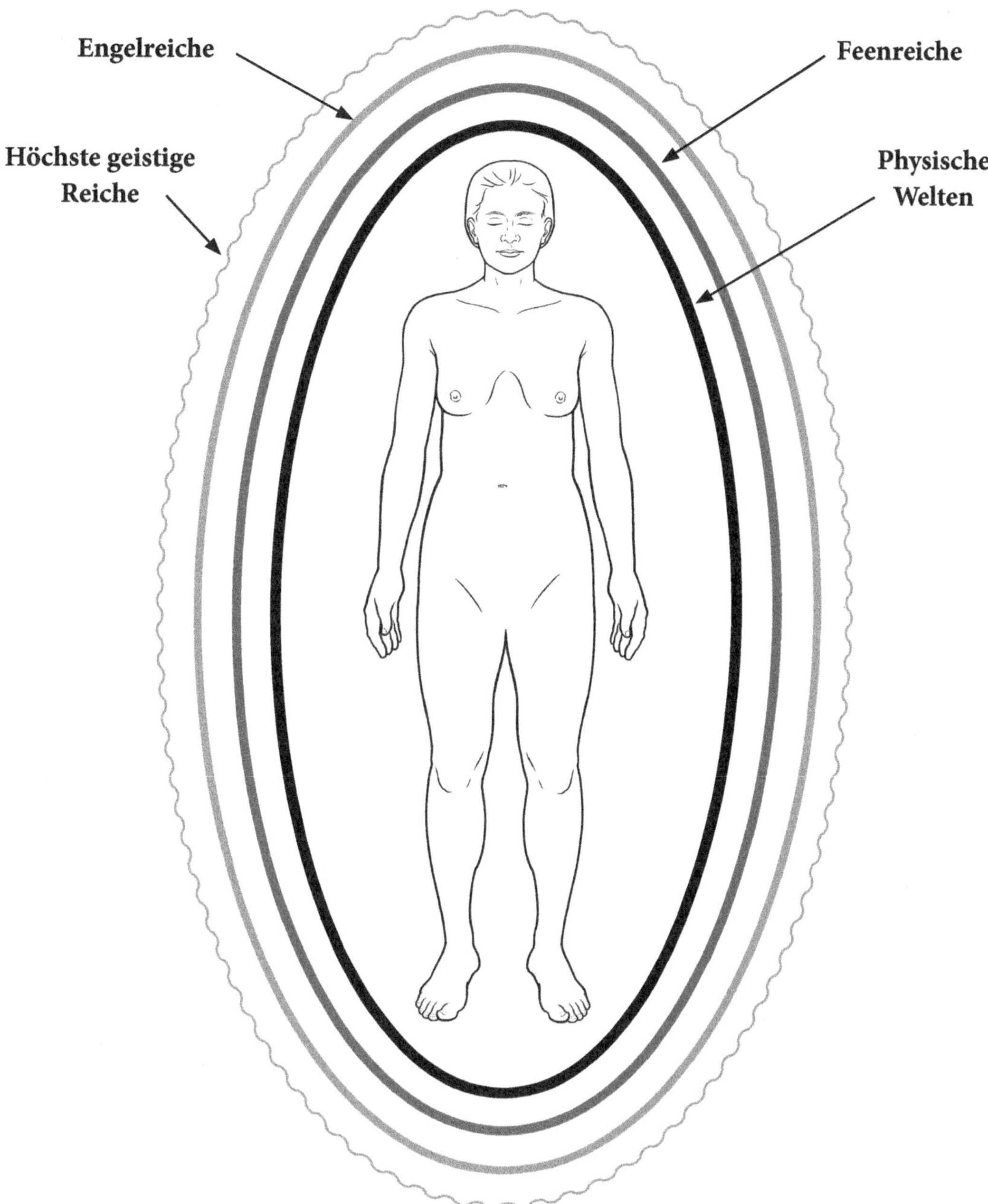

Abbildung 17: Die Imaginalwelten. *Imaginalwelten sind feinstoffliche Welten der Existenz, die intuitiv erreicht werden können. Man kann sie sich als konzentrische Sphären vorstellen, die den Körper umgeben. Die dichtesten Bereiche liegen rund um die physische Welt, die eher ätherischen weiter außen.*

schen und Naturwesen leben. Etwas weiter weg liegen die Feenreiche. Dann folgen die Engelreiche und schließlich die höchsten geistigen Reiche. Es gibt aber noch unendlich viele andere Welten.

Dies müssen Sie tun, um eine Verbindung herzustellen:

1. **Konzentrieren Sie sich auf ein Problem:** Wählen Sie ein Problem aus, in das Sie Einblick oder für das Sie Heilung erhalten möchten.
2. **Lassen Sie sich in Ruhe nieder:** Finden Sie einen ruhigen Ort, an dem Sie sich niederlassen können, und sorgen Sie dafür, dass Sie mehrere Minuten lang nicht gestört werden. Legen Sie Schreibzeug und Papier bereit, um sich Notizen zu machen.
3. **Wenden Sie die Technik »Geist zu Geist« an:** Bestätigen Sie Ihren Geist, die Geister, die mit dem Problem in Verbindung stehen, und den großen Geist.
4. **Formulieren Sie Ihre Bitte:** Denken Sie über Ihre Bitte in Bezug auf das Problem nach, oder schreiben Sie auf, was Ihnen dazu einfällt. Möchten Sie Informationen? Inspiration? Erklärungen? Erinnerungen? Heilende Energien? Sie können Ihre Bitte und Ihre Absicht so ausführlich oder spezifisch formulieren, wie Sie möchten.
5. **Stellen Sie sich die Imaginalwelten vor:** Visualisieren Sie die Imaginalwelten als eine Reihe von konzentrischen Sphären um sich herum vor. Spüren Sie, wie sicher Sie in diesem Kokon sind.
6. **Weitergeben:** Bitten Sie den großen Geist zu bestimmen, welches Reich am besten zu Ihrer Absicht passt. Bitten Sie ihn auch, einen Zugang oder Kommunikationskanal zu dem ausgewählten Reich zu erschließen. Bitten Sie den großen Geist dann, Sie mit dem richtigen Wesen zu verbinden, das Ihnen bei dem Problem helfen kann, welches Sie im Sinn haben.
7. **Verbinden:** Verbringen Sie ein paar Minuten damit, sich mit dem Wesen vertraut zu machen, mit dem der große Geist Sie in Verbindung gebracht hat. Wenn Sie möchten, schreiben Sie alle Details auf, die Ihnen auffallen. Wie sieht das Wesen aus? Welche Art von Wesen ist es? Erfüllt es eine bestimmte Aufgabe in seiner Welt? Gibt es einen Namen, mit dem es von Ihnen angesprochen werden will? Was möchte es Ihnen in Bezug auf Ihre Absicht anbieten? Setzen Sie die Interaktion fort, bis Sie sich ganz erfüllt fühlen.
8. **Seien Sie dankbar:** Danken Sie dem Wesen und dem großen Geist für ihre Hilfe. Wenn Sie sich in Zukunft wieder mit diesem Wesen verbinden möchten, fragen

Sie es, ob das möglich ist. Geben Sie das Wesen liebevoll frei. Es wird in sein Zuhause zurückkehren.

9. **Abschließen:** Lassen Sie Revue passieren, was Sie gelernt haben, und atmen Sie tief durch. Bitten Sie den großen Geist, alle offenen Zugänge oder Kommunikationskanäle zu den Imaginalwelten liebevoll wieder zu schließen, bis der Kontakt erneut hergestellt werden muss. Kehren Sie in Ihren Alltag zurück, wenn Sie dazu bereit sind.

Technik 4

Ein Verursacher-Chakra aufspüren

Bei der Arbeit mit feinstofflicher Energie ist es hilfreich, das von einem Lebensproblem beeinträchtigte Verursacher-Chakra zu finden. Dabei handelt es sich um das von einem ursprünglichen Trauma am stärksten betroffene Energiezentrum, das selbst Probleme verursacht. Das Lokalisieren eines bestimmten Chakras unterstützt Sie beim Verfolgen des Weges einer traumatisierenden Kraft, beim Aufspüren eines verwundeten Anteils des Selbst und bei der Heilung.

Es gibt verschiedene Möglichkeiten, ein Verursacher-Chakra zu finden. Für diese Technik werden sechs Methoden vorgestellt. Die beste Möglichkeit, diese Methoden zu lernen, ist, jede davon auszuprobieren und zu schauen, wie man damit zurechtkommt.

Sinn und Zweck dieser Technik ist nicht, ein großes Problem vollständig zu verstehen oder zu klären; das wird durch Anwenden der Techniken in den nächsten Kapiteln passieren. Hier geht es einfach nur darum, das Verursacher-Chakra zu finden.

1. **»Geist zu Geist«:** Bestätigen Sie Ihren eigenen Geist, den Geist aller anderen, die an einem bestimmten Problem beteiligt waren oder sind, und den großen Geist.
2. **Denken Sie an eine besondere Herausforderung.**
3. **Identifizieren Sie das Verursacher-Chakra mit einer der folgenden sechs Methoden:**

Methode 1: Logisch vorgehen
Logisches Vorgehen ist ein akzeptabler Prozess, um ein Verursacher-Chakra zu isolieren. Im Rahmen der persönlichen Einschätzung am Ende von Kapitel 4 haben Sie eine Tabelle mit Chakra-Symptomen erstellt, um den körperlichen, psychischen und spirituellen Komponenten Ihres Problems auf die Spur zu kommen.

Eine erneute Überprüfung dieser Tabelle gibt Ihnen deutliche Hinweise auf das wahrscheinlichste Verursacher-Chakra.

Wenn Sie beispielsweise Herzschmerzen haben und oft in belastete Beziehungen involviert sind, ist es wohl das vierte Chakra. Wenn Sie kein Ziel haben, wählen Sie wahrscheinlich das siebte Chakra. Wenn Sie Symptome haben, die zu mehr als drei Chakras passen, konzentrieren Sie sich auf das vierte Chakra, das alle anderen Chakras einschließt, es sei denn, Sie spüren viele negative geistige Präsenzen. Dann sollten Sie sich auf das achte Chakra konzentrieren.

Methode 2: Ein Alter auswählen

Jedes Chakra aktiviert Begebenheiten, die sich in einem bestimmten Alter ereignet haben, und wird von ihnen am stärksten betroffen. Bewerten Sie die Chakra-Aktivierung nach der Alterstabelle aus Kapitel 7. Wenn Sie sich erinnern können, wann ein Stressor erstmals aufgetreten ist, können Sie mit dem entsprechenden Chakra arbeiten.

Methode 3: Intuitiv vorgehen

Es gibt hauptsächlich vier intuitive Stile. Probieren Sie jede der folgenden Möglichkeiten aus, um Ihr Verursacher-Chakra zu lokalisieren:

Auf Verbales achten: Konzentrieren Sie sich auf Ihr fünftes Chakra, und atmen Sie tief durch. Bitten Sie den großen Geist um eine hörbare Botschaft, die Ihnen einen Hinweis auf das Verursacher-Chakra gibt. Diese Botschaft kann als Lied, als ein Wort oder sogar als eine längere Erklärung empfangen werden. Sie hören sie mit Ihren inneren oder mit den physischen Ohren. Vertrauen Sie einfach.

Auf Visuelles achten: Konzentrieren Sie sich auf Ihr sechstes Chakra, das auch als »Drittes Auge« bezeichnet wird. Seien Sie ganz ruhig, und bitten Sie den großen Geist, ein Bild aufleuchten zu lassen, auf dem das Verursacher-Chakra deutlich wird. Diese Vision kann metaphorisch oder ganz direkt sein. Sie kann auch die Farbe oder Position des Chakras zeigen und sogar Hinweise auf das ursprüngliche traumatische Ereignis geben.

Den großen Geist spüren: Richten Sie Ihre Aufmerksamkeit auf Ihr viertes oder siebtes Chakra, je nachdem, wo Sie sich am meisten hingezogen fühlen. Bitten Sie dann den großen Geist, als Ihr Kundschafter zu fungieren und Ihnen zu helfen, das Verursacher-Chakra mit geistig-spirituellem Wissen zu erkennen.

Auf den Körper hören: Unser Körper gibt uns Antworten durch Empfindungen oder Emotionen. Legen Sie Ihre Hände auf den Bauch, und atmen Sie tief dort »hinein«. Bitten Sie nun den großen Geist, Ihr körperliches Selbst so einzustimmen, dass Sie das Verursacher-Chakra spüren können. Welcher Teil Ihres Körpers antwortet? Wo führen Sie Ihre Gefühle hin? Folgen Sie den Eindrücken, bis Sie das Verursacher-Chakra gefunden haben.

Methode 4: Den Weg der Kraft verfolgen

Wenn Sie spüren, welche Art von Kraft ein Problem herbeigeführt hat, dann verfolgen Sie den Weg dieser Kraft bis zu einem Chakra. Dazu können Sie auch Technik 8 aus diesem Kapitel verwenden. Ordnen Sie die Chakras wie folgt zu:

Umweltkraft: zehntes Chakra.

Physische Kraft: erstes Chakra.

Psychische Kraft: zweites und drittes Chakra. Untersuchen und berücksichtigen Sie aber auch Folgendes:

- hauptsächlich verbaler Missbrauch: fünftes Chakra;
- hauptsächlich emotionaler Missbrauch: zweites Chakra;
- hauptsächlich mentaler Missbrauch: drittes Chakra;
- begleitet von körperlichem Missbrauch: erstes Chakra;
- wenn der Missbrauch von einem Angehörigen oder einer Person aus dem engen Freundeskreis ausging: viertes Chakra.

Moderne Kraft: Dies kann irgendein Chakra betreffen. Beispielsweise könnte das fünfte Chakra beteiligt sein, wenn Sie mit E-Mails bombardiert werden; das vierte Chakra, wenn Sie gecatfisht oder von jemandem getäuscht werden, der vorgibt, jemand zu sein, der er nicht ist, oder das dritte Chakra, wenn Sie von Cybermobbing betroffen sind.

Geistige Kraft: Es ist immer sicher, sich auf das siebte Chakra zu konzentrieren, falls geistig-spiritueller Missbrauch im Spiel war. Wenn Sie nie das Gefühl haben, mit anderen wirklich verbunden zu sein, konzentrieren Sie sich auch auf das neunte Chakra, oder schließen Sie es mit ein. Wenn Sie sich zu viel Führungskompetenz anmaßen oder anscheinend überhaupt keine haben, sollten Sie auch das elfte Chakra in Betracht ziehen.

Fehlende Kraft: Bedienen Sie sich einer der bereits beschriebenen Methoden, um herauszufinden, welches Chakra am stärksten von einer fehlenden Kraft betroffen ist.

Methode 5: Einen nahestehenden Menschen fragen
Manchmal kennt uns ein uns nahestehender Mensch besser als wir uns selbst. Bitten Sie einen Freund, einen vertrauenswürdigen Angehörigen, eine Therapeutin oder eine andere Person, die Ihnen nahesteht, wo er oder sie anfangen würde.

Methode 6: Das äußere Rad eines Chakras analysieren
Wenn Sie weitere Informationen über den Ursprung eines Problems brauchen, arbeiten Sie mit Technik 6 (» Das äußere Rad eines Chakras analysieren«), um die entsprechenden Daten zu bekommen.

Was, wenn Sie mehr als ein Verursacher-Chakra identifizieren? Dies kann besonders dann der Fall sein, wenn Sie mehrere chronische Erkrankungen oder ähnliche Probleme bewältigen müssen. (Marthas Geschichte in Kapitel 5 ist ein Beispiel für eine komplexe Situation, an der mehr als ein Problem beteiligt ist.) Wählen Sie das Chakra aus, das höchstwahrscheinlich am meisten unter der ursprünglichen Schädigung gelitten hat. In den nachfolgenden Sitzungen können Sie an weiteren Chakras arbeiten.

Chakras und ihre Aktivierung in einem bestimmten Alter

Jedes einzelne Chakra wird in einem bestimmten Alter aktiviert. Ein Trauma, das sich im entsprechenden Zeitraum festsetzt, wird in diesem Chakra bewahrt und steht in Verbindung mit einem in einer Schockblase eingeschlossenen Teil des Selbst, der in diesem Zeitraum verletzt wurde. Das mit dem Chakra verknüpfte Trauma sendet Wellen negativer Energie in alle verwandten Chakra- und Aurafeldfunktionen, was möglicherweise eine umfassende Wirkung hat.

Um Ihnen zu helfen, ein herausgefordertes Chakra zu erkennen und die Auswirkungen eines Traumas auf Ihr Leben zu verstehen, werden in der folgenden Tabelle alle Chakras mit ihrem jeweiligen Aktivierungszeitraum und ihren Hauptthemen kurz vorgestellt.

Manche Chakras werden in mehr als einem Zeitraum aktiviert. Beispielsweise beherbergt Ihr achtes Chakra Traumata aus früheren Leben und deckt auch eine bestimmte Lebensphase ab. Ihr zehntes Chakra speichert Ahnenerinnerungen, wird aber auch in zwei Phasen Ihres aktuellen Lebens erweckt.

Übrigens, sobald wir im Alter von vierzehn Jahren das siebte und letzte Chakra aktiviert haben, wiederholt sich alles, und zwar alle sieben Jahre. In jeder Sieben-Chakra-Periode werden die Chakras eins bis sieben erneut aktiviert, eines pro Jahr. Diese erneute Aktivierung macht es uns möglich, alte Probleme zu lösen und neue

Muster festzulegen. Beispielsweise arbeiten wir zwischen vierzehn und fünfzehn am Thema des siebten Chakras, nämlich Spiritualität, und aktivieren auch unser erstes Chakra erneut, indem wir uns wieder intensiv mit Überlebens- und Sicherheitsfragen beschäftigen. An diesem Punkt beginnt eine neue Endlosschleife. Ich habe den Zyklus am Beispiel des siebten Chakras dargestellt, damit Sie sehen, was ich meine.

Warum steht das zehnte Chakra auf der Liste ganz oben? Weil dieses Chakra, unmittelbar bevor wir gezeugt und empfangen werden, aktiviert wird, ist es praktisch das erste Chakra, das ein ganzes Leben betrifft.

Chakra-Aktivierung nach Alter

Chakra	Alter/Zeiträume	Thema
Zehntes Chakra	Vor der Empfängnis, 35 bis 42 Jahre	Umfeld, Abstammung, Verbindung zur Natur
Erstes Chakra	Im Mutterleib bis 6 Monate	Sicherheit, Überleben, körperliche Gesundheit
Zweites Chakra	6 Monate bis 2½ Jahre	Gefühle, Kreativität, emotionale Gesundheit
Drittes Chakra	2½ bis 4½ Jahre	Persönliche Macht, Struktur, mentale Gesundheit
Viertes Chakra	4½ bis 6½ Jahre	Liebe, Heilung und gesunde Beziehungen
Fünftes Chakra	6½ bis 8½ Jahre	Kommunikation, Anleitung, verbale Fähigkeiten
Sechstes Chakra	8½ bis 14 Jahre	Vision, Selbstbild, Ideen für die Zukunft
Siebtes Chakra	14 bis 21 Jahre	Lebensaufgabe, Prophetie, geistige Gesundheit
	14 bis 15 Jahre	Rückkehr zum ersten Chakra
	15 bis 16 Jahre	Rückkehr zum zweiten Chakra
	16 bis 17 Jahre	Rückkehr zum dritten Chakra
	17 bis 18 Jahre	Rückkehr zum vierten Chakra
	18 bis 19 Jahre	Rückkehr zum fünften Chakra
	19 bis 20 Jahre	Rückkehr zum sechsten Chakra
	20 bis 21 Jahre	Rückkehr zum siebten Chakra
Achtes Chakra	21 bis 28 Jahre; frühere Leben	Mystik, karmisches Streben, Gesundheit
Neuntes Chakra	28 bis 35 Jahre	Idealismus, Harmonie, Gefühl der Einheit
Elftes Chakra	42 bis 49 Jahre	Menschenführung, natürliche und übernatürliche Kraft

Chakra	Alter/Zeiträume	Thema
Zwölftes Chakra	49 bis 56 Jahre	Individuell verschieden
Mit 56 fangen wir wieder ganz von vorn an. Wir beginnen beim zehnten Chakra und kehren jeweils sieben Jahre lang zu jedem einzelnen Chakra zurück. Doch jetzt ist es unser Ziel, die Themen zu vergeistigen. Im Grunde sind wir aufgefordert, unser Leben durch eine spirituelle Brille zu sehen.		

Technik 5

Den Weg einer Kraft und das traumatisierte Selbst aufspüren

Wie bereits erwähnt wurde, kann eine Kraft auf ihrem Weg zahlreiche Probleme verursachen. Rein mechanisch gesehen müssen wir den Eintrittspunkt, den Austrittspunkt und den Weg untersuchen und möglicherweise Reparaturen vornehmen. In diesem Prozess können wir auch das traumatisierte Selbst entdecken, das in einer Schockblase zurückgelassen wurde, die mit mindestens einem Verursacher-Chakra in Verbindung steht. Ein traumatisiertes Selbst kann zwar in einem Verursacher-Chakra gefunden werden, aber auch in einer ganz anderen Umgebung. Vielleicht liegt es etwas außerhalb dieses Chakras im Körper oder in einem bestimmten Organ. Es könnte auch in einem Energiefeld oder sogar einem anderen Zeitraum liegen. Letzteres kann der Fall sein, wenn die ursprüngliche Verletzung in einem früheren Leben aufgetreten ist.

Ich konnte das Selbst in seinem Kokon auch schon im Körper anderer Menschen entdecken. Beispielsweise arbeitete ich einmal mit einer Frau, die seit dreißig Jahren in ihren Jugendschwarm verliebt war. Obwohl er abrupt und verletzend mit ihr Schluss gemacht hatte, schmachtete sie immer noch nach ihm. Ich entdeckte ihr traumatisiertes Selbst im Herzchakra ihres Ex eingeschlossen und immer noch mit einer Schnur dort befestigt. Weder hatte sie diesen Teil ihres Selbst nach dem Scheitern der Beziehung zurückgenommen, noch hatte sie ihn befreit. Wenn ich nicht in aller Aufgeschlossenheit nach dem Selbst in der Blase gesucht hätte, wäre ich vielleicht nie fündig geworden!

Möchten Sie wissen, wie Sie ein traumatisiertes Selbst aufspüren, indem Sie die Eintritts- und Austrittswunden und den Weg einer Kraft beurteilen? Diese Übung hilft Ihnen dabei. Weil ich keinen verletzten Teil von Ihnen außer Acht lassen möchte, werde ich Ihnen auch helfen, diesem Teil des Selbst Heilung zu schicken, und zwar auf dem Weg, den die Kraft genommen hat. So bekommen Sie mehr Übung mit den heilenden Strömen der Gnade:

1. **Vorbereitung:** Suchen Sie sich einen Ort, an dem Sie ungestört sind. Sie können sich wie in einer geführten Meditation durch die Schritte dieser Übung leiten lassen oder Papier und Stift verwenden, um Ihre Beobachtungen aufzuschreiben.
2. **Einen Fokus wählen:** Konzentrieren Sie sich auf den Ort oder die Erfahrung Ihres Traumas, und bestätigen Sie Ihre Bereitschaft, den großen Geist durch Ihre Intuition tätig werden zu lassen, um Ihnen Anleitung zu geben.
3. **»Geist zu Geist« durchführen:** Bestätigen Sie Ihren Geist und dann den Geist anderer. Indem Sie den großen Geist anerkennen, geben Sie ihm die Erlaubnis, Sie mit hilfreichen Wesen aus den Imaginalwelten zu verbinden.
4. **In die Kraft einfühlen:** Bitten Sie den großen Geist, Ihnen beim Identifizieren der wichtigsten Kraft zu helfen, die Einfluss auf Sie genommen hat. Sie suchen nach einer körperlichen, einer psychischen, einer modernen, einer geistigen, einer fehlenden Kraft oder einer Umweltkraft oder einer Kombination aus diesen.
5. **Den Eintrittspunkt entdecken:** Bitten Sie den großen Geist um Klärung bezüglich des ursprünglichen Eintrittspunktes der traumatisierenden Kraft. Sie könnten ihn visualisieren, eine Botschaft hören, die ihn beschreibt, oder in einen körperlichen Bereich oder eine Emotion hineinspüren. Denken Sie über die langfristigen Herausforderungen nach, die Sie dort erlebt haben, wo sich diese Eintrittswunde befindet.
6. **Den Weg verfolgen:** Verfolgen Sie intuitiv den Weg der eingedrungenen Kraft. Prüfen Sie folgende Punkte:
   - ***Pfad leer:*** Der Weg könnte ohne jede Energie sein, das heißt, dass bestimmte feinstoffliche und physische Aufgaben in seiner Umgebung nicht erfüllt werden.
   - ***Niedergelassene Kräfte:*** Manche Kräfte bleiben stecken und riegeln einen Teil des physischen oder feinstofflichen Körpers ab. Diese festsitzenden Kräfte erzeugen oft einen Stau und verursachen körperliche oder emotionale Schmerzen. Sie können auch Anhaftungen anziehen und mikrochimäre Zellen aufwühlen. Abgesehen davon ziehen sie Krankheitserreger an, die Infektionen verursachen.
   - ***Pfad voll:*** Der Weg kann mit unpassenden Energien angefüllt sein, und zwar sowohl mit den feinstofflichen Energien anderer als auch mit Ihren eigenen.
   - ***Ladungen aktiv:*** Die feinstofflichen Ladungen der schädlichen Kraft könnten auf dem Weg verbleiben und ein ähnliches Trauma anziehen.
   - ***Weg ganz oder teilweise geheilt:*** Manchmal füllt sich ein Weg mit vorteilhaften Energien, die eine Heilung möglich machen.
7. **Eine Austrittswunde entdecken.** Finden Sie heraus, ob es einen Austrittspunkt oder mehrere gibt. Letzteres ist manchmal der Fall, wenn jemand beispielsweise

mit einer oder mehreren Schrotkugeln angeschossen wurde. Was passiert mit oder an der Austrittsstelle?

8. **Das verwundete Selbst finden:** Bitten Sie den Geist, Ihnen zu helfen, das verwundete Selbst ausfindig zu machen, das in einer Schockblase festgehalten wird. Spüren Sie auch, welches Verursacher-Chakra und welches verwandte Aurafeld am meisten mit dem verwundeten Selbst verbunden sind. Vielleicht nehmen Sie außersinnlich feinstoffliche Energielinien oder Energiebänder wahr, die diesen Teil des Selbst an das Chakra binden. Das Selbst könnte auch in dem Chakra enthalten sein. Beziehen Sie sich auf dieses Selbst, und nehmen Sie sich so viel Zeit, wie Sie brauchen, um seine Gefühle, Wünsche, Erfahrungen und mehr zu spüren. Bitten Sie den großen Geist, sich uneingeschränkt um die Bedürfnisse dieses Selbst zu kümmern, auch solange es in der Blase ist.
9. **Um Heilung bitten:** Bitten Sie den großen Geist, heilende Ströme der Gnade bereitzustellen, um den Eintrittspunkt, den Weg und die Austrittsstelle(n) zu reinigen, zu füllen und zu glätten. Seien Sie sich bewusst, dass die erforderlichen Ströme so lange im Fluss und angeschlossen bleiben wie nötig und sich auch um das verwundete Selbst kümmern.
10. **Um weitere Einblicke bitten:** Bitten Sie den großen Geist um zusätzliche Einsichten, wie Sie das verwundete Selbst weiter unterstützen und Ihr Leben verbessern können. Wenn Sie das Gefühl haben, dass Sie noch mehr Informationen brauchen, arbeiten Sie mit Technik 6, um sie zu bekommen.
11. **Abschließen:** Atmen Sie ein paarmal tief durch. Danken Sie dem großen Geist für seine Hilfe, und kehren Sie in Ihren Alltag zurück.

Technik 6

Das äußere Rad eines Chakras analysieren

Das äußere Rad eines Chakras enthält alle karmischen Programme, ob sie ererbt oder angenommen sind oder auf persönlicher Erfahrung basieren. Im Grunde ist diesen Rädern die Summe des Wahrgenommenen eingeprägt, der Gefühle und Erinnerungen aus früheren Leben plus der Spiegelungen dessen, was Ahnen erlebt haben, der Familienprogramme, der persönlichen Dramen und einschlägigen kulturellen, religiösen, geschlechtsspezifischen und sozioökonomischen Einflüsse. Und das Chakra verstärkt sie.

Ich möchte, dass Sie wissen, wie man das äußere Rad eines Chakras liest, damit Sie Ihr traumatisiertes Selbst und das, was es verletzt hat, besser verstehen können.

Manchmal brauchen wir nicht viele Informationen. Ein anderes Mal schon. Letzteres ist der Fall, wenn das traumatisierte Selbst nur heilt, wenn es »sprechen« oder seine Geschichte erzählen kann. Für die Kommunikation braucht dieses Selbst jemanden, der zuhört. Dieser Zeuge kann eine andere Person sein, beispielsweise ein Therapeut. Auch Ihr eigenes gesundes Selbst kann als ein solcher Zeuge fungieren, solange sich dieser Aspekt von Ihnen um das traumatisierte Selbst kümmert:

1. **Vorbereitung:** Legen Sie Papier und Schreibzeug bereit, um Ihre Ergebnisse aufzuschreiben. Suchen Sie sich einen Ort, an dem Sie ungestört sind, und konzentrieren Sie sich auf ein Problem.
2. **»Geist zu Geist« durchführen:** Bestätigen Sie die Strahlkraft Ihres Geistes, aller Geister, die an diesem Problem beteiligt sind, und des großen Geistes.
3. **Das Verursacher-Chakra aufspüren:** Konzentrieren Sie sich auf das Problem, und verfolgen Sie es zurück bis zu seinem Verursacher-Chakra, wie Sie es in Technik 4 gelernt haben. Wenn mehrere Chakras beteiligt sind, wählen Sie das offensichtlichste aus. Sie können später jederzeit mit einem anderen Chakra arbeiten.
4. **Ereignisse und Programme bewerten:** Bitten Sie den großen Geist um Hilfe, damit Sie das äußere Rad des Verursacher-Chakras so wahrnehmen können, als wäre es ein Computerbildschirm. Stellen Sie sich vor, Sie sitzen vor diesem Bildschirm und sehen, spüren oder hören intuitiv die Informationen, die erforderlich sind, um den Hintergrund Ihres Problems vollständig zu verstehen. Dann müssen Sie sich nur noch auf jede einzelne der folgenden Fragen konzentrieren und aufschreiben, was Sie wahrnehmen:
    1. Welches Ereignis hat das zugrunde liegende Trauma verursacht?
    2. Wann ist es aufgetreten?
    3. Wen hat das Ereignis am stärksten beeinflusst?
    4. Wie waren Sie an diesem Ereignis beteiligt?
    5. Welche Kraft/Kräfte war(en) an diesem Ereignis beteiligt?
    6. Wie hat sich die Kraft entwickelt und welche langfristigen Auswirkungen hatte sie?
    7. Welchen Einfluss hatte dieses Ereignis auf Sie …
        - körperlich,
        - psychisch,
        - sozial,
        - geistig-spirituell,
        - auf andere Weise?
    8. Was war die größte Fehlwahrnehmung, die aus dieser Erfahrung hervorgegangen ist?

9. Welche Gefühle wurden eingeschlossen, unterdrückt oder überwältigend?
10. Welche Energien von anderen haben Sie in sich aufgenommen?
11. Wie haben die Energien anderer Sie beeinflusst?
12. Wo ist das traumatisierte Selbst in Bezug auf dieses Chakra? Folgende Möglichkeiten sind denkbar:
    - Teil/Gesamtheit des Körpers,
    - Teil/Gesamtheit des Aurafeldes,
    - Teil/Gesamtheit des Chakras,
    - außerhalb des eigentlichen Körpers,
    - in einer anderen Zeit, an einem anderen Ort oder einer anderen Dimension.
13. Welchen Eindruck macht das traumatisierte Selbst?
14. Wirkt einer der folgenden Faktoren auf das traumatisierte Selbst oder Chakra ein, und wenn ja, wie?
    - Anhaftung(en): Schnüre, Flüche, Holds, Miasmen, Marker, Abschirmschilde,
    - dunkle Entität/Kraft,
    - mikrochimäre Zellen.
15. Haben folgende Faktoren Einfluss auf dieses Rad und damit auf das traumatisierte Selbst:
    - kulturelle oder gesellschaftliche Faktoren,
    - sozioökonomische Faktoren,
    - geschlechtsspezifische oder sexuelle Faktoren,
    - religiöse oder spirituelle Faktoren,
    - Gruppenzwang,
    - frühere Leben (falls dies nicht bereits dargelegt wurde),
    - Ahnenerinnerungen/Epigenetik der Vorfahren? Falls vorhanden, spielen dann auch diese anderen Einflüsse eine Rolle:
        - Taten der Ahnen oder Erinnerungen daran,
        - Krankheiten, Wunden oder andere Verletzungen der Ahnen,
        - Mikroben, die in Zusammenhang mit dem Ahnen stehen,
        - Heißhunger auf Lebensmittel oder andere Substanzen, der etwas mit den Vorfahren zu tun hat,
        - Verhalten, das in Zusammenhang mit den Vorfahren steht,
        - Allergien oder Abhängigkeiten, die mit Vorfahren in Zusammenhang gebracht werden können?

16. Was ist die Gesamtwirkung aller Faktoren, die das äußere Rad des Chakras beeinflussen?

5. **Nachprüfung:** Fassen Sie alles zusammen, was Sie herausgefunden haben, und bitten Sie dann um heilende Ströme der Gnade (siehe Technik 2), die Sie auf jeder Ebene unterstützen. Sie können jederzeit zu diesen Informationen zurückkehren oder weiter in den heilenden Strömen baden.
6. **Abschließen:** Danken Sie dem großen Geist und allen beteiligten Geistern für diese Unternehmung.

Technik 7

Das innere Rad eines Chakras erleuchten

Wie in Kapitel 4 behandelt wurde, enthält das innere Rad eines Chakras unsere dharmischen Programme, aber noch viel mehr. Jedem Chakra wohnt unser eigener Geist inne, der im Einklang mit dem großen Geist steht. Dieser verinnerlichte Geist hält auch unsere ursprüngliche energetische Signatur, die Eigenschaften unseres einzigartigen Selbst. Im Zentrum jedes Chakras verschmilzt unser Geist mit der Energie des großen Geistes, um die heilenden Ströme der Gnade zu erzeugen, die erforderlich sind, um das äußere Rad zu transformieren, negative Energieprogramme in solche zu verwandeln, die unseren ursprünglichen entsprechen, und anschließend enorme Hilfe bei der Heilung und Manifestation zu leisten.

Eine der einfachsten Heilmethoden besteht darin, das innere Rad eines Chakras zu aktivieren, um das äußere in einem Meer aus flüssigem Licht zu waschen. Die erzeugte Energie kann Ihnen auch helfen, das Wesen eines Traumas besser zu verstehen, ein traumatisiertes Selbst aufzuspüren, die Energien anderer freizusetzen und vieles mehr.

Ich schlage vor, Sie üben zunächst die einfachen Schritte dieser Technik, um sich mit ihnen vertraut zu machen. Sie werden diesen Prozess in den nächsten Kapiteln an bestimmten Stellen anwenden, um Nadis und Meridiane ebenso zu reinigen wie den Vagusnerv:

1. **Vorbereitung:** Suchen Sie sich einen Ort, an dem Sie ungestört sind, und konzentrieren Sie sich auf eine bestimmte Herausforderung und das hauptsächlich involvierte Chakra.
2. **»Geist zu Geist« durchführen:** Bestätigen Sie Ihren persönlichen Geist, der im Zentrum des hauptsächlich involvierten Chakras sitzt. Erkennen Sie an, dass alle

notwendige Hilfe vom großen Geist bereitgestellt wird, der wiederum die entsprechenden Wesen in den Imaginalwelten für Sie anruft.

3. **Das innere Rad erleuchten:** Öffnen Sie sich für Ihre intuitiven Fähigkeiten – Ihre Fähigkeit, die Wahrheit zu spüren, zu hören und zu sehen –, während Sie erkennen, wie der große Geist das Innere des Chakras beleuchtet, auf das Sie sich konzentrieren. Ohne Weiteres fließen Heilströme aus diesem inneren Brunnen und schwappen über und um das äußere Rad des betreffenden Chakras. Genau diese Energie reinigt nun den gesamten Körperbereich sowie die entsprechende Auraschicht und alle traumatisierten Teile des Selbst, die vielleicht hier liegen.
4. **Hingeben:** Geben Sie dem großen Geist die Erlaubnis, diesen gesamten Prozess jetzt und im weiteren Verlauf zu steuern.
5. **Abschließen:** Atmen Sie tief durch, und gehen Sie zurück in Ihren Alltag. Alles ist gut und wird durch die Kraft der Gnade noch besser.

Technik 8

Befreiung von den Energien und energetischen Konstrukten anderer

Um sich Herausforderungen stellen zu können, müssen oft Energien freigesetzt werden, die nicht unsere eigenen sind. Dazu gehören beispielsweise feinstoffliche Ladungen, die durch eine Kraft oder schädliche Interaktion eingebracht werden, Erinnerungen oder Gefühle der Ahnen, die normalerweise aus dem epigenetischen Material stammen, Probleme aus früheren Leben sowie Anhaftungen. Außerdem müssen wir möglicherweise die Ladungen loslassen, die von einem traumatisierten Selbst ausgehen oder in diesem stecken bleiben, oder diejenigen, die uns über mikrochimäre Zellen negativ beeinflussen. Wow! Gibt es wirklich einen einfachen Weg, um all diese Ziele zu erreichen?

Ja, wir müssen lediglich die heilenden Ströme der Gnade einsetzen. Es kann auch hilfreich sein, die Energien im inneren Rad eines Chakras zu nutzen (siehe Technik 7). Möglicherweise müssen Sie ein Ereignis noch verarbeiten und betrauern. Die hier angebotene Clearing-Technik sorgt jedoch dafür, dass diese Reinigung wirklich transformativ ist:

1. **Vorbereitung:** Wählen Sie eine Herausforderung aus, von der Sie glauben, dass sie von anderen übernommene Probleme oder energetische Konstrukte enthält. Suchen Sie sich dann einen ruhigen Ort, wo Sie ein paar Minuten ungestört arbeiten können.

2. **»Geist zu Geist« durchführen:** Bestätigen Sie Ihren Geist, den Geist anderer und den großen Geist. Vielleicht sind Sie sich auch geistiger Helfer bewusst, die aus einer der Imaginalwelten kommen.
3. **Um Einsicht bitten:** Bitten Sie den großen Geist, Ihnen bei der Suche nach einem Bereich zu helfen, der von störenden Energien befreit werden muss. Sie könnten zu einem Verursacher-Chakra, einem Körperbereich, einem Aurafeld oder einem Teil davon oder zu einem anderen Fokuspunkt geführt werden. Lassen Sie nun den großen Geist die Erkenntnisse bereitstellen, die Sie brauchen, um zu verstehen, welche störenden feinstofflichen Ladungen Probleme verursacht haben. Vielleicht nehmen Sie die Antwort intuitiv wahr, spüren die damit verbundenen Emotionen, empfangen ein visuelles Bild oder hören die Antwort. Bleiben Sie so lange wie nötig in diesem Prozess.
4. **Heilströme der Gnade:** Bitten Sie den großen Geist, Heilströme in und durch den betroffenen Bereich zu senden, um Sie von den unerwünschten Energien zu befreien. Einige dieser Ströme könnten vom Zentrum eines Verursacher-Chakras ausgehen. Diese Ströme liefern gesunde und wohlwollende Energien, um die Energien zu ersetzen, die freigesetzt oder transformiert werden. Der große Geist bringt alle nicht benötigten Energien in einen sicheren Raum und informiert Sie über alles, was Sie über diesen Prozess wissen müssen. Atmen Sie tief durch und bleiben Sie so lange wie nötig an diesem Ort der Reinigung.
5. **Abschließen:** Wenn Sie sich bereit fühlen, atmen Sie tief durch. Stehen Sie auf, recken und strecken Sie sich, und vertrauen Sie darauf, dass der große Geist diese Heilung noch verstärkt.

Technik 9

Aufdecken, Bewegen und Hinzufügen generativer und degenerativer Kräfte

Ich stelle häufig fest, dass ein Trauma ebenso wie eine chronische Krankheit aufgrund des unbewussten Missmanagements zweier ganz besonderer Kräfte bestehen bleibt, nämlich generativer und degenerativer Kräfte.

Überall um uns herum und in uns sind feinstoffliche Energiekräfte, die Wachstum oder Zerstörung stimulieren können. Beispielsweise zwingt die generative Kraft der Kreativität zur Innovation. Die degenerative Kraft der Verschlechterung löst eine Zersplitterung aus. Wir wissen oft nicht, dass wir mit diesen Kräften verbunden sind oder was sie tun, weil wir uns ihrer nicht bewusst sind. Sie können uns jedoch aufgrund karmischer Überzeugungen und dharmischer Bedürfnisse sowie störender Bindungen anhaften. Ein schwieriger Zustand wird fast immer von fehlgeleiteten generativen oder degenerativen Kräften aufrechterhalten. Beispielsweise finde ich oft eine degenerative Kraft auf gesunden Zellen, die einen bösartigen Tumor umgeben, und eine generative Kraft auf Krebszellen. Wenn Geld fehlt, wird das erste Chakra, das für die Sicherheit zuständig ist, oft von einer degenerativen Kraft angegriffen, während Probleme mit Scham von einer generativen Kraft verstärkt werden.

Sie brauchen die genauen Namen der degenerativen oder generativen Kräfte nicht zu kennen, um sie zu entdecken und den gewünschten Typ an den richtigen Stellen anzubringen. Überlassen Sie das Denken und das Reparieren vielmehr dem großen Geist, und setzen Sie die heilenden Ströme ein, um die Dinge in Ordnung zu bringen:

1. **Vorbereiten:** Konzentrieren Sie sich auf ein Problem, das Sie gern lösen würden. Ich schlage vor, sie wählen eines aus, an dem Sie bisher so hart wie möglich gearbeitet haben, ohne Erfolg.
2. **»Geist zu Geist« durchführen:** Bestätigen Sie Ihren eigenen Geist, den Geist aller Beteiligten und den großen Geist.
3. **Konzentrieren:** Bitten Sie den großen Geist, Ihnen bei der Konzentration auf den entsprechenden Traumabereich und bei der Rückverfolgung des Traumas auf einen Teil des Körpers, ein Chakra oder ein Aurafeld zu helfen.
4. **Kräfte kontrollieren:** Bitten Sie den großen Geist, Sie mit der Fähigkeit auszustatten, die Existenz einer oder mehrerer generativer oder degenerativer Kräfte zu spüren und zu erkennen, wie sie die traumatische Erfahrung entweder unterstützen oder verhindern, dass sie sich klärt.
5. **Um eine Verlagerung bitten:** Bitten Sie den großen Geist nun, heilende Ströme zu schicken, um die generativen oder degenerativen Kräfte bereitzustellen, die helfen können, das Trauma zu klären und zu beseitigen. Der große Geist wird die Kräfte auch verlagern, wenn es von Vorteil ist. Fragen Sie, ob Sie irgendwelche Folgemaßnahmen ergreifen müssen.
6. **Abschließen:** Spüren Sie den Unterschied in Ihrem Körper, Ihren Chakras und Ihrem Verhalten. Bedanken Sie sich bei dem großen Geist, und kehren Sie in Ihre Welt zurück.

Technik 10

Reinigung und Stärkung des Aurafeldes

Sicherheit ist von größter Bedeutung, um sich von den Herausforderungen des Lebens zu erholen und sie zu meistern. Diese schnelle Technik klärt und verstärkt Ihre feinstofflichen Energiegrenzen – mit anderen Worten: Ihr Aurafeld. Sie können diese Technik immer dann anwenden, wenn Sie sich unsicher fühlen oder stärkere Parameter wünschen. Es ist auch hilfreich, sie nach einer anderen Heilungsaktivität zu praktizieren:

1. **»Geist zu Geist« durchführen:** Bestätigen Sie Ihren eigenen Geist, den Geist aller Beteiligten und den großen Geist.
2. **Um Reinigung bitten:** Bitten Sie den großen Geist, heilende Gnadenströme durch alle Ihre Auraschichten zu gießen. Wenn Sie möchten, stellen Sie sich die Farben dieser Ströme in der Reihenfolge der Felder vor, von den nächstgelegenen bis zu denen, die am weitesten vom Körper entfernt sind. Die Ströme sind rot, braun, orange, gelb, grün, blau, violett, weiß, schwarz oder silbern, golden, rosa und durchsichtig. Beobachten Sie, wie das strahlend weiße Licht des großen Geistes das gesamte Feld durchdringt. Vollständig befreit von den Energien anderer sowie von persönlichen Energien, die Sie loslassen möchten, bestätigen Sie die funkelnde Brillanz Ihres Aurafeldes!
3. **Falsch liegende Grenzen versetzen:** Einige Herausforderungen sind durch falsch liegende Grenzen gekennzeichnet (weitere Informationen finden Sie in der Erörterung von Lernproblemen in Kapitel 5). Beispielsweise könnte Ihr erstes Aurafeld außerhalb Ihrer Aura liegen und daher somatische Probleme verursachen. Bitten Sie den großen Geist um Ihres eigenen Wohlbefindens willen, Ihre Aurafelder an die richtigen Stellen und in die richtigen Räume zu bringen, wenn dies nötig sein sollte. Spüren Sie dann, dass diese Umstellung richtig war.
4. **Die eigenen Grenzen stärken:** Wenn Sie wissen, dass Sie liebevoll in einen Kokon der Gnade eingesponnen wurden, bitten Sie den Geist, Ihr gesamtes Aurafeld zu stärken. Spüren Sie die heilenden Ströme, die jeden schwachen Punkt und jede Verwundbarkeit berühren.
5. **Abschließen:** Jetzt, da Sie zufrieden und sicher sind, danken Sie dem großen Geist, und kehren Sie in Ihren alltäglichen Bewusstseinszustand zurück.

• • • • •

Zusammenfassung

In diesem Kapitel haben Sie zehn Techniken kennengelernt und sofort sinnvoll eingesetzt. Vor allem »Geist zu Geist« und »Heilende Ströme der Gnade« werden noch öfter auftauchen. Sie haben aber auch Techniken geübt, die Ihnen helfen, Zugang zu den Imaginalwelten zu bekommen, ein Verursacher-Chakra zu lokalisieren, einen von einer Kraft gebahnten Weg zu verfolgen und zu klären und viele andere kraftvolle Aktivitäten auszuführen.

Sie werden diese und andere Techniken jetzt einsetzen, um sich von einem Trauma zu erholen und sich in diesem Prozess zu verändern.

Kapitel 8

Ein Trauma überwinden: Techniken zur Unterstützung eines traumatisierten Selbst

Andererseits nahm er an, dass der Heilungsprozess im Gegensatz zum Trauma sanft sei und langsam … Eher das leise Schließen einer Tür als ein Zuknallen.

J. R. Ward: *Lover Reborn*

In diesem Kapitel lernen Sie verschiedene Prozesse zur Unterstützung eines traumatisierten Selbst kennen. Vielleicht tragen Sie mehrere verwundete Anteile des Selbst in sich, jeder in seiner eigenen Schockblase gefangen, und manche davon stammen vielleicht nicht einmal aus diesem Leben. Nicht alle dieser verletzten Selbstanteile müssen aufgespürt und unterstützt werden, aber die problematischsten schon. Wenn Sie den am schwersten verletzten Anteil befreit haben, können die weniger schwer verletzten aus ihren schützenden Blasen schlüpfen und ihre Lebensreise fortsetzen.

Heilung ist jedoch selten ein Prozess, der über Nacht stattfindet. Zuerst müssen wir einen versteckten traumatisierten Anteil des Selbst finden. Dann gilt es, Vertrauen zu gewinnen, die Wege zu klären und den Trauerprozess zu unterstützen. Auch eine Tendenz zur Co-Abhängigkeit sollte untersucht werden. Nehmen Sie dann Änderungen in Ihrem Leben vor, etwa in Ihrer Ernährung, wie in Kapitel 10 beschrieben. Und wenn Sie bereit sind, die Welt mit neu gewonnener Hoffnung zu begrüßen, ist jeder Schritt ein Schritt nach vorn auf dem langen Weg zum Sonnenaufgang. Wie ich in diesem Buch immer wieder erklärt habe, muss Heilung auf die gleiche Weise erfolgen, wie das Trauma übertragen wurde, nämlich von außen nach innen. Sie kommen als externer Heiler ebenso infrage wie Freunde, Fachleute, Wesen aus den Imaginalwelten und natürlich der große Geist. Schränken Sie die Liste nicht ein. Seien Sie sich einfach bewusst, dass Sie um Hilfe bitten können, wenn Hilfe gebraucht wird.

Um Ihnen eine Stütze zu sein, bauen die Techniken dieses Kapitels auf den im letzten Kapitel beschriebenen Techniken und den in diesem Buch vorgestellten Konzepten auf. Zunächst schaffen Sie einen sicheren Heilungshafen, in dem Sie Ihre transformierenden Interaktionen durchführen können. Sie werden diesen Heilungshafen im weiteren Verlauf des Buches noch in Zusammenhang mit anderen Techniken verwenden. Dann machen Sie sich freudig mit Ihrem wahren Selbst vertraut, das Ihre ursprüngliche energetische Signatur widerspiegelt. Als Nächstes lernen Sie zusätzliche Techniken kennen, die jeweils darauf abzielen, die traumatisierten Teile Ihres Selbst zu unterstützen.

Die Techniken 11, 12 und 13 werden am besten nacheinander durchgeführt. Die Techniken 14 bis 19 können im Moment nützlich sein oder auch nicht. Sie können jedoch in die Techniken 11 bis 13 integriert oder immer dann durchgeführt werden, wenn ein traumatisierter Anteil des Selbst Hilfe braucht.

Sind Sie bereit, die Tür zu öffnen und die traumatisierten Teile Ihres Selbst zu befreien? Dann ist jetzt Zeit dafür.

Technik 11

Einen sicheren Raum für die Heilung schaffen

Ihre erste Aufgabe sollte sein, einen sicheren Raum für die Traumabewältigung zu schaffen. Je öfter Sie in dieser Umgebung heilend tätig werden, desto wahrscheinlicher wird ein traumatisierter Teil des Selbst einem darin durchgeführten therapeutischen Prozess vertrauen und eine Transformation möglich machen.

Es gibt zwei Haupttypen von funktionaler Umgebung für die Heilung: die physische und die feinstoffliche. Sie können eine davon oder beide schaffen. Wenn Sie allerdings nur einen Typ wählen können, würde ich mich auf die Schaffung eines feinstofflichen Energiehafens konzentrieren, und zwar deshalb, weil ein traumatisiertes Selbst, besonders wenn Sie gerade erst angefangen haben, sich mit ihm auseinanderzusetzen, jederzeit auftauchen kann – mitten in der Nacht, während eines Meetings, wenn Sie meditieren, selbst wenn Sie das Haus putzen. Es kann sehr nützlich sein, einen heiligen Raum zu haben, zu dem Sie immer und überall sofort Zugang haben.

Die folgenden Tipps helfen Ihnen beim Aufbau äußerer und innerer Räume für die Heilung.

Einen äußeren Raum für die Heilung schaffen

Eine sichere physische Zone für Ihre innere Arbeit können Sie in zwei Schritten schaffen:

1. **Richtlinien formulieren:** Nehmen Sie Stift und Papier, und beantworten Sie folgende Fragen:
   - Wie möchte ich mich in diesem Raum fühlen? Schreiben Sie Begriffe wie »getröstet«, »wie in einer Festung«, »gehalten«, »geborgen«, »unterstützt«, »natürlich« oder »gemütlich« auf.
   - Wie könnte ich meinen Raum nennen? Geben Sie ihm beispielsweise Ihren eigenen Namen, etwa »Cyndis Heilungshafen«, oder wählen Sie einen beschreibenden Namen wie »Hafen der Heilung«.
   - Fühle ich mich wohl damit, anderen Zugang zu diesem Raum zu geben? Wenn ja, entscheiden Sie, was das bedeutet. Kann ein Partner oder ein Kind hereinkommen? Ein Haustier? Wenn Sie eher nicht möchten, dass andere Zugang haben, finden Sie heraus, welcher physische Bereich als Grenze infrage kommt.
   - Möchte ich anderen von meinem Raum erzählen? Es ist immer gut, Dinge für sich zu behalten, aber vielleicht möchten Sie anderen von Ihrem Raum erzählen, damit sie draußen bleiben.
2. **Den konkreten Raum ausstatten:** Führen Sie »Geist zu Geist« durch, und gestalten und beziehen Sie Ihren Raum dann basierend auf den Antworten, die Sie sich auf diese Fragen geben:
   - Soll mein Raum in einem Haus oder im Freien sein?
   - Wenn er draußen ist, muss ich ihn wetterfest machen?
   - Wenn er drinnen ist, welcher tatsächliche Raum oder Bereich ist groß genug?
   - Wie kann ich dafür sorgen, dass es dort ruhig ist? Sie könnten beispielsweise einen Raum mit einer Tür wählen, einen Vorhang aufhängen, einen Wandschirm aufstellen oder ein Schild mit der Aufschrift »Bitte nicht stören« anbringen.
   - Welche Farben unterstützen mein Bedürfnis nach Sicherheit und Vertrauen? Wie kann ich diese Farben in den Raum bringen? Sie könnten dies beispielsweise mit einem Kissen, einer Decke oder einem Altartuch tun.
   - Wie könnte ich meinen Raum noch dekorieren, damit sich ein traumatisierter Teil meines Selbst beschützt und geliebt fühlt? Sie können den Raum beispielsweise mit Kerzen, Steinen, religiösen Ikonen, Zeitschriften, Bildern, Plüschtieren oder Postern ausstatten.

Sie können den Raum immer wieder auf den neuesten Stand bringen.

Einen inneren Raum für die Heilung schaffen

Ein innerer Raum kann visualisiert werden, geschaffen mithilfe der eigenen Vorstellungskraft, die auch das Werkzeug ist, das Sie nutzen, um Zugang zu diesem heiligen Boden zu bekommen. Die folgenden Schritte führen Sie durch den Schaffensprozess. Wenn es Ihnen hilft, nehmen Sie Papier und Schreibzeug, damit Sie den Überblick über alle Details Ihres Raumes behalten:

1. **»Geist zu Geist« durchführen:** Bestätigen Sie Ihren eigenen Geist, den großen Geist und die Geister aller Wesen aus den Imaginalwelten, die Sie und der große Geist vielleicht anrufen und bitten, Ihnen bei dieser Unternehmung zu helfen.
2. **Ein Setting im Freien oder im Haus visualisieren:** Stellen Sie sich alle wesentlichen Faktoren der Umgebung vor.
3. **Für sichere Parameter sorgen:** Wenn Ihr heilsamer Zufluchtsort im Freien liegt, schaffen Sie einen Schutzraum unter einem Baum oder in einer Wolkenbank. Wenn er in einem Haus liegt, stellen Sie sich den Raum und den Platz darin genau vor. Vielleicht ist es ein Raum im Haus Ihrer Großeltern, in dem Sie als Kind geschlafen haben. Wenn Sie Bücher lieben, können Sie sich einen Platz in einer Bibliothek ausgestalten.
4. **Ihre Schöpfung dekorieren:** Wählen Sie Elemente und Farben aus, die bei allen Besuchen konstant bleiben. Ich schlage vor, dass Sie zwei bis drei Stücke in Ihren Innenraum stellen, die Botschaften wie »Ich bin in Sicherheit« übermitteln oder zur Heilung verwendet werden können, beispielsweise ein bequemes Sofa, einen Spiegel, der Antworten geben, oder einen Kristallstab, der Heilungsströme übermitteln kann.
5. **Eine Wache auswählen:** Wenn Sie eine Wache wünschen, bitten Sie den großen Geist, einen Torwächter bereitzustellen, der schädliche von hilfsbereiten Wesen und Energien trennt.
6. **Heilungsströme einplanen:** Bitten Sie um Heilungsströme, die Ihren privaten Bereich umgeben, um ihn zu schützen und zu erhalten, die bei Bedarf aber auch hereingelassen werden können, um bei der Heilung zu helfen.
7. **Dem Raum einen Namen geben:** Brauchen Sie einen Namen für Ihr besonderes Stück vom Himmel? Wählen Sie einen aus, etwa »Erholungsheiligtum« oder »Der Transformationsraum«.
8. **Den Einsatz des Raumes üben:** Spielen Sie in diesem Raum! Lernen Sie ihn kennen. Fühlt er sich gut an für die verwundeten Teile Ihres Selbst und auch für Ihr Erwachsenenselbst? Nehmen Sie entsprechende Änderungen vor. Wenn dann ein traumatisierter Teil des Selbst oder Ihr bewusstes Selbst eintreten will, steht der Raum sofort zur Verfügung.

Wenn immer es erforderlich ist, können Sie den traumatisierten Teil Ihres Selbst einladen, diesen inneren Schutzraum in Anspruch zu nehmen. Je nach Heilungsprozess können Sie auch Ihr erwachsenes Selbst, Wesen aus den Imaginalwelten und den großen Geist einladen.

Technik 12

Die Wiederentdeckung Ihres ursprünglichen Selbst und Ihrer ursprünglichen Signatur

Vor ein paar Jahren stellte mir ein Klient eine entscheidende Frage: »Wie umarmt man sein ›wahres Selbst‹, wenn man noch nie mit ihm in Kontakt war?«

Vielleicht kennen Sie Ihr authentisches Selbst – Ihren Geist, Ihre Essenz oder Ihr unsterbliches Wesen – bereits. Und wenn nicht, ist das auch in Ordnung. Der Hauptzweck dieser Technik ist, eine Beziehung zu Ihrem wahren Selbst aufzubauen oder Ihr wahres Selbst kennenzulernen, Ihren Geist – das wesentliche Selbst, das Ihre ursprüngliche energetische Signatur trägt. Wie ich in Kapitel 2 erklärt habe, ist es der Aspekt von Ihnen, der wissentlich und unaufhörlich mit dem großen Geist in Verbindung steht. Das Folgeziel dieser Technik besteht darin zu verstehen, wie sich dieses einzigartige Selbst am besten in Ihren Alltag übertragen kann. Es scheint zwar, dass das Bemühen, Ihr Geistselbst zu verstehen, ein bisschen wie der Versuch ist, das Unbeschreibliche – das Aroma des Mondes, die Farbe der Liebe oder den Klang der Glückseligkeit – zu beschreiben, aber diese Erkenntnisse in etwas Machbares zu konvertieren wird Sie bei der Einschätzung und Umwandlung der traumatisierten Anteile Ihres Selbst unterstützen.

Der folgende Prozess kann einige Zeit in Anspruch nehmen. Es ist aber auch in Ordnung, ihn auf einen Schlag durchzuführen. In jedem Fall entfaltet sich unser Geistselbst permanent. Und weil das so ist, schlage ich vor, Sie lassen sich auf das Abenteuer ein, ständig etwas über dieses wesentliche Selbst zu lernen. Weil wir von Natur aus kreativ sind, habe ich diesen Prozess des Definierens Ihres ursprünglichen Selbst und Ihrer ursprünglichen energetischen Signatur entworfen, damit dieses wesentliche Selbst gleichermaßen kreativ ist. Ich werde Sie also durch eine Geschichte führen, in der Sie die Lücken füllen.

Zur Vorbereitung bringen Sie Papier und Schreibzeug oder ein Aufnahmegerät in Ihren Heilungsraum. Nehmen Sie sich eine gute Stunde Zeit, und füllen Sie, nachdem Sie »Geist zu Geist« gemacht haben, die Lücken in dieser Geschichte aus. Sie können immer aufhören und zu einem späteren Zeitpunkt auf den Prozess zurückkommen.

Es war einmal eine Zeit, zu der ich mit dem Schöpfer und allen anderen Geistern vereint war. Ich war einzigartig unter den vielen und hatte diese speziellen Merkmale: ________________.
Ich spielte auch eine wichtige Rolle in der Einheit, nämlich ______________.
Und anders als jedem anderen Wesen war mir die folgende wesentliche Wahrheit bekannt: ________________.
Eines Tages bat mich der Schöpfer, mich der sich manifestierenden Wirklichkeit oder Erdebene anzuschließen. Der Schöpfer begründetet dies damit, dass ich die folgende Art von Unterricht oder Liebe mit anderen teilen müsse: ____________. Nur ich könne diese Aufgabe übernehmen, weil ich zu Folgendem in der Lage war: ____________. Beim Gedanken daran, die Einheit mit dem Schöpfer verlassen zu müssen, fühlte ich mich ________________. Und was die Verbindung mit der Erdebene betraf: ________________.
Bevor ich wegging, nahm mich der Schöpfer beiseite und durchtränkte mich mit einer speziellen Energie, die ich am besten als ______________ beschreiben kann. Der Schöpfer sagte, er würde mir ____________ ermöglichen. Und um diese Energie sowie meine bereits vorhandenen Gaben widerzuspiegeln und zu beleben, müsse ich Folgendes tun: ______________________.
In diesem speziellen Körper muss ich unter anderem folgende Faktoren in Betracht ziehen:

- *die spirituellen Eigenschaften, auf die ich mich konzentrieren soll (etwa Glaube, Wahrheit, Hoffnung, Heilung, Freude, Liebe): ____________________,*
- *die Art von Bewegung oder Übung, in der sich mein Geist zum Ausdruck bringt, und wie oft ich sie machen soll: ______________ ____________________________,*
- *die Art von Umgebung (etwa Berge, Seen, Ozeane, Wälder, Wüste), die mir gut tut und die ich genieße, und wie oft ich sie aufsuchen soll: ____ ____,*
- *die Nahrungsmittel, die meinen Geist unterstützen: ______________ ________________________________,*

- *die Getränke und nicht essbaren Substanzen, die für meinen Geist von Vorteil sind: ___________,*
- *das Gleichgewicht und die Art der introvertierten und extrovertierten Aktivitäten, die meinen Geist unterstützen: ___________ ___________,*
- *die Art von Beruf und Funktion, in dem/der sich mein Geist zum Ausdruck bringt: ___________,*
- *die Persönlichkeitsmerkmale und Charakteristika, in denen sich mein Geist zum Ausdruck bringt: ___________ ___________,*
- *die Art von Gruppen, an denen ich teilhaben muss, um mein ursprüngliches Selbst aufrechtzuerhalten: ___________ ___________,*
- *die Probleme, mit denen ich mich immer wieder beschäftigen muss, um meinen Geist aktiv zu halten: ___________ ___________,*
- *die Qualitäten, die in verschiedenen Beziehungen (romantischen Beziehungen, in der Beziehung zu einem Lebenspartner, in der Beziehung zu Verwandten und Freunden) vorhanden sein sollten, um meinem wahren Ich entsprechend zu leben: ___________,*
- *Farben, Blumen, Naturwesen, Klänge, Lieder und Symbole, die mein wahres Wesen charakterisieren: ___________ ___________,*
- *der Ort in meinem Körper, auf den ich mich konzentrieren kann, um die Summe all dieser Faktoren, die meine ursprüngliche energetische Signatur ausmachen, intuitiv wahrzunehmen, zu fühlen, zu riechen, zu sehen, zu hören oder mich auf sie zu beziehen: ___________.*

Es gibt noch andere Faktoren, die Sie einzigartig machen und die Sie in Betracht ziehen können. Bitte ergänzen Sie Ihre Einschätzung entsprechend.

Technik 13

Die fünf Phasen der Heilung für ein traumatisiertes Selbst

Diese Technik ist recht langwierig, und zwar weil das traumatisierte Selbst tatsächlich in fünf Phasen von außen nach innen geheilt wird:

- ***Phase 1:*** Das traumatisierte Selbst aufspüren.
- ***Phase 2:*** Das traumatisierte Selbst typisieren.
- ***Phase 3:*** Das traumatisierte Selbst (zumindest teilweise) befreien und gleichzeitig den Weg reinigen.
- ***Phase 4:*** Den Trauerprozess unterstützen.
- ***Phase 5:*** Integration.

Die Notwendigkeit, Co-Abhängigkeits-Probleme anzusprechen, wird in Kapitel 9 diskutiert.

Der Grund, warum ich alle fünf Phasen zu einer einzelnen Technik verbinde, ist, dass jede einzelne für die Transformation eines traumatisierten Selbst entscheidend ist. Vielleicht müssen Sie nicht jede Phase durchlaufen. Vielleicht springen Sie zwischen ihnen hin und her. In jedem Fall ist es hilfreich, den Fluss der Aktivitäten wahrzunehmen, die an der Heilung eines Traumas beteiligt sind. Sie sind die Zeit und die Aufmerksamkeit, die diese Prozesse in Anspruch nehmen könnten, mehr als wert.

Wenn Sie alle fünf Phasen in einer Sitzung durchlaufen, ignorieren Sie einfach den ersten und zweiten Schritt zu Beginn einer Phase, die auf eine andere folgt.

Phase 1: Das traumatisierte Selbst aufspüren

Eine Version dieses Prozesses haben Sie bereits im letzten Kapitel durchlaufen (siehe Technik 5). Hier führe ich Sie durch eine abgekürzte Version:

1. **Vorbereitung:** Nehmen Sie Papier und Schreibzeug, begeben Sie sich in Ihren Heilungsraum, und konzentrieren Sie sich auf das Problem, das Sie lösen möchten. Bei diesem Problem kann es sich um ein langfristiges handeln, aber auch um ein aktuelles, um dessen Lösung Sie sich bemühen. Wenn Letzteres der Fall ist, entdecken Sie vielleicht einen jüngst von Stress traumatisierten Teil des Selbst in einer frischen Traumablase oder finden heraus, dass Sie ein verletztes Selbst aus der Vergangenheit erneut angesteuert haben.
2. **»Geist zu Geist« durchführen:** Bestätige Ihren persönlichen Geist, der Ihre ursprüngliche energetische Signatur widerspiegelt; den großen Geist und schließ-

lich alle führenden und lenkenden Geister, auch die, die an dem Trauma beteiligt sind.

3. **Das traumatisierte Selbst aufspüren:** Es gibt zwei Möglichkeiten, das traumatisierte Selbst zu lokalisieren. Sie können Technik 4 (»Ein Verursacher-Chakra aufspüren«) aus Kapitel 7 anwenden. Setzen Sie dann Ihre intuitiven Fähigkeiten ein, um das traumatisierte Selbst zu spüren, zu sehen oder zu hören. Dieses Selbst könnte in ebendiesem Chakra gefunden werden, aber vielleicht nehmen Sie auch einen Energiestrahl wahr, der vom Verursacher-Chakra ausgeht und beim traumatisierten Selbst landet. (Stellen Sie sich dabei vor, dass Sie einem Spinnenfaden bis zum Netz folgen.)

   Sie können auch Technik 5 (»Den Weg einer Kraft und das traumatisierte Selbst aufspüren«) einsetzen, um einen eingekapselten Teil des Selbst zu finden.

   Wenn Sie eine dieser Techniken anwenden, beginnt ein Heilungsprozess, auf den Sie aber wieder zurückkommen und der erst in Phase 3 dieser Technik ganz vollendet wird.
4. **Sanft sein:** Lassen Sie Ihr Bewusstsein einfach über das traumatisierte Selbst schweben. Bitten Sie den großen Geist, diesem Teil des Selbst zu helfen, Ihre Anwesenheit zu erkennen und Ihre intensive Liebe und Ihr Mitgefühl in sich aufzunehmen. Heilung beginnt mit einer Verbindung.
5. **Abschließen (optional):** Wenn Sie spüren, dass dieser Prozess für den Moment ausreicht, bitten Sie den großen Geist, einen konstanten Fluss heilender Ströme um und in das traumatisierte Selbst zu schicken. Auch Ihre Liebe wird dort verweilen.

Phase 2: Das traumatisierte Selbst typisieren

In dieser Phase bewerten Sie das traumatisierte Selbst, ohne es aus der Schockblase zu holen. Dieses Selbst ist an seine Schutzhülle gewöhnt, auch wenn sie nicht förderlich ist. Wir möchten unangemessenen Stress vermeiden, indem wir die Heilung initiieren, bevor wir anfangen, das traumatisierte Selbst aus seinem Kokon zu holen. Wir tun dies, indem wir herausfinden, welches von drei Traumastadien das verletzte Selbst präsentiert.

Traumastadien sind die Stadien, die sich auf ein fest verwurzeltes Trauma beziehen. Wenn Sie sich meine Beschreibungen durchlesen, werden Sie feststellen, dass sie aufeinander aufbauen. Beispielsweise ist das erste Stadium, der Flüchtling, in der Regel das grundlegende verletzte Selbst. Nach einer Weile spaltet sich ein Aspekt des Flüchtlings oft ab und verwandelt sich in einen Beschützer. Noch später spaltet sich entweder der Flüchtling oder der Beschützer erneut auf, wodurch sich ein Distraktor (Ablenker) bildet. Tatsächlich kann eine einzige Herausforderung alle drei traumatisierten Teile des Selbst hervorbringen, die sich wie Speichen an einem Rad auf das Trauma beziehen.

Arbeiten Sie am offensichtlichsten Traumastadium, etwa an dem, das in der letzten Phase zutage getreten ist. Prüfen Sie im weiteren Verlauf, ob ein Unteraspekt davon auftaucht.

Traumastadium eins: Flüchtling

Dieser verstörte Teil des Selbst ist immer noch in dem Schock, dem Schmerz und der ursprünglichen Verletzung gefangen. Er ist wahrscheinlich auch durch Verletzungen auf dem Weg und die am ursprünglichen Trauma beteiligte Energetik gestört und zieht es vor, sich eher zu verstecken, statt zutage zu treten. In dem traumatisierten Selbst sind extreme Emotionen und unausgesprochene Trauer enthalten. Oft handelt es sich bei den Flüchtlingen um kindliche Teile des Selbst, obwohl sie auch Teile des Selbst aus früheren Leben sein könnten. Ihre Emotionen können leicht ausgelöst werden, und häufig senden sie Flashbacks als Hilfeschreie aus.

Traumastadium zwei: Beschützer

Dieser aufgewühlte Teil des Selbst weiß, dass es eine Verletzung gibt, und ist fest entschlossen, weitere Verletzungen zu verhindern. Am häufigsten schützt ein Beschützer einen Flüchtling. Folglich ist er oft sehr rigide, kämpferisch, kontrollierend und fordernd. Leider sind Beschützer in der Regel Aspekte, die zu früh erwachsen werden oder die Eigenschaften von Erwachsenen entwickeln mussten. Daher werden sie oft von Angst und Schrecken ergriffen und schämen sich, dass sie nicht wirklich wissen, was sie tun sollen.

Traumastadium drei: Ablenker

Dieser oft sehr kreative Teil des Selbst ist unermüdlich einem einzigen Ziel verpflichtet. Er möchte nicht, dass der mit ihm verwandte Flüchtling gesehen oder befreit wird. Der Ablenker »weiß«: Würde die Außenwelt durch die Schockblase schauen oder, noch schlimmer, würde jener Teil des Selbst der Welt präsentiert, wäre das Ergebnis Verurteilung, Ungläubigkeit, Beschämung und weiterer Missbrauch. Für den Ablenker ist die emotionale Verletzlichkeit gefährlich. Daher ist hält er es für notwendig, für Ablenkungen zu sorgen, die oft Selbstverletzung, Sucht, Co-Abhängigkeit und sogar körperliche und geistige Probleme mit sich bringen, mit anderen Worten: chronisch selbstverletzende Herausforderungen. Wir werden die Ablenker in den nächsten beiden Kapiteln vollständiger heilen. In Kapitel 9 prüfen wir die Co-Abhängigkeits-Faktoren und in Kapitel 10 Probleme mit Sucht, Begierden und Allergien.

Wie finden Sie heraus, mit welchem Traumastadium Sie in Phase 1 gearbeitet haben? Folgen Sie diesem Prozess:

1. **Vorbereitung:** Setzen Sie Ihre Arbeit von Phase 1 fort, oder machen Sie es sich mit Papier und Schreibzeug in Ihrem Heilraum gemütlich, wenn Sie möchten. Führen Sie »Geist zu Geist« durch, wenn Sie dies noch nicht getan haben. Der große Geist kann Sie bei Bedarf mit geeigneten Helfern aus den Imaginalwelten in Verbindung bringen.
2. **Heilungsströme aktivieren:** Das traumatisierte Selbst muss sich sicher genug fühlen, um Informationen liefern zu können. Denken Sie daran, dass ein Trauma nur bewältigt werden kann, wenn die Unterstützung von außen nach innen zur Verfügung gestellt wird. Bitten Sie den großen Geist vor diesem Hintergrund darum, Sie mit heilenden Strömen zu umgeben. Diese Ströme werden Ihnen helfen, dem traumatisierten Teil des Selbst mitfühlend und liebevoll zu begegnen. Bitten Sie dann darum, dass die heilenden Ströme das traumatisierte Selbst umhüllen, um ihm Sicherheit zu geben.
3. **Um Informationen bitten:** Verbinden Sie sich auf einer tieferen Ebene mit dem traumatisierten Teil des Selbst, und erlauben Sie dem Selbst, dem großen Geist oder einem geistigen Führer, Ihnen verstehen zu helfen, was immer der traumatisierte Teil des Selbst Ihnen gerade mitteilen möchte. Mithilfe von Technik 6 können Sie auch das verwandte Chakra-Rad analysieren. Bitten Sie dann um Klarheit, wenn Sie den traumatisierten Teil des Selbst typisieren und herausfinden, in welchem Traumastadium er ist.
4. **Abschließen (optional):** Entbinden Sie sich von diesem Prozess, indem Sie dem großen Geist Ihre Schlussfolgerungen übergeben und um Gnade für alle bitten. In Phase 4 werden Sie weiter mit Informationen über Traumastadien arbeiten.

Phase 3: Das traumatisierte Selbst (zumindest teilweise) befreien und gleichzeitig den Weg reinigen

Sie können viele der Prozesse, die Sie im letzten Kapitel kennengelernt haben, einsetzen, um diese Phase zu vervollständigen, aber im Grunde setzen Sie die Heilung fort, die Sie in Phase 1 dieser Technik angestoßen haben.

1. **Vorbereiten:** Nehmen Sie den in Phase 2 abgeschlossenen Prozess wieder auf, oder beginnen Sie neu, indem Sie Papier und Schreibzeug nehmen und Sie Ihren heiligen Raum betreten. Führen Sie bei Bedarf »Geist zu Geist« durch.
2. **Den Weg reinigen:** Kehren Sie zur Technik 5 (»Den Weg einer Kraft und das traumatisierte Selbst aufspüren«) aus Kapitel 7 zurück. Sie haben diesen Prozess möglicherweise in Phase 1 dieser Technik durchlaufen, und nun ist es Zeit, ihn abzuschließen. Nehmen Sie den Prozess bei »4. In die Kraft einfühlen« auf, und ermöglichen Sie eine vollständige Heilung für den traumatisierten Teil des Selbst.

   Wenn der große Geist Sie entsprechend lenkt, setzen Sie auch die infrage kommenden Abschnitte aus Technik 7 (»Das innere Rad eines Chakras erleuchten«), aus Technik 8 (»Befreiung von den Energien und energetischen Konstrukten anderer«), aus Technik 9 (»Aufdecken, Bewegen und Hinzufügen generativer und degenerativer Kräfte«) und aus Technik 10 (»Reinigung und Stärkung des Aurafeldes«) ein.
3. **Das traumatisierte Selbst befreien:** Hier geht es darum, den traumatisierten Teil des Selbst so weit freizugeben, wie es *in diesem Moment* sicher ist. Dieser Prozess kann Tage, Monate und, ehrlich gesagt, manchmal sogar Jahre dauern, aber lassen Sie sich nicht entmutigen. Wie Sie aus den Geschichten von Martha und Ryan gelernt haben, können die Phasen der Heilung deutlich spürbar sein. Die vollständige Integration, die Phase 5 dieser Technik einschließt, kann ähnlich lange dauern. Es ist jedoch wichtig, dass Sie den traumatisierten Teil des Selbst zu diesem Zeitpunkt in das größere Selbst einladen.

   Tun Sie das Ihre, indem Sie diesem traumatisierten Teil des Selbst Ihre von Herzen kommende Liebe schenken. Senden Sie liebevolle Gefühle von Herzchakra zu Herzchakra, und zwar zusammen mit außersinnlichen Bildern und Worten des Verstehens und der Begrüßung. Empfangen Sie, was immer durchkommt, von Besorgnis bis Begeisterung, und bitten Sie den großen Geist, sowohl Sie als auch Ihr traumatisiertes Selbst mit heilenden Strömen zu segnen.

   Bitten Sie auch um Bäche, die den traumatisierten Teil des Selbst umhüllen und alle negativen Energien auflösen, bevor sie einen Fluss bilden, der in das größere Selbst mündet. Der traumatisierte Teil des Selbst kann sofort mit diesem Prozess beginnen oder wann immer er dazu bereit ist. Lassen Sie ihn einfach so weit gehen, wie es gut für ihn ist.
4. **Abschließen (optional):** Danken Sie dem großen Geist und allen Helfern aus den Imaginalwelten für die Unterstützung. Danken Sie auch dem traumatisierten Selbst für seine Bereitschaft, sich so mutig auf diesen Prozess einzulassen.

Phase 4: Den Trauerprozess unterstützen

Normalerweise müssen Sie den Trauerprozess einleiten, bevor das traumatisierte Selbst bereit ist, die Schockblase ganz zu verlassen. Manchmal ist es bereit, die Blase zu verlassen, muss aber trauern, bevor es sich integrieren kann. Die meiste Zeit ist Trauern ein fortlaufender Prozess.

Dieses Geschehen erfordert, dass das Selbst die fünf Gefühle durchmacht, die sich auf das Trauern beziehen, nämlich Nicht-wahrhaben-Wollen, Zorn, Verhandeln, Depression und Zustimmung. Das traumatisierte Selbst muss die Erlaubnis haben, *alle* seine Gefühle zu empfinden und auch Erinnerungen, Enttäuschungen, Bedürfnisse und Wünsche zum Ausdruck zu bringen.

Wie in Kapitel 6 bereits ausgeführt wurde, ist Trauern eine komplizierte Angelegenheit. Es kann auch zu Co-Abhängigkeit führen. Deshalb müssen Sie möglicherweise Technik 22 aus Kapitel 9 einsetzen, um die gesamte Bandbreite der Trauer in Hinblick auf die Co-Abhängigkeit zulassen zu können. Im Moment jedoch helfen Sie Ihrem traumatisierten Selbst je nach seinem Traumastadium.

1. **Vorbereitung:** Setzen Sie den Heilungsprozess aus Phase 3 fort, oder beginnen Sie mit dieser Phase jetzt in Ihrem Heilungsraum, in den Sie Papier und Schreibzeug mitgenommen haben, falls gewünscht. Führen Sie bei Bedarf »Geist zu Geist« durch.
2. **Beim Trauern helfen:** Sie helfen Ihrem traumatisierten Selbst, je nach Traumastadium auf folgende Weise zu trauern:
   - ***Flüchtling***

     Stellen Sie sicher, dass der Flüchtling von Heilströmen umgeben ist. Schauen Sie, ob er beruhigende Requisiten braucht, die Ihr konkretes Selbst vielleicht hat oder die seinem energetischen Selbst gegeben werden können. Wenn der Flüchtling beispielsweise sehr jung ist, geben Sie ihm einen Teddybär. Wenn er aus einem früheren Leben stammt, stellen Sie ihn sich an einem sicheren Ort in einer historischen Epoche vor.

     Atmen Sie tief durch, und erlauben Sie dem großen Geist, dem Flüchtling dabei zu helfen, das Gleiche zu tun. Verbinden Sie sich jetzt mit Ihrem physischen Körper – insbesondere mit Ihren Beinen und Füßen und Ihrem zehnten Chakra, das unter dem Erdboden liegt. Stellen Sie sich eine goldene Linie aus Liebe vor, die von Ihrem neunten Chakra aus durch den obersten Punkt Ihres Kopfes in Sushumna strömt und dann durch Sushumna nach unten bis in Ihr zehntes Chakra. Bitten Sie den großen Geist, den gleichen Energiefluss in dem Flüchtling zu erzeugen. Beide Teile Ihres Selbst werden jetzt von einem unterstützenden Strahl göttlicher Kraft getragen.

Ein Flüchtlings-Selbst muss aus der Benommenheit geholt und dann dazu gebracht werden, sich wütend, verwirrt und traurig zu fühlen, bevor es in den Zustimmungsprozess gebracht werden kann, der in Phase 5 dieser Technik vorangetrieben wird. Sie erreichen dieses Ziel, indem Sie anerkennen, was der Flüchtling verloren hat. Bitten Sie den großen Geist und die Helfer aus den Imaginalwelten, es Ihnen gleichzutun. Laden Sie den Flüchtling ein, seine Erinnerungen mitzuteilen, wie Sie es in den letzten paar Phasen dieser Technik getan haben. Wecken Sie in ihm einen Sinn dafür, was er verloren hat, indem er in einer Traumablase gefangen blieb. Sagen Sie ihm laut oder leise, was das Leben zu bieten hat, wenn er von der Apathie zur Lebendigkeit wechselt.

Fragen Sie ihn, was er tun oder erreichen möchte. Welche Herzenswünsche hat er? Machen Sie eine Liste seiner Träume, von den kleinen bis zu den ganz großen, und stimmen Sie sich dann auf jeden Teil seines Trauerprozesses ein. Sie sollten wissen, dass Sie möglicherweise einen professionellen Therapeuten in diesen Prozess einbeziehen müssen, und Sie können alle Instrumente einsetzen, die Ihnen in den nächsten beiden Kapiteln sowie im letzten Teil dieses Kapitels auffallen.

- ***Beschützer***
  Dieses spezielle Selbst reagiert grob, wütend und ziemlich verstört, wenn man es findet. Geht es um die Erfüllung der Bedürfnisse des Beschützers, ist es besonders wichtig, ihm zunächst zu versichern, dass er nichts falsch gemacht hat. Vielmehr hat er versucht zu helfen, wo keine echte Unterstützung zu haben war. Stellen Sie ihm also Fragen, und zwar in einem meditativen Zustand, entweder im Kopf oder schriftlich.

  Welche Autoritätsperson hat ihm gefehlt? Was hätte jemand für ihn tun oder etwas für ihn bringen sollen? Welche spirituellen Eigenschaften hätte ihm ein konkreter oder geistiger Beschützer vermittelt? Fragen Sie alles, was Sie fragen möchten.

  Führen Sie den Beschützer dann durch die verschiedenen Gefühle, die ihm nie erlaubt waren. Die Betroffenheit darüber, wie der Flüchtling behandelt wurde. Die unfaire Weise, wie er wahrgenommen wurde. Wie wütend er ist über die Art, wie sowohl er als auch der Flüchtling behandelt wurden. Wie schwer es war zu glauben, dass das Trauma real war, und wie traurig er über die verlorene Zeit und die verpassten Chancen ist. Schließlich beglückwünschen Sie ihn für seine wichtigsten Eigenschaften und lassen ihn dann träumen, was er sich für seine Zukunft wünscht. Wie kann seine Kraft eingesetzt werden, um eine Gabe oder eine Kraft weiterzuentwickeln, statt sich um den Flüchtling zu kümmern? Was könnte er in seiner Freizeit zum Amüsement unternehmen?

Möglicherweise müssen Sie sich intensiv mit dem Flüchtling beschäftigen oder ihn ganz heilen, um die Befreiung des Beschützers abschließen zu können. Sie können den großen Geist aber auch bitten, dem Beschützer einen geistigen oder realen Mentor zu geben, der ihm seine Zukunft verfügbar machen kann.

- ***Ablenker***

  Manchmal ist der Distraktor das am schwierigsten zu findende und zu heilende Traumastadium. Immerhin möchte er nicht, dass Sie den Flüchtling finden. Nach Entdeckung des Ablenkers besteht die wichtigste Maßnahme darin herauszufinden, wie er sich vor sich selbst schützt. Umgeben Sie ihn mit heilenden Strömen. Finden Sie ein Zwölf-Schritte-Programm, das sich auf sein Verhalten bezieht, und bitten Sie den großen Geist, einen Geistführer zu ernennen, der ihm hilft, mit seiner Angst und Scham umzugehen.

  Fangen Sie dann an, mit dem Flüchtling zu arbeiten, der mit dem Ablenker in Verbindung steht. Normalerweise finden Sie den Flüchtling in einer Schockblase, die aus feinstofflicher Sicht unter oder auf der anderen Seite des Ablenkers liegt. Um den Flüchtling zu unterstützen, können Sie zum Anfang dieser Technik zurückkehren und dabei das Material aus dem nächsten Kapitel einsetzen. Sie können dem Ablenker aber auch versichern, dass er sich für nichts zu schämen braucht, was er getan hat, um eine unfaire Realität zu bewältigen. Geben Sie ihm das Gefühl, geliebt zu werden, und beschämen Sie ihn niemals.

  Weil der Ablenker in der Regel eine ungesunde Beziehung mit einem Stoff, einer Person, einer Entität oder dergleichen eingehen kann, empfehle ich, in den nächsten zwei Kapiteln weiter mit ihm zu arbeiten. Der Ablenker entwickelt am häufigsten selbstverletzende Dysfunktionen, die zu allem Möglichen führen können, von Erkrankungen bis zu Süchten.

3. **Abschließen (optional):** In gewisser Weise können Sie diese Phase nicht wirklich abschließen. Trauer – und Wiedergeburt – ist ein laufender Prozess. Seien Sie für den Moment einfach dankbar für alles und jeden, was Sie und Ihr traumatisiertes Selbst unterstützt hat.

Phase 5: Integration

Ehrlich gesagt, von einer Herausforderung zurückzukehren – Integration nach einem Trauma – ist ein laufender Prozess, aber einer, in dem Sie sich immer nach vorn bewegen können. Sie werden entsprechende Techniken aus den nächsten beiden Kapiteln nutzen und Ihren Integrationsprozess personalisieren wollen. Ich kann Ihnen aber auch Tipps geben, die gleich eingesetzt werden können.

1. **Vorbereitung:** Sie gehen möglicherweise zu dieser Phase über, nachdem Sie Phase 4 abgeschlossen haben, oder Sie beginnen neu mit dieser Phase, nachdem Sie die letzten vier Phasen in separaten Heilungssitzungen durchgearbeitet haben. Wenn Sie jetzt neu beginnen, ziehen Sie sich in Ihrem Heilraum zurück, mit Papier und Schreibzeug, wenn gewünscht, und führen Sie dann »Geist zu Geist« durch.
2. **Integrationstipps:** Ziehen Sie die folgenden Integrationstechniken speziell für den traumatisierten Teil des Selbst in Erwägung:
   - ***Das traumatisierte Selbst ständig unterstützen:*** Egal, wo der traumatisierte Teil des Selbst in seinem Erholungsprozess ist, Sie sollten wissen, dass Ihr bewusstes, gegenwärtiges Selbst sein Freund, sein Elternteil und sein Vormund sein muss. Schlagen Sie ihm im Kopf oder laut vor, was er tun kann, um sich selbst zu helfen, oder fragen Sie ihn, was er von Ihnen braucht. Fragen Sie ihn nach seinen Gefühlen oder Erinnerungen. Seien Sie vor allem geduldig.
   - ***Heilungsströme aussenden:*** Nachdem Sie »Geist zu Geist« durchgeführt haben, baden Sie den traumatisierten Teil des Selbst in Heilungsströmen, und zwar so oft am Tag wie nötig. Stellen Sie sich vor, wie er mit den heilenden Strömen der Gnade in das größere Selbst fließt, und stellen Sie sicher, dass er weiß: Integration kann so einfach sein.
   - ***Beglückwünschen und dankbar sein:*** Sagen Sie ihm, wie mutig er war und wie wichtig es war, dass er, um zu überleben, die Herausforderungen in seinem Leben irgendwie bewältigt hat, selbst auf ungesunde Weise. Er hat getan, was er tun musste, und deshalb leben Sie – und er – noch.
   - ***Konkrete Mentoren und Helfer aus den Imaginalwelten in Anspruch nehmen:*** Der traumatisierte Teil des Selbst hat in seinem Leben (in diesem oder einem früheren Leben) bisher keine hilfreiche Beratung oder keinen Schutz bekommen. Sie können als Mentor fungieren, aber wenn Ihnen das nötige Wissen oder die entsprechenden Fähigkeiten fehlen, suchen Sie sich eine andere reale Person oder ein gutes Buch. Oder bitten Sie den großen Geist, Mentoren aus den Imaginalwelten zu senden und das traumatisierte Selbst

zu ermutigen, sie in Anspruch zu nehmen. Das Gleiche könnten Sie auch selbst tun!

- ***Ihre innere und/oder äußere Umgebung verändern:*** Wenn Ihr traumatisiertes Selbst größer wird, wird es immer wichtiger, Anpassungen in seiner inneren und vielleicht auch in Ihrer äußeren Umgebung vorzunehmen. Wählen Sie positives Lesematerial für das innere Selbst. Fangen Sie an, negative Gedanken einzufangen und zu verändern. Nehmen Sie an Meditationskursen teil. Benennen Sie Gefühle, und finden Sie neue Möglichkeiten, sie auszuagieren. Wenn ein traumatisiertes Selbst beispielsweise gelernt hat, Wut durch Herumschreien auszuagieren, bringen Sie ihm jetzt etwas Neues bei – und machen Sie ihm das neue Verhalten selbst vor. Erlauben Sie problematischen Emotionen, jeden Tag nur zu einer bestimmten Zeit aufzutreten oder vielleicht in Anwesenheit eines vertrauenswürdigen Therapeuten oder Mentors.

  Entrümpeln und reinigen Sie Ihre äußere Umgebung, und werden Sie mit Farbe und Dekor kreativ. Warum? Ihr traumatisiertes Selbst hatte einen überwältigenden Ansturm von schwierigen und verwirrenden Gefühlen, Gedanken und Erinnerungen zu verkraften. Die äußere Umgebung in Ordnung zu bringen hilft dem traumatisierten Selbst, das Gleiche im Inneren zu tun. Und denken Sie mal darüber nach: Wenn Trauer und Trauma in einem Farbrad dargestellt werden könnten, wären sie vielleicht grau und schwarz (vielleicht mit einem kleinen roten Schmerz vermischt). Wenn Sie Ihre Umwelt verschönern, tauschen Sie stumpfe und schmerzhafte Farben gegen Farben aus, die eine Wiedergeburt signalisieren.
- ***Neue Aktivitäten ausprobieren:*** Führen Sie allmählich neue und lebenswichtige Aktivitäten ein. Was würde Ihr traumatisiertes Selbst jetzt tun, wäre es nicht traumatisiert worden? Probieren Sie es aus! Nehmen Sie das Nächstbeste, wenn es nicht möglich ist, ganz von vorn anzufangen.
- ***Langsam Pläne machen:*** Planen Sie für morgen, während Sie auf Ihren Alltag konzentriert bleiben. Ist es Zeit, eine Reise zu planen? Ein Buch zu schreiben? Breiten Sie allmählich Ihre Flügel aus, während Sie irgendeinem noch verbliebenen Kummer Raum geben.

Sie sollten wissen, dass Sie den neu aufgetauchten Teil Ihres Selbst nicht sofort und auf einmal integrieren müssen. Immerhin haben Sie noch Ihr ganzes Leben, um ihn zu erforschen und aufsteigen zu lassen, egal, wie alt Sie sind. Vergessen Sie nicht, dass Sie mit einer ursprünglichen energetischen Signatur geboren wurden und dass Ihr

Geist niemals zerstört werden kann. Vertrauen Sie auf Ihre angeborene Fähigkeit, zu heilen und Sie selbst zu sein.

Technik 14

Den Vagusnerv reinigen und umgestalten

Wie bereits in mehreren Kapiteln ausgeführt, ist Ihr Vagusnerv der Schlüssel zu Ihrem physischen und feinstofflichen Körper. Stanley Rosenberg, ein bekannter Craniosacral-Therapeut und Rolfer, sagt, der Schlüssel zur Befreiung von allen Stresszuständen sei die Aktivierung des ventralen Zweigs des Vagusnervs, der für soziales Engagement zuständig ist. Diese Aktivierung sorgt für friedliche Reaktionen und Wohlbefinden. Sie trägt auch dazu bei, die Kampf-oder-Flucht-Reaktion des sympathischen Nervensystems sowie die defensiven, angstbasierten Reaktionen des dorsalen Zweigs des Vagusnervs abzumildern.[87]

Die folgenden Aktivitäten basieren teilweise auf Rosenbergs Arbeit und teilweise auf meiner eigenen. Sie sind sehr einfach, und ich kann sie für jede Phase der Traumabewältigung wärmstens empfehlen.

Einfache Berührung: Wenn Sie massiert werden oder sich selbst berühren, konzentrieren Sie sich ganz auf die Empfindungen Ihrer Haut. Blenden Sie alles andere aus Ihren Gedanken aus und fühlen Sie einfach. Jedes Mal, wenn sich die Hand bewegt, verfolgen Sie die Veränderung in der Bewegung mit Ihrem Bewusstsein und versenken sich in alle Reaktionen. Körperbewusstsein hilft, das Selbst in der Gegenwart zu erden.

Übers Gesicht streichen: Wie Rosenberg aufgezeigt hat, wirkt leichtes Streichen über das Gesicht beruhigend und baut Stress ab.[88] Ich empfehle Ihnen, dies mit dem Daumen zu tun, der in vielen Systemen der traditionellen chinesischen Medizin ein kraftvoller Finger für die Stresslinderung ist.

Zwerchfellatmung: Um auf eine gesunde Weise atmen zu können, sollte sich Ihr Zwerchfell auf und ab bewegen, damit sich Bauch und Brust gleichzeitig ausdehnen und zusammenziehen können.

Ich habe festgestellt, dass wir mit der korrekten Atmung beginnen können, indem wir mit einem Zeigefinger ein Nasenloch drei Atemzyklen lang blockieren und dann dasselbe mit dem anderen Nasenloch machen. Atmen Sie dann zehn Atemzüge lang durch beide Nasenlöcher. Wiederholen Sie den Prozess, wenn Ihre Atmung noch nicht rhythmisch ist.

Rosenbergs grundlegende Übung machen: Rosenberg empfiehlt eine sehr einfache Übung, um die Fähigkeit zum sozialen Engagement zu reaktivieren. Sie repositioniert Atlas und Dreher (die Halswirbel C1 und C2), erhöht den Blutfluss zum Stammhirn und hat einen positiven Einfluss auf den ventralen Zweig des Vagusnervs und die Hirnnerven.

Drehen Sie Ihren Kopf zunächst so weit nach rechts, wie es bequem ist. Dann drehen Sie ihn zurück zur Mitte. Halten Sie einen Moment inne, und drehen Sie den Kopf anschließend so weit nach links, wie es bequem ist. Merken Sie sich, wie weit Sie den Kopf mit Leichtigkeit drehen können.

- Sie liegen auf dem Rücken. Verschränken Sie die Finger der einen mit den Fingern der anderen Hand.
- Legen Sie die verschränkten Hände unter Ihren Hinterkopf. (Sie können auch nur eine Hand unter den Kopf legen, wenn Ihre Schultern sehr steif sind.)
- Bleiben Sie in dieser Position, lassen Sie den Kopf an Ort und Stelle, und schauen Sie nach rechts, aber nur indem Sie die Augen nach rechts bewegen. Überanstrengen Sie sich nicht. Nach dreißig bis sechzig Sekunden sollten Sie merken, dass Sie gähnen, seufzen oder schlucken müssen. Das entspannt Ihr autonomes Nervensystem. Richten Sie Ihren Blick wieder geradeaus.
- Bewegen Sie die Augen jetzt nach links, und wiederholen Sie den vorherigen Schritt. Beenden Sie ihn, indem Sie wieder geradeaus schauen.
- Nehmen Sie Ihre Hände unter dem Kopf weg, und setzen Sie sich, oder stehen Sie auf. Halten Sie kurz inne, und gehen Sie langsam, wenn Ihnen schwindelig wird.
- Setzen Sie sich auf, und überprüfen Sie die Beweglichkeit Ihres Nackens, wie Sie es getan haben, bevor Sie mit dieser Übung begonnen haben. Ihr Nacken sollte weniger schmerzen und beweglicher sein.[89]

Den Chakrapfad verfolgen: Wie Sie in Abbildung 7 sehen können, zapft der Vagusnerv jedes innerkörperliche Chakra an. Abbildung 1 können Sie als Leitfaden zum Auffinden der Positionen dieser sieben Chakras verwenden. Führen Sie »Geist zu Geist« durch, und praktizieren Sie die Zwerchfellatmung, während Sie sich auf den Bereich konzentrieren, der mit Ihrem ersten Chakra in Verbindung steht. Bitten Sie den großen Geist, Sie an das innere Rad dieses Chakras anzuschließen. Konzentrieren Sie sich zehn Sekunden lang darauf, wie heilende Ströme von der Mitte dieses Chakras ausgehen und seine Außenseite umspülen. Verlagern Sie Ihren Fokus auf den Bereich des zweiten Chakras und sein inneres Rad, und führen Sie dort die gleiche Reinigung mit heilenden Strömen aus. Wiederholen Sie dies mit jedem innerkörperlichen Chakra, bis Sie den Bereich des siebten Chakras am obersten Punkt des Kopfes erreichen.

Bitten Sie den großen Geist nun ganz bewusst, Sie mit Ihrem neunten Chakra zu verbinden, das etwa eine Armlänge über dem Kopf liegt. Die goldene Energie aus diesem Chakra soll in das innere und das äußere Rad des siebten Chakras gelangen, es fließt aber zunächst durch das achte Chakra direkt unter dem neunten und dann durch alle körperlichen Chakras unter dem siebten nach unten. Dieser goldene Strom fließt durch beide Beine und die Füße und schließlich durch das zehnte Chakra, um sich im Zentrum der Erde zu verankern. An diesem Punkt erweitert sich dieser Wasserfall der Energie, bis er alle Chakras miteinander verbunden hat, und stärkt jedes einzelne Chakra, jeden Teil Ihres Körpers und Ihr gesamtes Aurafeld. Atmen Sie ein paarmal tief durch, und seien Sie sich bewusst, dass dieser Energiestrahl Sie mit Sicherheit und Liebe umgibt, solange es nötig ist, und dabei auch Ihren Vagusnerv repariert.

Technik 15

Die Nadis beruhigen

Wie wir in Kapitel 2 erfahren haben, kann man die Nadis mehr oder weniger mit den Nerven gleichsetzen. Während es eindeutig hilfreich ist, den Vagusnerv zu reparieren und zu beruhigen, ist es auch nützlich, die Nadis und damit das Nervensystem zu besänftigen. Das ist einfach. Sie aktivieren lediglich das innere Rad Ihres ersten Chakras und lassen diese Energie dann auch die anderen inneren Räder Ihrer Chakras reinigen und wecken. Dann arbeiten Sie mit den Zentren der Lendenwirbel, die als Ursprung der Nadis gelten.

Das Wirbelsäulenhaus beziehungsweise der Ursprung des ersten Chakras wird »Kanda« genannt. Dieser Knotenpunkt entspricht der Cauda equina, einem Nervenbündel, das am unteren Ende des Rückenmarks um den ersten und zweiten Lendenwirbel austritt. Dieser physische Bereich, der Mund der Nadis, sammelt und lenkt die gesamte Energie, die durch mehr als 72 000 Nadis zirkuliert – mit anderen Worten: durch den gesamten Körper. Indem Sie heilende Energien durch Kanda senden, können Sie Frieden im gesamten Nervensystem schaffen.

Hier die einzelnen Schritte dieses Prozesses:

1. **Vorbereiten:** Suchen Sie sich einen Ort, an dem Sie ungestört sind, und stellen Sie sicher, dass Sie mindestens fünfzehn Minuten Zeit haben.
2. **»Geist zu Geist« durchführen:** Bestätigen Sie Ihren persönlichen Geist, den großen Geist und alle helfenden Geister, die Sie oder der große Geist herbeirufen, um Ihnen zu helfen.

3. **Auf die Chakras konzentrieren:** Konzentrieren Sie sich auf Ihr erstes Chakra, und bitten Sie den großen Geist, heilende Ströme im Zentrum dieses Chakras zu aktivieren. Verbringen Sie ein paar Minuten damit, die engelhafte, glückselige Energie zu genießen, die von innen gefördert wird, bis der große Geist dieses flüssige Licht um die Außenseite des ersten Chakras herum und dann in das erste Aurafeld leitet. Schließlich schwappt diese überreiche Liebe in das Innere eines jeden Chakras, das sie an die entsprechenden äußeren Räder und Aurafelder weitergibt.
4. **Zum Mund der Nadis gehen:** Konzentrieren Sie sich auf Kanda im Bereich zwischen dem ersten und dem zweiten Lendenwirbel. Geben Sie dem großen Geist die Erlaubnis, heilende Ströme der Gnade aus dem inneren Rad des ersten Chakras in diesen Bereich rinnen zu lassen. Sie werden spüren, wie der Mund der Nadis mit schöner, Stress abbauender Energie durchtränkt wird.
5. **Den Fluss spüren:** Spüren Sie einfach, wie sich diese Energie allmählich in alle Richtungen im ganzen Körper verteilt. Diese Energie fließt sanft durch Ihre physischen und feinstofflichen Systeme, und zwar so lange wie nötig.
6. **Abschließen:** Wenn Sie fertig sind, wenden Sie sich wieder Ihrem Alltag zu.

Technik 16

Harmonisieren der infraniedrigen Gehirnwellen

Gehirnwellen sind elektrische Impulse im Gehirn. Sie werden in Zyklen pro Sekunde oder Hertz (Hz) gemessen, das durchschnittliche Maß der von den Neuronen im Gehirn erzeugten Frequenzen. Unsere verschiedenen Gehirnwellenrhythmen ändern sich zwar ständig, aber es gibt einen, der während der Traumabewältigung besonders wichtig ist, nämlich die infraniedrige Gehirnwelle, die langsamste und niedrigste aller Wellen, sogar noch niedriger als Delta-Wellen, die für die Tiefschlafphase typisch sind.

Wie in Kapitel 6 erläutert, liegen infraniedrige Gehirnwellen unter 0,5 Hertz. Sie sind als Modulatoren und Stabilisatoren bekannt und offenbaren auch unsere kortikalen Rhythmen, die Kontrollnetzwerke des Nervensystems. Diese Wellen enthalten die chemischen Codes unserer tiefen Stressoren, etwa die einer posttraumatischen Belastungsstörung (PTBS). Tatsächlich glaube ich, dass diese Wellen die stressigen Erinnerungen widerspiegeln, die in unseren freien GABA-Rezeptoren kodiert sind. Letztere wurden im Abschnitt »Die nächste Stressebene: Trauma« in Kapitel 3 erwähnt. Wir wollen die verdrängten Erinnerungen aus diesen GABA-Speichergefäßen löschen, oder sie können leicht wieder ausgelöst werden. Die gute Nachricht ist, dass wir alle versteckten Stressfaktoren besänftigen können, wenn wir unsere infraniedrigen Gehirnwellen energetisch reinigen und harmonisieren.

Ich werde Sie befähigen, diese Rhythmen über Ihr Herzchakra zu beruhigen, was es möglich macht, die kortikalen Rhythmen und die GABA-Rezeptoren im ganzen Körper zu klären:

1. **Vorbereiten:** Sie können diese Übung liegend machen, wenn Sie Zeit für eine Ruhepause haben.
2. **Den Stress akzeptieren:** Bevor Sie Ihre infraniedrigen Gehirnwellen heilen können, ist es von Vorteil, alles zu akzeptieren, was Stress verursacht hat und verursacht. Atmen Sie ein paarmal tief durch, und seien Sie einfach da. Akzeptieren Sie alle körperlichen, mentalen oder emotionalen Spannungen.
3. **»Geist zu Geist« durchführen:** Bestätigen Sie Ihren persönlichen Geist, den großen Geist und alle helfenden Geister aus den Imaginalreichen. Lassen Sie sich tiefer in Ihren Körper fallen.
4. **Im Herzen zentrieren:** Lassen Sie Ihren denkenden Geist im inneren Rad Ihres Herzchakras ausruhen und den großen Geist heilende Ströme der Gnade in diesem Raum aktivieren. Liebe und Gelassenheit fließen in Sie hinein und durch Sie hindurch und reinigen das äußere Rad dieses speziellen Chakras, bevor sie durch die inneren und äußeren Räder aller Chakras sowie durch Sushumna und andere Nadis nach unten stürzen.
5. **Die infraniedrigen Gehirnwellen klären und durchfluten:** Genauso wie der große Geist Ihr gesamtes System wäscht, dringen die heilenden Ströme in die infraniedrigen Gehirnwellen ein. Sie können sie als langsame Impulse oder Schwingungen erkennen, die von schartigen und zerfetzten Energien durchzogen sind. Diese Wellen passen zu dem Stress, der in den GABA-Rezeptoren eingeschlossen ist, die unsere Traumata festhalten und alle traumatisierten Teile des Selbst beeinflussen. Die heilenden Ströme erfüllen alle angespannten Bereiche mit beruhigenden Wellen, die sowohl auf chemischer als auch auf feinstofflicher Basis glätten und reparieren. Vielleicht kribbelt Ihr Körper. Vielleicht nehmen Sie unterkühlte Bereiche wahr, die auf die Freisetzung alter Energien hinweisen, oder warme Bereiche, die den Zustrom heilender Energien offenbaren.

   Unter der Leitung des großen Geistes werden Energien, die nicht die Ihren sind, die Energien anderer einschließen, Anhaftungen, mikrochimäre Programme, epigenetische Programme und dergleichen schnell weggespült, und der große Geist kümmert sich darum. Bleiben Sie in diesem Zustand, bis Ihr Körper ganz ruhig und friedlich ist.

6. **Um fortwährende Heilung bitten:** Bitten Sie den Geist, Sie in den nächsten paar Tagen und Nächten weiterhin in heilenden Strömen zu baden.
7. **Abschließen:** Wenn Sie sich energetisiert und erneuert fühlen, danken Sie dem großen Geist für die Unterstützung, und kehren Sie in Ihren Alltag zurück.

Technik 17

Farbe für Ihre Chakras

Ein gestörtes Chakra mit der ihm entsprechenden Farbe zu füllen ist eine einfache und natürliche Möglichkeit, einen entsprechenden traumatisierten Teil des Selbst zu unterstützen und gleichzeitig die Balance in dem Chakra und verwandten Körperbereichen wiederherzustellen. Gehen Sie einfach diese Schritte:

1. **Vorbereiten:** Entscheiden Sie mithilfe von Technik 4 oder 5 aus dem letzten Kapitel, welches Chakra mit einem bestimmten Trauma (und einem traumatisierten Teil des Selbst) in Verbindung steht. Lassen Sie sich in Ihrem Heilraum nieder.
2. **»Geist zu Geist« durchführen:** Erkennen Sie Ihre persönliche Essenz, den großen Geist und alle helfenden Geister an.
3. **Das Chakra durchtränken:** Konzentrieren Sie sich auf das Chakra, das Sie lokalisiert haben, und bitten Sie den großen Geist, heilende Ströme in den entsprechenden Farben in dieses Chakra zu senden. Wählen Sie die jeweilige Farbe aus der folgenden Liste aus. Wenn Ihnen der große Geist über Ihre Intuition einen entsprechenden Hinweis gibt, können Sie auch eine generative Kraft hinzufügen, welche die heilenden Ströme stark auflädt:

   Erstes Chakra: rot – Leidenschaft, Begeisterung, Energie.
   Zweites Chakra: orange – Innovation, Sinnlichkeit, Begeisterung.
   Drittes Chakra: gelb – Klarheit, Optimismus, Fokus.
   Viertes Chakra: grün – Heilung, Liebe, Verbundenheit.
   Fünftes Chakra: blau – Wissen, Besonnenheit, Weisheit.
   Sechstes Chakra: purpurn – Vision, Strategie, mystische Führung.
   Siebtes Chakra: weiß – Reinheit, Spiritualität, Glückseligkeit.
   Achtes Chakra: schwarz – Mysterium, karmische Heilung, Seelenheilung; silbern – Ablenken der Negativität und Übertragung höherer Ideale.
   Neuntes Chakra: golden – Harmonie, Frieden und Aktivierung der besonderen Fähigkeiten der Seele.

Zehntes Chakra: braun – Erdung, Stabilität, Klärung von Ahnenproblemen, Verbindung zur Erde und zum Kosmos.

Elftes Chakra: rosa – Aktivierung von Umweltkräften und spirituellen Kräften sowie Führungsqualitäten.

Zwölftes Chakra: durchsichtig – Erwecken Ihrer einzigartigen Fähigkeiten; aktiviert auch die verborgenen Gaben des traumatisierten Selbst.

4. **Mit dem Prozess mitgehen:** Sie werden die Farbe als etwas spüren, fühlen oder sehen, das in den heilenden Strömen enthalten ist und das aus dem Zentrum, also aus dem inneren Rad, des zugehörigen Chakras austritt und in das äußere Rad und den mit diesem Chakra verbundenen Körperbereich gebracht wird. Achten Sie darauf, wie diese Energiewelle das Aurafeld um den traumatisierten Teil des Selbst durchdringt und sich in der dem Chakra zugehörigen Auraschicht zum Ausdruck bringt. Genießen Sie diesen leichten Fluss von Farbe und Schönheit, solange Sie möchten.
5. **Abschließen:** Wenn Sie fertig sind, bitten Sie den großen Geist oder Ihren Geist, alle Ihre Chakras wieder ins Gleichgewicht zu bringen. Wenn Sie sich wiederhergestellt fühlen, atmen Sie tief durch und kehren in Ihren Alltag zurück.

Technik 18

Das traumatisierte Selbst mit den Keimsilben der Chakras heilen

Jedem innerkörperlichen Chakra entspricht eine Keimsilbe *(Bija)*. Diese Klänge aktivieren die heilenden Eigenschaften des jeweiligen Chakras, stimmen es auf Ihre ursprüngliche energetische Signatur ein und setzen negative Energien physischer, psychischer und geistiger Art frei. Bei dieser Technik konzentrieren Sie sich darauf, ein traumatisiertes Selbst und das damit verbundene Chakra auf die Keimsilbe dieses Chakras einzustimmen. Nachdem Sie das in seiner Schockblase eingeschlossene Selbst (ob Flüchtling, Beschützer oder Ablenker) bis zu dem ihm entsprechenden innerkörperlichen Chakra zurückverfolgt haben, führen Sie »Geist zu Geist« durch und verbringen dann etwa eine Minute damit, die Keimsilbe innerlich oder laut zu summen oder zu singen. Wenn das entsprechende Chakra eines der fünf außerkörperlichen Chakras ist, nehmen Sie das siebte Chakra statt des neunten und das vierte (Herzchakra) statt des achten, zehnten, elften oder zwölften. Wenn Ihre Intuition Ihnen einen entsprechenden Hinweis gibt, bitten Sie den großen Geist, den Ton über die heilenden Ströme zu übermitteln, und zwar mit einer generativen Kraft, die ihn verstärkt.

Die Töne/Keimsilben sind:

erstes Chakra: *Lam*,
zweites Chakra: *Vam*,
drittes Chakra: *Ram*,
viertes Chakra: *Yam*,
fünftes Chakra: *Ham*,
sechstes Chakra: *Om*, mit langem O ausgesprochen.
siebtes Chakra: keine bestimmte Silbe. Dieses Chakra steht jedoch mit zwei verschiedenen Hauchlauten in Verbindung, nämlich dem tonlosen Hauchlaut *(Visarga)* nach einem Vokal, also etwa *hhh* nach a, e, i, o oder u, und *ng* (was klingt wie das Ende des Wortes »sing«).

Sie können diese Technik einsetzen, wann immer Sie wollen.

Technik 19

Zentrieren: Hilfe bei energetischer Angst und energetischer Depression

Wie in Kapitel 5 erläutert, tritt energetische Angst auf, wenn unsere Seele in Bezug auf ein Chakra oder mehrere nach vorn verlagert ist. Eine energetische Depression entsteht, wenn unsere Seele auf die Rückseite eines oder mehrerer Chakras geraten ist.

Für beide Zustände gibt es eine einfache Lösung: Sie zentrieren Ihre Seele in Sushumna. Es könnte jedoch sein, dass ein traumatisierter Teil des Selbst dieser Veränderung nicht so leicht zustimmt. Vielleicht hat er Angst vor dem Verzicht auf die Vorhersage der Zukunft oder die Verarbeitung der Vergangenheit.

Sie können diese Technik einsetzen, nachdem Sie sich unter Einsatz der früheren Techniken aus diesem Kapitel bereits mit vielen Problemen des traumatisierten Selbst befasst haben. Gehen Sie diese Schritte:

1. **Vorbereiten:** Lassen Sie sich in Ihrem Heilraum nieder, und atmen Sie tief durch.
2. **»Geist zu Geist« durchführen:** Erkennen Sie Ihren persönlichen Geist, den großen Geist und alle helfenden Geister an.
3. **Um Zentrierung bitten:** Bitten Sie den großen Geist, heilende Ströme von jenseits Ihres neunten Chakras durch den obersten Punkt Ihres Kopfes, durch Sushumna und dann durch Ihre Füße und das zehnte Chakra fließen zu lassen. Diese Lichtstrahlen bringen Sie mit dem Mittelpunkt der Erde in Verbindung und richten Ihre Seele so aus, dass sie Ihren Körper ganz einnimmt und in Ihren innerkörper-

lichen Chakras und in Sushumna zentriert ist. Die Energien der Liebe strahlen von dieser Lotlinie auf alle Aspekte von Ihnen aus und halten Sie in der Gegenwart und in der Umarmung des großen Geistes.

Wenn Probleme auftreten, bearbeiten Sie sie einfach mit Technik 13 oder anderen Techniken, zu denen Sie sich hingezogen fühlen. Kehren Sie dann zu dem gerade begonnenen Ablauf zurück.

4. **Abschließen:** Atmen Sie tief durch, und bitten Sie den großen Geist mit Dankbarkeit, Sie mit Liebe und Gnade auf dieser Mittellinie zu halten. Kehren Sie zurück in Ihren Alltag, wenn Sie dafür bereit sind.

* * * * *

Zusammenfassung

In diesem Kapitel haben Sie verschiedene Prozesse zur Heilung eines traumatisierten Selbst kennengelernt. Sie haben einen Heilraum geschaffen, sind sich über Ihr wahres Selbst und Ihre ursprüngliche energetische Signatur klar geworden und sind einen fünfstufigen Prozess durchlaufen, um ein Trauma zu bewältigen. In weiteren Übungen haben Sie Aktivitäten für den feinstofflichen Körper kennengelernt, die jederzeit angewendet werden können, um Sie bei der Traumabewältigung zu unterstützen. Alles in allem wissen Sie nun, dass Sie es unter allen Umständen verdienen, sich die Zeit und Aufmerksamkeit zu nehmen, die erforderlich sind, um heil zu werden und alles zu sein, was Sie sein können. Lassen Sie uns nun untersuchen, wie Sie speziell chronische Krankheiten und die damit verbundenen Beschwerden behandeln können und wie der Ablenker, ein bestimmter Aspekt eines traumatisierten Selbst, den wir in diesem Kapitel kennengelernt haben, noch weiter unterstützt werden kann.

Kapitel 9

Feinstoffliche Energieheilungstechniken für chronische Krankheiten

Behandle das Feuer, nicht den Rauch.
Mark Hyman: *The UltraMind Solution*

In diesem Kapitel werden einige der Faktoren behandelt, die den durch ein Trauma ausgelösten Zyklus der Stressantwort verschlimmern und dazu führen können, dass jemand eine chronische Krankheit entwickelt. Ich fasse kurz zusammen, was wir wissen: Aus medizinischer Sicht entstehen chronische Krankheiten, wenn der Körper fälschlicherweise auf selbstverletzende Weise reagiert. Aus feinstofflich-energetischer Sicht folgen chronische Krankheiten auf ein nicht geheiltes Trauma. Primäre Kräfte verursachen das ursprüngliche Trauma, aber wenn unser Körper, unser denkender Geist oder unsere Seele in einem sich ständig wiederholenden Zyklus der Stressantwort steckenbleiben, kann dies eine sekundäre innere Kraft – oder eine Reihe von Kräften – erzeugen, die den Stress fördert und einen Schaden von innen nach innen verursacht. Diese sekundäre Kraft verbindet das verwundete, sich selbst verletzende Selbst mit jemand oder etwas anderem, etwa einer Person, einer Entität oder einer Macht, einem Suchtmuster oder sogar einem Nahrungsmittel oder einer anderen Substanz. (Diese sekundären Kräfte gehören zu den Faktoren, die zur Entwicklung einer chronischen Krankheit beitragen können. Weitere Informationen dazu finden Sie in Kapitel 5.)

Wenn Sie also an einer chronischen Krankheit leiden, sollten Sie sicherstellen, dass Sie sich die Trauma-Heilungstechniken aus Kapitel 8 bei Bedarf noch einmal vornehmen, aber auch mit den Techniken arbeiten, die in diesem und im nächsten Kapitel vorgestellt werden.

Die erste Technik in diesem Kapitel zeigt Ihnen, wie Sie selbst erzeugte Sekundärkräfte entdecken und angehen können. Dann untersuchen Sie einen weiteren wichtigen Faktor, der oft zu chronischen Krankheiten beiträgt, nämlich die Auswirkungen von Epigenen, Miasmen und Mastzellen. Anschließend passen Sie die erste Technik in diesem Kapitel entsprechend an, um energetische Co-Abhängigkeit zur behandeln. Damit unterstützen Sie auch Ihren Ablenker, den Teil des traumatisierten Selbst, der in Technik 13 aus Kapitel 8 vorgestellt wurde. Danach lernen Sie noch mehrere zusätzliche feinstoffliche Energiepraktiken kennen. Der Höhepunkt dieses Kapitels ist eine Liste mit einigen der wichtigsten chronischen Krankheiten und jeweils ein Tipp für die energetische Arbeit mit jeder einzelnen.

Schließlich hoffe ich, dass dieses Kapitel Sie in die Lage versetzt, die Aspekte des Selbst, die in irgendwelchen Innen-zu-innen-Schleifen gefangen sind, aufzuspüren und zu unterstützen. Sie können es schaffen! Sie können sich genug um sich selbst kümmern, um das Feuer unter dem Rauch zu löschen.

Technik 20

Das selbstverletzende Selbst entdecken und heilen

Wenn Sie sich immer noch in einem Muster der Selbstverletzung gefangen fühlen, ist es Zeit, nach sekundären Kräften zu suchen, sie ans Licht zu bringen und sich von selbstverletzenden Reaktionen und quälenden Endlosschleifen zu befreien. Sie können die folgenden Schritte tun und dann die in diesem und im nächsten Kapitel angebotenen zusätzlichen Prozesse durchlaufen und so für weitere Verbesserungen sorgen:

1. **Vorbereiten:** Machen Sie es sich in Ihrem Heilraum bequem wie in Technik 11 aus Kapitel 8 gezeigt. Stellen Sie sicher, dass Sie ein paar Minuten Zeit für sich haben, und legen Sie Papier und Schreibzeug bereit, um Ihren Prozess und Ihre Fortschritte zu verfolgen.
2. **»Geist zu Geist« durchführen:** Bestätigen Sie Ihren vitalen Geist und den großen Geist. Bitten Sie den großen Geist, Ihnen bei Bedarf Helfer aus den Imaginalwelten zuzuweisen.
3. **Sich auf das Symptom konzentrieren:** Finden Sie das Hauptsymptom heraus, das Sie in Schwierigkeiten bringt. Es kann ein körperliches sein, wie es bei Beschwerden, einer Krankheit, einer Sucht oder einer bestimmten Reaktion auf Umweltfaktoren auftritt. Es kann auch psychischer Natur sein, etwa negative Selbstgespräche, die Vermeidung von Intimität, Hass auf das Altern, die Unfähigkeit, ein

Lernproblem zu akzeptieren, oder ein co-abhängiges Muster. Es könnte sogar spirituell sein, etwa die Auswirkungen eines Kultes oder eine tief gehende Trennung vom großen Geist. Unabhängig davon, wie sich eine Herausforderung darstellt, tritt sie als eine Form von Sabotage in Erscheinung. Entweder scheint ein Aspekt von Ihnen sich selbst zu sabotieren, oder Sie sind anfällig für externe Sabotage – oder auch beides.

Wenn mehrere Symptome auftreten, wählen Sie das aus, was die anderen Probleme in sich vereint. Wenn Sie beispielsweise zu viel essen, weil Sie Schmerzen haben, wählen Sie Schmerz als Symptom. Wenn Ihr Magen schmerzt, weil Sie zu viel essen, kennzeichnen Sie Nahrungsmittel als das Problem.

4. **Um Einblicke bitten:** Bitten Sie zuerst den großen Geist, das ursprüngliche Trauma zu enthüllen, das dieses selbstschädigende Muster erzeugt hat. Wenn Sie bereits daran gearbeitet haben, machen Sie mit Unterschritt A weiter (siehe unten).

   Falls Sie nicht wissen, was das ursprüngliche Trauma ist, können Sie Technik 13 in Kapitel 8 verwenden, um es aufzudecken. (Denken Sie daran, dass in Technik 13 mehrere der in Kapitel 8 vorgestellten Techniken eingesetzt werden.) Führen Sie Ihre Heilung durch. Kehren Sie dann zu dieser Technik zurück, und führen Sie die folgenden Unterschritte aus.

   A. ***Den selbstverletzenden Teil des Selbst und die sekundäre Kraft finden:*** Bitten Sie den Geist, Ihnen bei der Suche nach dem selbstverletzenden Teil des Selbst zu helfen.

      Außersinnlich betrachtet, erscheint dieses Selbst als etwas, was in einem dicht gesponnenen Netz oder einem dicken Strahl brackiger Energien gefangen ist. Diese Schnüre bilden eine Matrix, und bei dieser Matrix handelt es sich um die sekundäre Kraft. Sie könnte eine Erweiterung derselben Kraft sein, die das ursprüngliche Trauma verursacht hat, aber sie könnte auch von einer anderen Kraft abstammen.

      Machen Sie sich Notizen darüber, um welche Art von Kraft es sich handelt, und bitten Sie den großen Geist um Einsichten. Wie Sie wissen, haben Sie die Wahl zwischen umweltbezogener, physischer, psychischer, moderner, geistiger oder fehlender Kraft. In dieser Situation erscheint eine fehlende Kraft wie eine Lücke oder ein nahezu unsichtbares Bündel aus Fäden – wie ein Kraftfeld. Abbildung 18 gibt Ihnen eine Vorstellung davon, wie diese sekundäre Kraft aussieht und operiert.

   B. ***Erkennen, womit die sekundäre Kraft verbunden ist:*** Diese Matrix umfasst sowohl den selbstverletzenden Teil des Selbst als auch etwas anderes oder jemand anderen. Beispielsweise könnte sie einen Körperteil, ein

Chakra, eine verinnerlichte Entität, einen Vorfahren, ein Miasma, mikrochimäre Zellen, Mikroben oder einen anderen Seelenaspekt enthalten. Sie kann auch in die Umwelt gelangen und sich mit einer bestimmten Art von Nahrungsmitteln, einem alkoholischen Getränk, einer Person oder einer externen Entität verbinden.

C. ***Das gefangene Selbst fragen, wie es den Nutzen dieser Verbindung wahrnimmt:*** Der selbstverletzende Teil des Selbst wird glauben, er profitiere davon, dass die sekundäre Kraft ihn mit dem Objekt, dem Wesen oder der Energie verbindet. Bitten Sie den großen Geist, Sie über diesen Gewinn zu informieren.

   Hält diese Beziehung den selbstverletzenden Aspekt davon ab, sich mit tieferen Gefühlen zu beschäftigen (etwa so, wie ich den Ablenker in Kapitel 8 beschrieben habe)? Verhindert die Matrix Ihre Versuche, Vertrautheit aufzubauen? Dient sie dem Familiensystem? Wenn sie mit einer Entität in Verbindung steht, kann diese dunklere Entität dann als einziger Freund des Selbst betrachtet werden? Wenn sie mit einer Mikrobe in Verbindung steht, welche Aufgabe könnte die Mikrobe für lohnend halten?

   Sie können die in diesem Buch bereits vorgestellten Techniken mischen und anpassen, um diesen Schritt durchzuarbeiten.

D. ***Die tatsächlichen Auswirkungen ausfindig machen:*** Bitten Sie nun den großen Geist, die tatsächlichen Ergebnisse des Gefangenseins in der selbstverletzenden Schleife herauszustellen. Wie verliert das gefangene Selbst das Leben? Welche Schmerzen, Krankheiten, dysfunktionalen Überzeugungen und herausfordernden Emotionen werden ständig neu ausgelöst? Was sind die tatsächlichen Kosten dieser zerstörerischen sekundären Kraft? Schreiben Sie Antworten auf diese und ähnliche Fragen auf.

E. ***Das Problem auf eine Verbindung reduzieren:*** Egal, was passiert, der selbstverletzende Teil des Selbst glaubt unbewusst, dass er es nicht verdient, in einer gesunden Verbindung zu sein – verbunden mit sich selbst, anderen oder dem großen Geist. Tatsächlich stellt die ungesunde Verbindung zu dem Objekt, dem Wesen oder der Substanz einen Ersatz für eine echte Verbindung dar und könnte daher als Schaffung einer energetisch co-abhängigen Beziehung angesehen werden. Die selbstverletzende Endlosschleife ist gleichzeitig eine Möglichkeit, in der Scham zu bleiben.

   Scham ist eigentlich eine Überzeugung, keine Emotion. Sie behauptet, dass etwas mit dem Selbst derart nicht stimmt, dass eine Bindung ver-

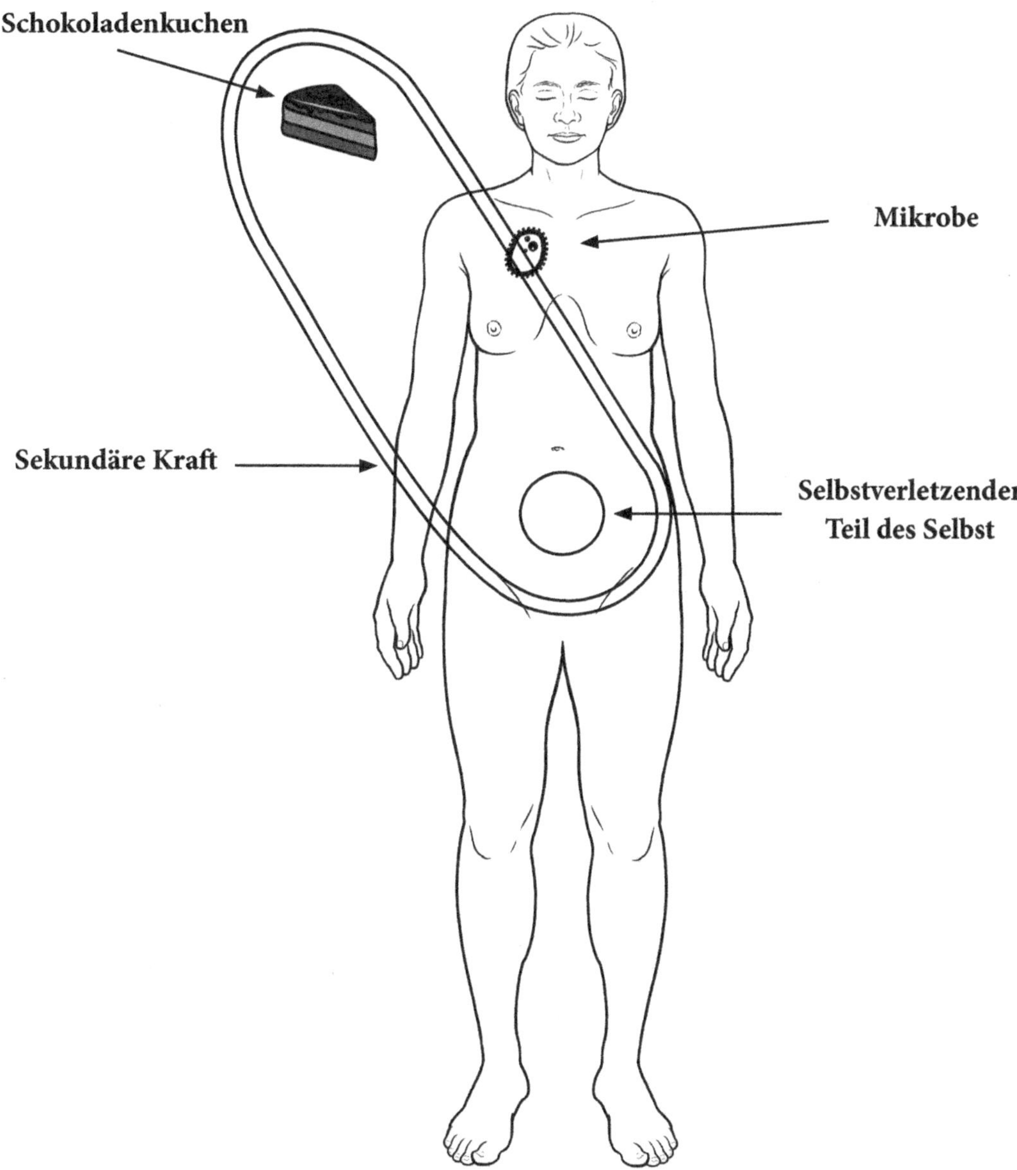

Abbildung 18: Die sekundäre Kraft bei chronischen Erkrankungen. *Eine sekundäre Kraft kapselt den selbstverletzenden Aspekt eines Selbst ein, der sich infolge eines nicht bewältigten Traumas bilden kann. Diese sekundäre Kraft bildet eine energetische Matrix, die den selbstverletzenden Aspekt und zusätzlich eine Person, ein Objekt, eine Entität, eine Mikrobe oder sogar ein Nahrungsmittel umfasst. Es kann mehrere solcher Matrizes geben und sogar eine, die an viele Situationen und Dinge gebunden ist.*

boten werden sollte. Bitten Sie den großen Geist, dem eingekapselten Selbst zu zeigen, dass diese Überzeugung eine Lüge ist – dass dieses Selbst, egal, was passiert, eine authentische Verbindung verdient. Bitten Sie den großen Geist, sofort und dauerhaft die erforderliche Bindung herzustellen.

F. ***Das zentrale Gefühl ausfindig machen:*** Dieser selbstverletzende Teil des Selbst hält hauptsächlich an einem Gefühl fest, das gehört und respektiert werden muss. Lassen Sie den großen Geist dieses prägende Gefühl aufdecken, das noch nie Aufmerksamkeit bekommen hat. Alle Gefühle gehören zu einer der folgenden fünf Gruppen, von denen jede eine wichtige Botschaft übermittelt:

Angst: Es ist Zeit, anders zu handeln, um sich sicherer zu fühlen.

Wut: Es ist notwendig, eine Grenze zu setzen.

Traurigkeit: Die Liebe scheint verloren, und es ist wichtig, eine erneuerte oder neue Quelle dafür zu finden.

Ekel: Etwas oder jemand ist ungesund und muss ungesund sein.

Glück: Ich möchte mehr davon.

G. ***Zusammenfassen:*** Formulieren Sie nun eine Erklärung, um die Situation zu beschreiben.

Diese Erklärung benennt das negative Muster, die Art der benötigten Verbindung und das Gefühl, auf das es zu reagieren gilt. Wenn Sie beispielsweise durch eine sekundäre Kraft mit einer Mikrobe in Verbindung stehen, können Sie Folgendes erklären: »Der selbstverletzende Teil meines Selbst ist in einer sekundären Kraft mit einem Virus gefangen, damit er mit der Familie verbunden bleiben kann. Es ist wichtig, echte Verbindungen außerhalb des Familiensystems herzustellen, damit das Grundgefühl der Traurigkeit, welches das Bedürfnis nach authentischer Liebe hervorruft, geheilt werden kann.«

5. **Sich an den großen Geist wenden:** Bitten Sie den Geist, Ihnen zu helfen, Mitgefühl und Fürsorge für das gefangene Selbst an den Tag zu legen. Bitten Sie darum, dass Sie und dieser Teil Ihres Selbst einen gesunden Weg finden, um sich aus dem Griff der sekundären Kraft zu befreien und in den Fluss des Lebens zurückzukehren. Was ist dafür nötig? Eine Aktion oder eine ganze Reihe von Aktionen? Eine neue Einstellung? Das Aufsuchen eines Therapeuten oder eines Arztes? Das Vermeiden einer Situation? Eine Gruppe, der man beitreten kann? Listen Sie so viele Ideen wie möglich auf in dem Wissen, dass Sie noch mehr Rat und Hilfe vom großen Geist anfordern können.

6. **Um Heilströme bitten, um neue Grenzen zu setzen:** Letztendlich nutzt der verwundete Teil des Selbst die sekundäre Kraft und die ihn umgebende Schockblase, um sich zu schützen. Bitten Sie den großen Geist, diese sekundäre Kraft und die Blase durch eine andere, gesündere energetische Grenze zu ersetzen. Heilende Ströme werden an die Stelle des energetischen Gewebes treten und den einst geplagten Teil des Selbst mit Liebe, Fürsorge, Unterstützung und Licht umgeben. In der Tat lösen diese Ströme den selbstverletzenden Aspekt aus allen negativen Bindungen. Beobachten Sie, wie sich das Gewebe auflöst, in dem Wissen, dass diese Veränderung so lange andauert, wie nötig ist, um Sicherheit und Wirksamkeit zu gewährleisten.
7. **Abschließen:** Ein tiefer und andauernder Heilungsprozess ist angestoßen worden. Vielleicht gibt es noch mehr zu tun, weshalb in diesem und im nächsten Kapitel weitere Techniken bereitgestellt werden. Genießen Sie vorerst die erstaunliche Heilung, die Sie gerade erhalten haben, und bitten Sie den großen Geist, Sie auf eine gute Weise ins Leben zurückzuholen.

Technik 21

Epigenetische Faktoren, Mastzellen und Miasmen heilen

Wie bereits ausgeführt wurde, sind die feinstofflichen Energiemuster des epigenetischen Materials sowie der Mastzellen und der Miasmen des Aurafeldes häufig ähnlich und stimmen oft sogar überein. Lassen Sie mich diese Behauptung erklären.

Ausgelöste epigenetische Faktoren erzeugen eine spezifische Matrix aus feinstofflichen Energien, genau wie die Mastzellen und die Komponenten eines entsprechenden Miasmas im zehnten Aurafeld. Alle drei sind miteinander verbunden, und zwar durch elektrische, chemische und feinstoffliche Energieladungen, die wiederum Energielinien erzeugen, um eine Gesamtmatrix zu bilden. Und alle drei spiegeln sich gegenseitig und halten Sie im Prinzip in einer selbstverletzenden Dreiwegeschleife gefangen. Es nützt nicht viel, einen dieser Teile zu klären, ohne alle drei zu verändern, was Sinn und Zweck dieser Technik ist. Wenn Sie die feinstofflich-energetischen Muster ändern, folgt die physische Transformation ganz von selbst:

1. **Vorbereiten:** Begeben Sie sich in Ihren Heilraum, und nehmen Sie Papier und Schreibzeug mit, um Ihren Prozess und Ihre Fortschritte zu dokumentieren.
2. **»Geist zu Geist« durchführen:** Bestätigen Sie Ihren persönlichen Geist und den großen Geist. Bitten Sie den großen Geist, Helfer aus den Imaginalwelten auszu-

wählen, deren spezielle Fähigkeiten genau auf Ihre Bedürfnisse zugeschnitten sind. Höchstwahrscheinlich brauchen Sie energetische Experten für Genetik, die physischen Aspekte des menschlichen Körpers und die feinstoffliche Energetik der Vorfahren.

3. **Das Muster erkennen:** Bitten Sie den großen Geist, er möge Ihnen helfen, das Matrixmuster zu erkennen, das Sie in energetischer und chemischer Gefangenschaft hält. Vielleicht nehmen Sie außersinnlich ein Netz aus Linien wahr, die eine bestimmte Form bilden, aber diese Form ist verzerrt. Wenn die Fäden beispielsweise eine Kreisform bilden, ist es ein schiefer Kreis. Vielleicht nehmen Sie das Muster auch kinästhetisch wahr und spüren es möglicherweise als eine verzogene Schlinge um Ihren Körper oder als eine starke Einschränkung Ihres Energiefeldes. Der große Geist kann Sie auch verbal über dieses Muster informieren.

   Wenn Sie das Muster definiert haben, bitten Sie den großen Geist, Ihnen zu offenbaren, welche Auswirkungen es hat. Hält es Mikroben fest? Zwingt es Sie, die Gefühle Ihrer Vorfahren zu verarbeiten? Hält es Sie in Panik gefangen? Bleiben Sie so lange wie nötig in diesem Zustand des Faktensammelns.

4. **Um das richtige Muster bitten:** Sie möchten nun, dass der Geist das ungesunde energetische Muster durch ein gesundes ersetzt. Wie soll das neue Muster aussehen, sich anfühlen oder sogar klingen? Machen Sie sich ein Bild davon, und bitten Sie den großen Geist, heilende Ströme einzusetzen, um ein nützliches Energiemuster für Ihre Epigene, Mastzellen und das zehnte Aurafeld zu weben. Alle Änderungen werden reibungslos und einfach vorgenommen und im Laufe der Zeit fortgesetzt.

   Bitten Sie den großen Geist auch, Sie zu informieren, wenn Sie spezielle und praktische Maßnahmen ergreifen sollten. Die entsprechende Anleitung kann entweder sofort kommen oder erst im Laufe der Zeit, etwa in einem Traum oder als Rat eines Freundes.

5. **Abschließen:** Wenn Sie wissen, dass Ihre Heilung läuft, danken Sie dem großen Geist und allen Helfern aus den Imaginalwelten für ihre kraftvolle Liebe. Kehren Sie dann in Ihren Alltag zurück.

Technik 22

Energetische Co-Abhängigkeit in Angriff nehmen

Häufig schafft die sekundäre Kraft, die sich in einer chronischen Krankheit zum Ausdruck bringt, die Bedingungen für eine energetische Co-Abhängigkeit. Beispielsweise könnte ein traumatisiertes Selbst an einer Mikrobe festhalten und vielleicht sogar an eine negative Entität gebunden sein, die mit dieser Mikrobe verbunden ist, um sich einen Platz in der Familie zu sichern.

Beispiel: Solange eine junge Frau Hilfe braucht, bleiben ihre Eltern zusammen, anstatt sich scheiden zu lassen. Ein Mann zieht vielleicht ständig Narzisstinnen an und heiratet sie sogar, auch wenn sie ihn jedes Mal vernachlässigen und herabsetzen. Damit fördert er das Muster, das zuerst bei seiner Mutter festgelegt wurde. Er glaubt vielleicht unbewusst, es sei überlebensnotwendig, eine Verbindung mit einer Narzisstin einzugehen. Eine junge Frau mit einem Lernproblem könnte an dem Gedanken ihrer Familie, sie sei dumm, festhalten, damit sich ihr Vater schlauer fühlt. Ein Teenager könnte sich einem Kult anschließen und seinen freien Willen dem Anführer unterwerfen, um einer negativen Entität zu gefallen, die ihm in seiner Kindheit angeheftet war.

Ein weiteres Beispiel: Ein traumatisierter Teil des Selbst ist vielleicht emotional aus dem Gleichgewicht geraten, weil er glaubt, er müsse sich immer um die Gefühle kümmern, die seine Mutter während seiner Kindheit ins Spiel gebracht hat. Eine Folgeaktivität könnte das Angreifen von mikrochimären Zellen der Mutter durch sein Immunsystem sein, das versucht, sich vom Einfluss der Mutter zu befreien. Als Reaktion entwickelt der Körper Krebs, Schilddrüsenprobleme, Lupus, Diabetes oder irgendeine andere chronische Krankheit.

Was haben diese und Tausende andere Beispiele gemeinsam? Sie alle beschreiben einen Traumatisierungszyklus von innen nach innen, der sich aufgrund des wahrgenommenen Nutzens der energetischen Co-Abhängigkeit fortsetzt.

Wie im letzten Kapitel behandelt, entwickelt ein traumatisierter Teil des Selbst mit einer Ablenkerpersönlichkeit oft co-abhängige Verhaltensweisen und ähnliche Zustände, um zu vermeiden, dass ein primäres Trauma bewältigt und der damit verbundene Trauerprozess beendet wird. Mit dieser kurzen Technik können Sie die energetischen Komponenten der Co-Abhängigkeit bewerten und Methoden einsetzen, die Sie in diesem Buch bereits gelernt haben, um die Heilung zu unterstützen. Sie ist von Technik 20 abgeleitet:

1. **Vorbereiten:** Begeben Sie sich in Ihren Heilraum. Papier und Schreibzeug können nützlich sein, um Ihre Beobachtungen und Gefühle aufzuzeichnen.

2. **»Geist zu Geist« durchführen:** Erkennen Sie Ihren persönlichen Geist und den großen Geist an. Bitten Sie um Hilfe aus den Imaginalwelten, wenn der Geist dies für notwendig hält.
3. **Den Ablenker isolieren:** Verwenden Sie den Begriff »Ablenker« als Bezeichnung für Ihr co-abhängiges Selbst. Konzentrieren Sie sich auf das wichtigste co-abhängige Symptom, und bitten Sie den großen Geist, er möge Ihnen dabei helfen, diesen Ablenker zu isolieren, jenen selbstverletzenden Aspekt, der in einer sekundären Kraft oder Endlosschleife gefangen ist. Beginnen Sie mit Schritt 4 (»Um Einblicke bitten«) aus Technik 20, und gehen Sie alle folgenden Schritte durch. Sie sollten aber wissen, dass Sie Ihre Aktivitäten an die co-abhängigen Muster anpassen.

   Machen Sie weiter mit der Bitte um Heilströme (Schritt 6 von Technik 20), die neue Grenzen setzen und Liebe bringen. Sie sollten wissen, dass degenerative und generative Kräfte freigesetzt und bei Bedarf genutzt werden. Anhaftungen werden aufgelöst, Heilung wird an alle gesandt, und wenn nötig, wird ein Geistführer Sie und den Ablenker begleiten, um Ihnen bei Ihren alltäglichen Entscheidungen zu helfen.

   Erlauben Sie sich auch, um die Zeit zu trauern, die Sie verloren haben, während Sie im co-abhängigen Muster stecken geblieben sind. Wir können unser aktuelles Leben nur dann wieder aufnehmen oder ändern, wenn wir die verlorene Zeit betrauert haben.
4. **Abschließen und weitermachen:** Möglicherweise müssen Sie zusätzliche Heiltechniken aus Kapitel 8 oder Kapitel 10 einsetzen, um diesen Heilungsprozess fortzusetzen. Für den Moment danken Sie aber nicht nur dem großen Geist und allen Helfern aus den Imaginalwelten, sondern auch diesem inneren Selbst dafür, dass es so verletzlich ist, und kehren Sie dann in Ihren Alltag zurück.

Technik 23

Eine Mikrobe zutage fördern

Wenn Sie wissen, dass ein bestimmter Mikrobentyp an einer chronischen Krankheit beteiligt ist, kann diese Technik eine feinstoffliche Heilung bewirken. Sie kann auch eingesetzt werden, um eine Mikrobe anhand feinstofflicher Energiefaktoren zu analysieren.

Obwohl Sie in diesem Prozess darangehen, sich von einem einzelnen Mikrobentyp zu reinigen beziehungsweise ihn zu entfernen, können Sie das Prozedere mehrmals durchführen. Das ist hilfreich, weil viele chronische Krankheiten wie Borreliose und chronisches Müdigkeitssyndrom in Zusammenhang mit Doppelinfektionen auftreten.

Für diese Untersuchung habe ich mich auf das biologische Verständnis von Mikroben gestützt, das im Abschnitt »Wichtige Mikroben« in Kapitel 3 und im Abschnitt »Die feinstoffliche Energie von Mikroben« in Kapitel 4 ausgeführt wurde. Im Laufe dieses Prozesses interagieren Sie auch mit Ihren Epigenen, weil diese häufig mikrobielle Probleme verursachen oder davon ausgelöst werden.

Um Sie bei diesen mikrobiellen Aktivitäten zu unterstützen, möchte ich Sie zunächst an die physischen und feinstofflichen Eigenschaften jeder Mikrobe erinnern:

Viren: einfache Mikroben aus einer Nukleinsäure in einer Proteinhülle, die sich schnell vermehren und energetisch an eine größere Einheit oder Kraft außerhalb des Wirts gebunden sind. Innerhalb des Systems kapert ein Virus die DNA der Wirtszellen und kann daher verborgen bleiben. Bei dem Versuch, das Virus zu zerstören, kann es vorkommen, dass das Immunsystem gesunde Zellen angreift.

Bakterien: einzellige Mikroorganismen, denen ein Kern fehlt und die hilfreich oder schädlich sein können. Aus energetischer Sicht halten die schädlichen Bakterien Ihre eigenen unterdrückten und nicht anerkannten Emotionen fest.

Pilze: Mikroben mit Kernen, von denen manche ein Netzwerk bilden, Enzyme absondern und die Emotionen anderer tragen.

Protozoen: einzellige Organismen mit Kern. Sie rauben die physische und feinstoffliche Energie eines Wirts, um sich selbst am Leben zu halten.

Würmer: lebende Organismen, die einem Wirt die physischen und feinstofflichen Nährstoffe oder die Lebensenergie stehlen, um selbst zu überleben. Wenn sie sich als Gemeinschaft zusammenrotten, verursachen sie physische und feinstoffliche Blockaden. Sie sollten wissen, dass sich diese physischen Blockaden zu Speichereinheiten für feinstoffliche Energien entwickeln, die von negativen Kräften eingebracht werden. Tatsächlich sammeln sie sich oft auf einem Traumapfad an.

Ich möchte Ihnen nun eine weitere sehr interessante Art von Mikroben vorstellen. *Morphende Mikroben* sind solche, die sich von einem Typ in einen anderen verwandeln. Oder zumindest erkennt das Immunsystem, dass sie dazu in der Lage sind. Beispielsweise ist Chlamydia pneumonia ein von der Lunge aufgenommenes Bakterium, das in der Lunge verbleiben, aber auch in andere Organe wandern und sich dort niederlassen kann, was dann weitere Schäden verursacht. Diese Mikrobe wurde mit Lungenentzündung und Bronchitis in Verbindung gebracht, aber auch mit Herz-Kreislauf-Erkrankungen (Arteriosklerose und Schlaganfall), Multipler Sklerose, der

Alzheimer-Krankheit, chronischen neurologischen Störungen sowie anhaltenden Entzündungen und Infektionen, einschließlich Gehirnentzündung (Enzephalitis). Es wurde vermutet, dass die durch Chlamydien verursachte Lungenentzündung auch ein Cofaktor bei Schizophrenie und Autismus ist.

Eine Schwierigkeit im Umgang mit dem Erreger besteht darin, dass er sich verwandeln oder seine Form verändern kann. Tatsächlich erscheint er in zwei verschiedenen Formen, was es dem Körper schwer macht, ihn aufzufinden und zu liquidieren. In einem bestimmten Stadium fördert er aktiv das Wachstum von Zytokinen, die unseren Antikörpern ausweichen und Gewebeinfektionen auslösen, die über Jahrzehnte andauern können. In einer anderen Form kann er Monozyten davon überzeugen, ihn über die Blut-Hirn-Schranke zu transportieren. Die Monozyten schütten den Erreger dann in das Nervensystem aus, wo sie eine Nervenentzündung auslösen. Obwohl es sich hier um ein Bakterium handelt, kann es sich auch als Virus präsentieren – und wie ein solches operieren.[90]

Ich hebe diesen Erreger besonders hervor, weil er die Aktivitäten der vielen sich wandelnden Mikroben veranschaulicht, die chronische Krankheiten verursachen können. Ich glaube, dass sich zahlreiche weitere Erreger verwandeln können, aber die Wissenschaft muss noch herausfinden, wie viele von ihnen es gibt und wie sie tatsächlich funktionieren. (Forscher wissen bereits, dass es mindestens acht Arten von Chlamydia-Bakterien gibt.)

Wenn Sie den Verdacht haben, dass es sich um einen sich wandelnden Erreger handelt – ein Hinweis ist, dass nichts hilft, was Sie an medizinischen Maßnahmen ergreifen –, wissen Sie, dass Sie die feinstofflichen Probleme lösen müssen, die in Verbindung mit jeder seiner Formen auftauchen. Beispielsweise lässt sich Chlamydia pneumonia am besten als Bakterium und als Virus analysieren und beseitigen – mit anderen Worten: als Mikrobe, die Ihre unterdrückten Emotionen enthält und auch an einen Einfluss von außen gebunden ist.

Lassen Sie uns nun alle diese Informationen sinnvoll nutzen:

1. **Vorbereiten:** Begeben Sie sich in Ihren Heilraum. Legen Sie Papier und Schreibzeug bereit.
2. **»Geist zu Geist« durchführen:** Bestätigen Sie Ihren persönlichen Geist, den großen Geist und die Geister aller anderen Beteiligten, einschließlich aller Geister der Imaginalwelten, die der große Geist herbeirufen kann, um Ihnen zu helfen.
3. **Die Mikroben bestimmen, die Sie behandeln:** Wenn Sie bereits eine biologische Diagnose für eine mikrobielle Erkrankung haben, notieren Sie sich den Namen und ob es sich bei den Mikroben um Viren, Bakterien, Pilze, Protozoen, Würmer oder morphende Mikroben handelt. Wenn Sie nicht wissen, welche Art von Mi-

kroben Sie beeinflusst, setzen Sie eine der folgenden Methoden ein, um sie genau zu bestimmen:

1. ***Die Mikrobe fragen:*** Mikroben können kommunizieren. Bitten Sie den großen Geist oder einen dazu ernannten Geistführer, die auf Sie einwirkende Mikrobe genau zu bestimmen. Bitten Sie als Nächstes den Geist, einen Ball aus Heilströmen um einen Vertreter dieser Mikrobe zu spinnen. Die Mikrobe wird in der Lage sein, wahrheitsgemäß zu kommunizieren. Setzen Sie Ihre Intuition ein, um die Antwort der Mikrobe auf Ihre Frage »Welche Art von Mikrobe bist du?« zu sehen, zu hören oder zu spüren. Arbeiten Sie dann mit dieser Antwort.
2. ***Die Liste noch einmal lesen:*** Schauen Sie sich die obigen Beschreibungen der verschiedenen Mikroben noch einmal an. Welche Beschreibung passt am besten zu Ihren Symptomen? Haben Ihre Lebensumstände es Ihnen schwer gemacht, Ihre eigenen Gefühle anzunehmen und zu verarbeiten? Dann könnten Sie es mit Bakterien zu tun haben. Steht Ihnen ständig nur wenig Lebensenergie zur Verfügung? Dann könnte es sich um Protozoen handeln. Wenn Sie auch viele körperliche oder feinstoffliche Blockaden spüren, etwa Verstopfung (physische Blockade) oder einen Mangel an flüssigen finanziellen Mitteln (feinstoffliche Blockade), könnte ein Wurm beteiligt sein.

   Erkennen Sie auch, dass Mikroben zwar physisch verschwinden oder inaktiv werden können, die Symptome aber möglicherweise anhalten. Ich arbeitete einmal mit einer Klientin zusammen, bei der über einen Zeitraum von zwei Jahren parasitäre Würmer auftraten, welche Erschöpfung, Blähungen und Augenringe verursachten. Verschreibungspflichtige Medikamente können die Würmer zwar vernichten, aber bei bestimmten Menschen kehren die körperlichen Symptome zurück. Diese Individuen könnte man als »Vampire« bezeichnen, weil sie Lebensenergie aus dem ersten Chakra »stehlen«, wie es Parasiten tun. Obwohl meine Klientin nicht mehr von mikrobiellen Parasiten befallen war, stand sie unter dem Einfluss menschlicher Parasiten. Ich behandelte ihre Symptome mit dieser Technik, und ihr Problem klärte sich.

4. **Heilströme anfordern:** Bitten Sie den großen Geist oder Ihren Helfer aus den Imaginalwelten, Ihnen und Ihren gesunden Zellen Heilströme zu senden, aber auch einen Wortführer für die Mikrobe einzuschließen, um so eine klare Blase zu erzeugen, die Sie außersinnlich durchschauen können. Aus dieser Gnadenblase kann die Mikrobe mit Ihnen kommunizieren.
5. **Die Angelegenheiten mit der Meister-Mikrobe besprechen:** Es ist unbedingt erforderlich, dass Sie intuitiv mit der Mikrobe interagieren. Stellen Sie vor dem Hin-

tergrund Ihrer Kenntnisse über diesen Mikrobentyp Fragen, um herauszufinden, welchem Zweck er seiner Meinung nach dient.

Mikroben glauben immer, dass sie etwas Wichtiges tun. Ein Virus könnte beispielsweise der Meinung sein, dass Sie dieselben Fehler machen wie Ihr Vorfahr, solange es Sie nicht mit Ihrem verstorbenen Urgroßvater verbindet. Ein Bakterium wird glauben, dass Ihre Mutter, die Emotionen hasst, Sie nicht ablehnt, solange es wie ein Koffer für Ihre Gefühle fungiert.

Mit diesen Gedanken im Hinterkopf stellen Sie der Mikrobe folgende Fragen:

- Wie hast du mir gedient?
- Was, denkst du, würde mit mir passieren, wenn du nicht aktiv wärest?
- Welches Ereignis hat dich überzeugt, mit mir zu interagieren?
- Welche positiven Auswirkungen hast du auf mein Leben?
- Welche negative Wirkung hast du auf mich?
- Gibt es irgendwelche Anhaftungen, Entitäten, Kräfte oder andere energetische Konstrukte, die an deiner Aufgabe beteiligt sind?
- Was könnte dich überzeugen, loszulassen und zu gehen?

Es mag seltsam erscheinen, sich mit einer Mikrobe anzufreunden und ein Gespräch mit ihr zu führen, aber meine jahrelange Erfahrung sagt mir, dass dies der einfachste und effizienteste Weg ist, sie zum Loslassen zu bewegen.

6. **Das Bedürfnis auf eine neue Weise erfüllen:** Die Mikrobe wird ihren Job aufkündigen, sobald sie weiß, dass Sie einen gesünderen Weg gewählt haben, um das Bedürfnis zu erfüllen, das sie bisher erfüllt hat. Arbeiten Sie mit dem großen Geist oder Ihren Geistführern zusammen, um dies zu erreichen. Möglicherweise müssen Sie energetisch aktiv werden, um beispielsweise ein besser schützendes Aurafeld zu erzeugen, indem Sie zu Technik 10 zurückkehren. Auch hier kann eine relationale, emotionale oder physische Verfolgung erforderlich sein.
7. **Abschied nehmen:** Bitten Sie nun den großen Geist, Heilungsströme einzusetzen, um alle Mikroben samt ihrem Wortführer zusammenzubringen und eine Lösung zu finden. Sollte der große Geist diese Mikroben verschwinden oder inaktiv werden lassen? Sollten sie über Ihr Exkretionssystem ausgeschieden werden? Vielleicht sollten sie in eine andere Zeit und einen anderen Raum geschossen werden.

   Bitten Sie den großen Geist auch, Ihnen zu sagen, wie Sie Ihren Körper reinigen und die mikrobiellen Rückstände ausräumen können. Befolgen Sie die Anweisungen, nehmen Sie bei Bedarf professionelle medizinische Hilfe in Anspruch, und seien Sie sich bewusst, dass Sie jederzeit um weitere Marschbefehle bitten können.

8. **Abschließen:** Danken Sie der Mikrobe für alles, was sie für Sie getan hat, und seien Sie sich bewusst, dass es Zeit ist, diese Beziehung zu ändern. Danken Sie dem großen Geist, und kehren Sie dann in Ihren Alltag zurück.

Technik 24

Geführte Meditation für eine futuristische Klang- und Lichtmaschine

Ich glaube, dass chronische Krankheiten in Zukunft von einer Maschine geheilt werden, die auf die jeweilige chemische Signatur einer Person zugeschnittene Schall- und Lichtfrequenzen liefern kann. Diese erstaunliche Maschine wertet die Frequenz einer mikrobiellen Infektion aus und löscht sie einfach, während sie die natürlichen Eigenfrequenzen des jeweiligen Patienten neu belebt. Da es diese Maschine noch nicht gibt, werden wir sie energetisch erschaffen. Und es kommt noch besser: Wir werden Ihre ursprüngliche energetische Signatur dafür verwenden.

Mit dieser Technik lernen Sie diese futuristische Klang- und Lichtmaschine kennen. Obwohl sie unsichtbar sind, werden die feinstofflichen Energien die ganze Arbeit leisten:

1. **Vorbereiten:** Begeben Sie sich in Ihren Heilraum, und legen Sie sich dort hin. Wenn Sie sich in Ihrem Heilraum nicht hinlegen können, lassen Sie sich an einem anderen ruhigen Ort nieder, wo eine Couch oder etwas Ähnliches steht, worauf Sie sich legen können.
2. **»Geist zu Geist« durchführen:** Bestätigen Sie Ihren persönlichen Geist, und erkennen Sie dann den großen Geist und alle helfenden Geister an. Der große Geist wird nun einen geistigen Techniker für Ihre Sache einsetzen. Dieser Techniker programmiert und betreibt die unsichtbare Maschine für Sie. Spüren Sie seine Anwesenheit. Entspannen Sie sich in der Gewissheit, dass Sie in guten Händen sind.
3. **Die Heilmaschine anschauen:** Der Techniker zeigt Ihnen die Heilmaschine, eine große, lange Röhre, die wie ein MRT-Gerät aussieht und funktioniert. Wenn Sie so weit sind, sagt der Techniker, werden Sie mit dem Kopf voran durch diese Maschine gezogen! Darauf warten Sie jetzt, während der Techniker die Maschine so programmiert, dass ungesunde Mikroben und negative Energien entfernt werden und Ihre ursprüngliche energetische Signatur verbessert wird.
4. **In die Maschine geschoben werden:** Sie liegen bereits. Daher kann der Techniker das, worauf Sie liegen, problemlos in eine bewegliche Pritsche verwandeln. Als

Nächstes schieben der große Geist und die unsichtbaren Helfer diese Pritsche vorsichtig ins Innere der Maschine. Sie bewegen sich mit dem Kopf voran hinein und finden sich in einer bunten, summenden Struktur liegend wieder. Atmen Sie tief durch, während der Techniker die Maschine einschaltet.

5. **Den Heilungsprozess genießen:** Plötzlich sind Sie von Pixeln schöner und weicher Frequenzen umgeben, von Lichtblitzen und Musik. Es ist einfach, die Leichtigkeit dieses Prozesses zu genießen, weil Sie sich immer leichter und lichter fühlen.
6. **Die Sitzung beenden und die Maschine verlassen:** Allmählich werden die Klänge leiser, und die Lichter verblassen, bis alles ganz ruhig und still ist. Ihre geistigen Helfer schieben Sie jetzt, mit den Füßen voran und immer noch auf der Pritsche liegend, aus der Maschine. In wenigen Augenblicken sind Sie ganz aus der Maschine heraus, aber der Techniker weist Sie an, weiterhin still liegen zu bleiben, bis Sie sich vollständig erfrischt, erneuert und verwandelt fühlen. Der große Geist fügt Heilströme hinzu. Diese setzen den frequenzbasierten Heilungsprozess so lange wie nötig fort.
7. **Abschließen:** Atmen Sie tief durch, und bestätigen Sie die Kraft des Prozesses, den Sie gerade durchlaufen haben. Danken Sie dem großen Geist, dem Techniker und den anderen geistigen Helfern. Ihre Pritsche verwandelt sich wieder in eine Couch oder etwas anderes Alltägliches, und die Maschine verschwindet. Wenn Sie bereit sind, können Sie die Augen öffnen und in Ihren Alltag zurückkehren.

Technik 25

Neukodierung von Phononen und Photonen

Wie in Kapitel 3 erläutert wurde, handelt es sich bei Phononen um subatomare Partikel, die aus dem Herzbereich austreten und negative oder positive Klänge oder Botschaften durch den Körper transportieren können. Photonen sind Quanteneinheiten des Lichts, die sich mit Lichtgeschwindigkeit durch ein Vakuum bewegen. Speziell Biophotonen sind noch kleiner als Photonen und treten in bestimmten Bereichen der elektromagnetischen Felder (EMF) auf. Sie werden biologisch produziert.

Ich glaube, wenn Sie die Phononen und Photonen in Ihrem Körper mit Heilungsströmen programmieren, die vom inneren Rad des Herzchakras ausgehen, und diese Heilungscodes an alle Chakras und Körperbereiche weitergeben, können Sie die energetischen Formeln, die Ihre Probleme verursachen, ändern und durch lebenserhaltende Energien ersetzen.

Im Verlauf dieses Prozesses setzen Sie Technik 7 (»Das innere Rad eines Chakras erleuchten«) ein und bei Bedarf auch Technik 9 (»Aufdecken, Bewegen und Hinzufügen generativer und degenerativer Kräfte«). Beide wurden in Kapitel 7 beschrieben:

1. **Vorbereiten:** Machen Sie es sich in Ihrem Heilraum gemütlich. Sie können sich auf eine bestimmte chronische Krankheit oder eine allgemeine Herausforderung konzentrieren.
2. **»Geist zu Geist« durchführen:** Bestätigen Sie Ihren persönlichen Geist, den großen Geist und die Geister aller Helfer aus den Imaginalwelten, die der große Geist herbeirufen kann, um Ihnen beizustehen.
3. **Das Herzchakra aktivieren:** Bringen Sie Ihr Bewusstsein in Ihr Herzchakra, vor allem in den Bereich direkt unter Ihrem Brustbein. Lassen Sie Ihr Bewusstsein in das innere Rad dieses Chakras sinken. Sie nehmen es als einen Bereich der Schönheit und des Friedens wahr, der von weißem Licht und dem Summen der Liebe erfüllt ist. Hier wohnt Ihr eigener Geist in Freude, in Wahrheit und im Licht des größeren Geistes.
4. **Klangliebe:** Bitten Sie den großen Geist oder die von ihm ernannten Helfer aus den Imaginalwelten, eine Orchestrierung der Liebe zu komponieren. Dieses wunderschöne Musikstück passt genau zu Ihrer ursprünglichen energetischen Signatur und unterstützt diese.

   Und während Sie in den für Sie perfektionierten Tönen oder Liebesempfindungen baden, fließen heilende Ströme der Gnade aus dem inneren Rad Ihres Herzchakras und schwappen bis über das äußere Rad. Die Ströme nehmen die ganze Fülle der speziell für Sie komponierten Liebesmusik auf und geben sie direkt an die Phononen weiter, die mit jedem Herzschlag und jeder Druckwelle hervorgebracht werden. Und so fließen die Phononen durch Ihren ganzen Körper und tragen die Gewissheit, dass Sie vom großen Geist geliebt werden, in jeden Winkel. Gleichzeitig löst der große Geist die entsprechenden degenerativen Kräfte innerhalb und außerhalb Ihres Körpers und bindet die generativen Kräfte.
5. **Zusammenkommen:** Phononen und Photonen verbinden sich jetzt und verschmelzen miteinander. So werden Sie zu einer immerwährenden Quelle Ihrer eigenen Heilungsenergien.
6. **Abschließen:** Wenn Sie sich bereit fühlen, danken Sie dem großen Geist und allen geistigen Helfern für ihren Beistand, und kehren Sie in Ihren Alltag zurück.

Technik 26

Möbiusbänder erzeugen

Wie in Kapitel 3 erläutert, entstehen Möbiusbänder oder -schleifen, wenn positive Energien in bestimmten Bereichen des Körpers aufeinandertreffen und Skalarwellen erzeugen, die Vektoren in Feldern aus Licht bilden und nahezu wundersame Veränderungen hervorrufen können. Wenn sich diese Schleifen nicht bilden, verlieren unsere Zellen ihre natürliche Energie, und chronische Krankheiten können auftreten. (Abbildung 8 zeigt Ihnen, wie diese verdrehten Achten aussehen.) Mit dieser Technik erzeugen Sie Möbiusbänder in Ihrem Körper. Sie bringen die entsprechenden Ergebnisse durch heilende Ströme hervor, die wiederum Ihre feinstofflichen und physischen Energien mit Ihrer ursprünglichen energetischen Signatur in Einklang bringen:

1. **Vorbereiten:** Legen Sie sich auf ein Bett oder eine Couch, wenn möglich, in Ihrem Heilraum.
2. **»Geist zu Geist« durchführen:** Bestätigen Sie Ihren persönlichen Geist und seine Fähigkeit, die ursprüngliche energetische Signatur in Ihrem Körper, Ihrem denkenden Geist und Ihrer Seele zu aktivieren. Bestätigen Sie die Macht und Autorität des großen Geistes, und spüren Sie die Gegenwart der heilenden Geister.
3. **Um Heilströme bitten:** Bitten Sie den großen Geist, die heilenden Ströme der Gnade, die erforderlich sind, um Möbiusbänder an den richtigen Stellen in Ihrem Körper zu erzeugen oder zu aktivieren, in Ihr Inneres zu senden und von den inneren Rädern Ihrer Chakras auszustrahlen.

   Möglicherweise spüren Sie, wie sich bestimmte Zellen ausrichten, bevor sie Endlosschleifen in Ihrer DNA, Ihren Epigenen und Ihrem Herz-Kreislauf-System bilden. Die gleichen Formen werden auch in Ihren Chakras und Nadis sowie überall dort gebildet, wo sie sein müssen.

   Fühlen, sehen oder spüren Sie, wie sich diese Schleifen drehen und Skalarwellen erzeugen, die Ihre ursprüngliche energetische Signatur widerspiegeln sowie die Tatsache, dass Sie bedingungslos geliebt werden und liebenswert sind. Alle Probleme, die einer chronischen Krankheit zugrunde liegen, werden einfach geklärt und umgewandelt, sodass Sie ganz und gesund bleiben. Sie sollten wissen, dass die heilenden Ströme auch weiterhin Möbiusbänder erzeugen, wann immer sie gebraucht werden.
4. **Abschließen:** Kehren Sie langsam in Ihr alltägliches Bewusstsein zurück. Wenn Sie bereit sind, stehen Sie auf, recken und strecken sich und machen sich auf, um der Welt auf eine neue Art und Weise zu begegnen!

Technik 27

Die eigenen Meridiane heilen

Wie in Kapitel 4 erläutert und in Abbildung 2 dargestellt, verlaufen Meridiane hauptsächlich durch das Bindegewebe und interagieren mit dem Herz-Kreislauf-System, dem Zentralnervensystem und den Chakras. Sie dienen als Vehikel, die direkt oder indirekt alle Teile Ihres feinstofflichen und physischen Körpers nähren und reinigen.

Meridianbasierte Therapien sind bei verschiedenen chronischen Krankheiten äußerst wirkungsvoll. Sie sind aber auch komplex und schwer selbst anzuwenden. Bei dieser Technik setzen Sie Licht und Klang ein, um alle Meridiane gleichzeitig zu reinigen und zu transformieren, indem Sie sich auf einen bestimmten Meridian-Zugangspunkt konzentrieren. Dieser Punkt ist *Mingmen*, auch »Tor der Macht«, »des Schicksals« oder »des Lebens« genannt.

Dieses Tor wird vor der Empfängnis aktiviert und manifestiert sich physisch während der Empfängnis. Es liegt zwischen den Nieren in der Mitte des Rückens. Abbildung 19 zeigt diesen Bereich.

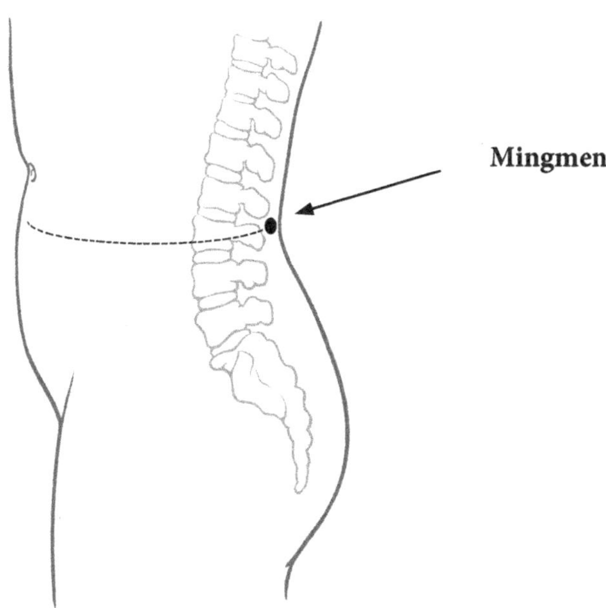

Abbildung 19: Mingmen – Das Tor des Lebens.
Das Tor liegt zwischen den Nieren in der Mitte des Rückens.

Die wichtigste Funktion dieses Tores ist, eine vorgeburtliche Energie hereinzulassen, die als »Ahnen-Qi« bezeichnet wird, die Energien Ihrer Ahnen. Diese besondere Art von Qi gilt als Quelle des Glücks und der Lebensenergie, die für ein langes und erfülltes Leben benötigt wird. Es mischt auch die im Nierenmeridian verarbeiteten gegensätzlichen Energien und ermöglicht die Reinigung von Abfällen. Das Qi der Vorfahren wühlt aber auch das epigenetische Material auf, was wiederum die Entwicklung der Mastzellen stimuliert und schädliche Miasmen hervorruft. Verwandte Probleme wie mikrobielle, genetische, hormonelle, mikrochimäre, emotionale, karmische und sogar suchtbedingte Störungen können auf den Einfluss des schädlichen Ahnen-Qi hinauslaufen.

Es kann nicht gut enden, das Qi der Vorfahren einfach zu ignorieren. Doch wie wäre es, wenn Sie die Lebensenergie der Ahnen mit den Energien des großen Geistes in Verbindung brächten, statt sie einfach aufzunehmen? Setze ich diese Technik bei Klienten ein, so bitte ich den großen Geist, sich in den göttlichen Muttergeist und den göttlichen Vatergeist zu verwandeln. Sobald er in diesen schönen und mächtigen weiblichen und männlichen Formen seiner selbst durch Ihr Mingmen-Tor hereingelassen wird, kann er das negative Ahnen-Qi ersetzen und eine wahre Transformation ermöglichen.

Der Prozess ist einfach und läuft in folgenden Schritten ab:

1. **Vorbereiten:** Begeben Sie sich in Ihren Heilraum, und nehmen Sie Papier und Schreibzeug mit, wenn Sie sich Notizen machen möchten. Ich empfehle Ihnen, sich aufrecht hinzusetzen, weil Sie so den Bereich um Mingmen am besten erreichen können.
2. **»Geist zu Geist« durchführen:** Umarmen Sie Ihr essenzielles Selbst – und lassen Sie sich von ihm umarmen. Erkennen Sie Ihre helfenden Geister ebenso an wie die Ihrer Vorfahren, und übergeben Sie diesen Prozess dann an den großen Geist.
3. **Mingmen berühren und öffnen:** Lokalisieren Sie den Bereich um Mingmen auf Ihrem Rücken zwischen den Nieren. Wenn Sie dazu in der Lage sind, berühren Sie diesen Punkt, und drücken Sie Ihren Zeigefinger leicht darauf. Wenn Sie den Punkt nicht erreichen, bitten Sie den großen Geist, einen Helfer aus den Imaginalwelten auszuwählen, der ihn für Sie stimuliert. Verbringen Sie ungefähr eine Minute damit, das Öffnen dieses energetischen Tores zu erspüren. Es kann außersinnlich aufleuchten, vibrieren oder sich einfach wärmer anfühlen.
4. **Um Substitution bitten:** Bitten Sie nun den Muttergeist, das göttlich Weibliche, mit Gnade erfüllte Licht- und Klangströme zu erzeugen, die Ihrer ursprünglichen energetischen Signatur entsprechen. Bitten Sie gleichzeitig den Vatergeist, es dem Muttergeist gleichzutun. Der Muttergeist singt dann seine Ströme in Ihren Ming-

men-Punkt und erfüllt ihn mit Liebe und Heilung. Alle mütterlichen Energien, die Sie jemals gebraucht haben, fließen jetzt in Sie ein und ersetzen diejenigen, die schädlich oder nicht hilfreich waren.

Gleichzeitig sendet der Vatergeist Strahlen universellen Lichts in Ihren Mingmen-Punkt. Dieses Licht ist voller Kraft und Stärke und gibt auch Töne von sich, die mit den gleichen Energien erfüllt sind. Diese väterliche Energie wandelt alle negativen männlichen Energien in solche um, die für Sie und Ihre Bedürfnisse perfektioniert wurden. Die weiblichen und männlichen Energien vermischen sich dann und breiten sich über Ihren Nierenmeridian aus.

In den nächsten 24 Stunden verbreitet sich die Liebe des Muttergeistes und des Vatergeistes in Ihrem gesamten Meridiansystem, erhellt Ihr Leben und lässt Sie (endlich) die Erfahrung machen, liebevolle Eltern zu haben.

5. **Um weiteren Segen bitten:** Seien Sie sich bewusst, dass Mutter- und Vatergeist auch weiterhin Segen in alle Bereiche Ihres Lebens bringen. Danken Sie Ihren Ahnen für alles, was sie Ihnen gegeben haben, auch wenn diese Ahnen (oder ihre Energien) vielleicht schädlich waren und freigesetzt wurden. Kehren Sie in Ihren Alltag zurück, wenn Sie dafür bereit sind.

Orientierungshilfe 5

Die feinstoffliche Energie chronischer Krankheiten ansprechen

Weitere Tipps

Um Ihnen, was die Behandlung bestimmter chronischer Krankheiten angeht, ein bisschen auf die Sprünge zu helfen, finden Sie hier eine Liste der häufigsten chronischen Erkrankungen, einschließlich derer, mit denen ich im Laufe der Jahre am häufigsten zu tun hatte. Nachdem ich die Biologie einer jeden kurz beschrieben habe, gebe ich ein paar energetische Tipps für die Arbeit mit den einzelnen Krankheiten. Meine Beschreibungen sind in keiner Weise vollständig. Ich möchte Ihnen einfach einen Ausgangspunkt geben:

- ***Asthma:*** chronische Entzündung der Atemwege, ausgelöst durch Allergene und manchmal durch Stressreaktionen oder selbstverletzende Immunantworten des Körpers. Mastzellen und Zytokine spielen eine gewisse Rolle bei der Krankheit und verursachen die damit verbundene Entzündung. Aus metaphysischer Sicht ist mit Asthma auch die Angst verbunden, das Leben, den persönlichen Geist und den großen Geist zu umarmen, sowie die Unfähigkeit, sich selbst oder anderen zu vergeben. Vergebung ist der Schlüssel, denn sie könnte Karma in Dharma verwandeln und das Selbst und andere von Schuld und Scham befreien. Technik 28 aus Kapitel 10 zeigt Ihnen, wie Sie Vergebung praktizieren können.
- ***Borreliose, chronisch:*** das fortgeschrittene Stadium einer durch Zecken übertragenen bakteriellen Infektion, die im ganzen Körper Ent-

zündungen und Organschäden verursacht. Diese komplizierte Krankheit geht man am besten an, indem man die versteckten traumatisierten und selbstverletzenden Teile des Selbst findet, die sich hinter einer unklaren energetischen Grenze verkapselt haben, ähnlich, wie es Bakterien tun. Gehen Sie auf die Gründe ein, aus denen Sie nicht glauben, dass Sie gesunde Grenzen oder Schutz verdienen, und auf die Art und Weise, wie Sie die Energien anderer durch Ihr zehntes Chakra in sich aufnehmen.

- ***Chronisches Müdigkeitssyndrom:*** möglicherweise verursacht durch eine Viruserkrankung, die, sobald sie etabliert ist, das Immunsystem ins Wanken bringt, für eine Überproduktion von Zytokinen sorgt und die Kraft der natürlichen Killerzellen schwächt. Symptome sind starke Schmerzen und Erschöpfung. Ich nehme normalerweise ein schlecht funktionierendes erstes Chakra wahr und eine viel zu dünne erste Auraschicht. Karmische Probleme, die vom achten Chakra ausgehen, überlagern oft die Fähigkeit, das Gute im Leben wahrzunehmen. Höchstwahrscheinlich schleppen Patienten mit chronischem Müdigkeitssyndrom auch die Schmerzen und Emotionen anderer mit sich herum. Beschäftigen Sie sich mit den karmischen Gründen, aus denen Sie glauben, andere auf co-abhängige Weise mit bei der Lösung ihrer Probleme unterstützen zu müssen.
- ***Diabetes Typ 1:*** Typ-1-Diabetes wird zwar oft »Jugenddiabetes« genannt, kann aber bei Menschen jeden Alters auftreten. Ein Auslöser bewirkt, dass das Immunsystem die insulinproduzierenden Pankreaszellen zerstört. Aus metaphysischer Sicht wird dieses Problem des dritten Chakras hervorgerufen von einem Widerwillen, das Gute und Süße von uns selbst und der Welt anzunehmen. Frauen rate ich, auch zu untersuchen, wie sie vielleicht ihre weiblichen Stärken zurückweisen, etwa Weichheit und Empfänglichkeit.
- ***Diabetes Typ 2:*** Bei dieser Erkrankung weiß der Körper nicht, wie er auf Insulin reagieren soll, oder er ist insulinresistent. Suchen Sie nach einem Widerstand gegen Liebe, Bindung und Süße. Suchen Sie auch nach Problemen mit weißen Blutkörperchen. Wenn Sie welche finden, beschäftigen Sie sich mit Traumata oder selbstverletzenden Mustern, die Sie davon abhalten, sich sicher zu fühlen.
- ***Endometriose:*** Gewebe, das dem ähnlich ist, was normalerweise in der Gebärmutter wächst, entsteht woanders. Arbeiten Sie mit dem

zweiten Chakra und mit der Verschiebung Ihrer persönlichen Emotionen. Sie könnten auch an Menschen oder Kräfte gebunden sein, die versuchen, in Ihnen empfangen zu werden. Beschäftigen Sie sich mit dem Thema »Selbstaufopferung«, und lehnen Sie es ab, für andere zu tun, was diese für sich selbst tun müssen.

- ***Epstein-Barr-Virus-Infektion:*** Das Epstein-Barr-Virus löst viele Ermüdung verursachende Krankheiten aus, einschließlich des Pfeiffer'schen Drüsenfiebers (Mononukleose). Es wurde auch gezeigt, dass es das Risiko für die Entwicklung von systemischem Lupus erythematodes, Multipler Sklerose, rheumatoider Arthritis, juveniler idiopathischer Arthritis, entzündlichen Darmerkrankungen, Zöliakie und Typ-1-Diabetes erhöht.[91] Außerdem wurde es vorläufig mit Fibromyalgie-Patienten in Verbindung gebracht, die oft die Kriterien für das chronische Müdigkeitssyndrom nicht eindeutig erfüllen.[92] Man stellte auch eine Korrelation mit dem Sjögren-Syndrom (siehe unten) und der Autoimmun-Hepatitis her, und es ist höchstwahrscheinlich ein zugrunde liegender Faktor bei Autoimmunerkrankungen der Schilddrüse wie Morbus Basedow und Hashimoto-Thyreoiditis. Die letztgenannte Kategorie ist sehr wichtig, da sie etwa 10 Prozent der Weltbevölkerung betrifft.[93]

  Folgen Sie der dem Virus anhaftenden Schnur, um zu sehen, wer oder was Ihre Lebensenergie stiehlt. Beschäftigen Sie sich dann mit dsyfunktionalen Erwartungshaltungen: Auf welche Weise sagen Sie sich möglicherweise, was Sie sein »sollten«, statt zu sein, wer Sie sind?

- ***Fibromyalgie*** verursacht weit verbreitete Schmerzen, Müdigkeit und Überempfindlichkeit im ganzen Körper. Niemand weiß genau, was diese Krankheit verursacht, aber es wird vermutet, sie könnte von einem Virus ausgelöst werden. Ich empfehle, sich mit viralen Problemen zu befassen und darüber hinaus das Vorhandensein einer sich verändernden Mikrobe zu berücksichtigen. Bewerten Sie auch das Mikrobiom und suchen Sie dann im elften Chakra und Aurafeld nach Anhaftungen und Energien anderer. Klären und heilen Sie die epigenetischen Faktoren sowie die Mastzellen und das Miasma mithilfe von Technik 21. Sie sollten wissen, dass Mastzellen oft danebengehen und überhandnehmen, wenn Sie Ihre Bedürfnisse mit den Bedürfnissen anderer verwechseln.

- ***Guillain-Barré-Syndrom:*** Das Immunsystem greift das parasympathische Nervensystem (PNS) an. Da dieser Krankheitsprozess häufig mit einer Infektion der Atemwege beginnt, ist es wichtig, Probleme mit Selbstliebe im vierten Chakra zu untersuchen. Es ist doppelt wichtig, nicht nur nach anderen Problemen des vierten Chakras zu suchen, sondern auch nach Traumata und selbstverletzenden Endlosschleifen im ersten und im zehnten Chakra, weil die Krankheit die Gliedmaßen lähmen kann. (Die Arme sind eine Erweiterung des vierten Chakras und die Beine eine Erweiterung des ersten und zehnten Chakras.) Arbeiten Sie mit dem polyvagalen System, um die Herausforderungen des Nervensystems anzugehen und herauszufinden, warum Sie nicht glauben, dass Sie es verdienen, Ihre Lebensenergie für sich selbst zu nutzen, statt sie wegzugeben.
- ***Hämolytische Anämie:*** Hier liegt eine vorzeitige Zerstörung roter Blutkörperchen vor, die auf Probleme mit dem Knochenmark zurückzuführen ist. Gehen Sie also Ihre Probleme mit dem zehnten Chakra und den Epigenen an, und finden Sie heraus, warum Sie denken, Sie sollten Ihren Vorfahren Ihre Lebensenergie geben.
- ***Hashimoto-Thyreoiditis:*** Das Immunsystem greift die Schilddrüse an und versucht, sie zu zerstören. Ich glaube, dass diese Krankheit normalerweise als Virusinfektion beginnt. Bei dem Versuch, das Virus abzutöten, greift das Immunsystem die Schilddrüse an. Suchen Sie nicht nur nach dem Virus, sondern auch danach, wer oder was das Immunsystem wirklich zu zerstören versucht. Normalerweise gibt es eine Entität oder eine andere Art von dunkler Kraft, die mit der Schilddrüse in Verbindung steht. Suchen Sie speziell nach dem Epstein-Barr-Virus und auch nach dem Bakterium Yersinia enterocolitica.
- ***Helicobacter-Pylori-Infektion:*** Eine von Bakterien verursachte Säure zerfrisst letztendlich die Magenschleimhaut. Helicobacter Pylori kann Magenkrebs, Darmentzündungen und Geschwüre verursachen. Untersuchen Sie sich auf Probleme des dritten Chakras und unterdrückte Gefühle sowie auf persönliche Meinungen, Wahrheiten und Gedanken, die Sie abgelehnt haben.
- ***Hepatitis C*** wird verursacht durch ein Virus, das die Leber angreift. Eine beeinträchtigte Leberfunktion kann andere chronische Krankheiten auslösen. Untersuchen Sie Probleme des dritten Chakras in

Zusammenhang mit der Akzeptanz oder Ablehnung Ihrer männlichen Kraft, und verfolgen Sie die Schnur von dem Virus zu einer externen Quelle.

- ***Herpes*** ist ein Virus, das Juckreiz und Ausschläge verursacht und zu einer chronischen Krankheit führen kann. Insbesondere Typ 1 und 2, die Mundherpes beziehungsweise Genitalherpes verursachen, bleiben nach der Erstinfektion latent und brechen erst aus, wenn eine Stressreaktion im Körper ausgelöst wird. Wie viele Viren haben sich auch Herpesviren entwickelt, um Stresshormone zu vermeiden. Deshalb sind sie fast unzerstörbar geworden. Arbeiten Sie bei Mundherpes mit dem fünften Chakra. Fragen Sie sich, was Sie glauben, das Sie denken oder zum Ausdruck bringen sollten und was nicht. Beschäftigen Sie sich bei Genitalherpes mit miasmisch übertragener Scham, und setzen Sie Heilungsströme ein, um die sexuellen Energien anderer loszulassen.
- ***Interstitielle Zystitis (Blasenentzündung):*** chronische Schmerzen in der Blase, in der Regel aufgrund eines Defekts in der Blasenwand. Beschäftigen Sie sich mit dem Thema »Wut«, einem Problem des ersten Chakras, und mit den Gründen, aus denen Sie diese Wut zurückhalten. Suchen Sie auch nach bakteriellen Problemen und Gründen, aus denen Sie möglicherweise Ihre Gefühle unterdrücken.
- ***Krebs:*** Bei Autoimmunerkrankungen ist das Immunsystem hyperaktiv. Im Fall von Krebs macht das Immunsystem seine Arbeit nicht, und die Krebszellen können ungehindert wachsen. Krebs tritt oft in Bereichen auf, die bereits an einer chronischen selbstverletzenden Erkrankung leiden. Oft wird Krebs durch Mikroben, unausgeglichene Hormone und Mikrochimärismus ausgelöst. Normalerweise finde ich auch störende Anhaftungen und die eingedrungene Energie anderer. Auch das erste Chakra arbeitet häufig nicht optimal und muss auf traumatisierte und selbstverletzende Aspekte des Selbst hin analysiert werden. Die entsprechende sekundäre Kraft impliziert oft die Angst vor der eigenen Bestimmung und die Unfähigkeit, sich selbst kreativ sein zu lassen. Die Bereitschaft, ungewöhnlich zu sein und aufzufallen, ist erforderlich.
- ***Lupus:*** Die vier Arten von Lupus verursachen Entzündungen, Schwellungen und Schmerzen in Körpersystemen oder -bereichen. Arbeiten Sie an den Themen »Sicherheit« und »Loslassen«. Wenn

Ihr Lupus durch Sonnenlicht ausgelöst wird, empfehle ich, auch an Problemen zu arbeiten, die mit Vitamin D zu tun haben. Ich würde mich darüber hinaus mit der Leaky-Gut-Thematik beschäftigen.

- ***Mastzellaktivierungssyndrom (MCAS):*** Es gibt gewisse Anzahl chronischer Krankheiten, die schwerwiegende Auswirkungen haben, weil sie mit einer Überproduktion von Mastzellen einhergehen. Hier spielt fast immer die Beziehung zwischen Epigenen, Mastzellen und Miasmen eine Rolle. Beginnen Sie einfach damit, dass Sie sich fragen: »Warum bin ich allergisch gegen mich selbst?« (Das heißt: »Warum reagiere ich negativ auf mich selbst? Warum fühle ich mich so unwohl mit/in mir selbst? Warum bin ich überzeugt, dass ich mich schämen sollte?«) Ich würde auch nach einer modernen Kraft suchen und fragen, ob Sie empfindlich auf elektromagnetische Felder und dergleichen reagieren.
- ***Morbus Basedow:*** Die Schilddrüse produziert zusätzliche Hormone (Hyperthyreose). Analysieren Sie das fünfte Chakra, und suchen Sie nach Anhaftungen. Fragen Sie sich: »Für wen oder für was produziere ich diese Schilddrüsenhormone energetisch?« Überprüfen Sie auch das Epstein-Barr-Virus und das Bakterium Yersinia enterocolitica.
- ***Morbus Crohn:*** anhaltende Entzündung der Darmschleimhaut. Lesen Sie den Abschnitt »Zöliakie« (siehe unten), und suchen Sie auch nach mikrobiellen Infektionen, einschließlich durch Pilze (wie Candida) verursachte sowie bakterielle und virale Infektionen. Arbeiten Sie mit dem ersten Chakra (Dickdarm) in Bezug auf Probleme wie die Unfähigkeit, Überflüssiges aufzugeben und freizusetzen. Überprüfen Sie ebenso das zweite Chakra auf emotionale Probleme. Um diese Probleme zu lösen, müssen Sie lernen, loszulassen und mit den Höhen und Tiefen des Lebens mitzufließen.
- ***Morbus Menière:*** eine Störung des Innenohrs. Suchen Sie nach Problemen des fünften Chakras, vor allem solchen, die etwas damit zu tun haben, dass Sie sich schuldig fühlen, weil Sie etwas wissen, was Sie eigentlich nicht wissen sollen. Suchen Sie nach dem, was Sie wirklich sagen oder denken müssen. Gehen Sie auch auf Probleme mit dem zweiten Chakra ein, und versuchen Sie, sich mit Ihren wahren Gefühlen wohler zu fühlen.
- ***Multiple Sklerose (MS):*** eine Erkrankung des Nervensystems, die eine Schwäche im Gehirn und im Zentralnervensystem verursacht.

Beschäftigen Sie sich mit Problemen bei der Verarbeitung von Fetten, weil die Krankheit einen Zerfall der Nervenscheiden im Fettgewebe verursacht. Untersuchen Sie das Mikrobiom und das polyvagale System, und suchen Sie nach Problemen mit morphenden Mikroben. Lernen Sie, wie Sie über Ihre höheren Chakras geistige Verbindungen herstellen können.

- ***Myasthenia gravis*** verursacht Muskelschwäche. Beginnt als Schwäche des Neurotransmitters Acetylcholin an den Übergängen zwischen Nerven und Muskeln. Konzentrieren Sie sich auf Fragen zu Ihrer Lebensenergie (Nerven) und Ihrer Kraft (Muskeln) sowie auf die Bereitschaft, sich für sich selbst einzusetzen.
- ***Narkolepsie:*** eine chronische Hirnstörung, die Störungen im Schlaf-wach-Zyklus verursacht. Aus energetischer Sicht ist dies ein Problem des siebten und dritten Chakras, weil beide Körperregionen (der Darm und der Hirnstamm) wichtige Produktionszentren für Serotonin sind. Fragen Sie, was Sie brauchen, um in Ihrem eigenen Rhythmus leben zu können. Ich persönlich denke, dass Narkolepsie eine Form von ADS sein könnte und auch als ein Problem des dritten Chakras behandelt werden kann.
- ***Perniziöse Anämie:*** eine Abnahme der roten Blutkörperchen, die auftritt, wenn Vitamin B_{12} nicht über den Darm aufgenommen werden kann. Untersuchen Sie Vitamin-B-Probleme und die Gründe, aus denen Sie zulassen, dass andere Ihre Lebensenergie stehlen. Suchen Sie auch nach einem selbstverletzenden Muster, das dazu führt, dass Sie den Reichtum des Lebens ablehnen.
- ***Raynaud-Krankheit:*** Kalte Temperaturen oder starke Emotionen verursachen Krämpfe in den Blutgefäßen. Denken Sie darüber nach, an Ihrem neunten Chakra zu arbeiten und an den Gründen, aus denen Sie nicht glauben, dass Sie mit den Wechselfällen des Lebens umgehen können.
- ***Reizdarmsyndrom:*** Behandeln Sie Probleme im Zusammenhang mit dem Mikrobiom und dem polyvagalen System, und finden Sie heraus, warum Sie sich zumindest bei Problemen des zweiten und des dritten Chakras um alle anderen kümmern möchten. Stellen Sie sich Fragen wie diese: »Was bereue ich so, dass es mich fast auffrisst?« – »An welchen Ressentiments halte ich fest?« – »Wie kann ich mir selbst gegenüber respektvoller sein?«

- ***Restless-Legs-Syndrom:*** der überwältigende Drang, die Beine zu bewegen. Beschäftigen Sie sich damit, wie Sie sich im Alltag zurückhalten. Fragen Sie nach dem nächsten Ziel, auf das Sie zugehen müssen. Ich würde am zehnten und am ersten Chakra arbeiten.
- ***Rheumatoide Arthritis:*** eine gelenkbasierte Form der Arthritis, die Steifheit und Schmerzen verursacht. Untersuchen Sie unterdrückte Gefühle des zweiten Chakras, vor allem Reue und Groll. Greifen Sie auf die traumatisierten Aspekte des Selbst im elften Chakra zu, und verzeihen Sie sich, dass Sie nicht Ihrem eigenen Wohl dienen. Nehmen Sie die Kraft Ihres elften Chakras in Besitz!

- ***Schuppenflechte:*** eine Hautkrankheit, die durch rote, juckende Schuppen gekennzeichnet ist. Sie kann durch Infektionen und Stress ausgelöst werden, lässt sich jedoch normalerweise auf ein Sicherheitsproblem im ersten Chakra reduzieren, das es Ihrem System ermöglicht, die Energien anderer über Ihr erstes Aurafeld in Ihre Haut eindringen zu lassen.
- ***Schuppenflechtenarthritis:*** eine Arthritis, die durch Schuppenflechte verursacht wird. Arbeiten Sie auch an der unterdrückten Wut darüber, dass Sie unbewusst verleitet wurden, die Energien anderer in sich aufzunehmen.
- ***Sjögren-Syndrom:*** Trockenheit von Mund und Augen, die vor allem durch Angriffe des Immunsystems auf die Tränen- und Speicheldrüsen verursacht wird. Beschäftigen Sie sich mit den Themen des zweiten, sechsten und fünften Chakras. Zu den Fragen, die Sie sich stellen sollten, könnten folgende gehören: »Welche Überzeugungen habe ich bezüglich meines Rechts zu trauern?« – »Kann ich sagen, was ich denke?«
- ***Sklerodermie:*** Das abnormale Wachstum des Bindegewebes führt zu einer Verhärtung der Haut und kann auch viele andere Organe betreffen. Da diese Krankheit durch eine Überproduktion und entsprechende Speicherung von Kollagen verursacht wird, empfehle ich Ihnen, mit den Themen des elften Chakras und Aurafeldes zu arbeiten. Fragen Sie sich, warum Sie möglicherweise Ihre persönlichen und mystischen Kräfte unterdrücken. Da Kollagen ein Protein ist, rate ich dazu, die damit verbundenen feinstofflichen Probleme zu untersuchen. Prüfen Sie auch, ob Sie durch irgendwelche Umwelteinflüsse verletzt wurden.

- ***Vaskulitis:*** Entzündung der Blutgefäße, die von den Immunzellen angegriffen werden. Beschäftigen Sie sich mit Gründen, aus denen Sie nicht glauben, dass Sie sich selbst samt Ihrer Traumata und selbstverletzenden Endlosschleifen lieben können. Ich würde im vierten Chakra beginnen.
- ***Weißfleckenkrankheit:*** Pigmentverlust in der Haut. Nehmen Sie Ihre geistige Kraft in Anspruch, die Sie wahrscheinlich unterdrückt haben, und nutzen Sie Ihre Fähigkeit, »Wunder« aus dem elften Chakra zu wirken.
- ***Yersinia-enterocolitica-Infektion:*** Das Bakterium Yersinia enterocolitica wird im Darm von domestizierten und wilden Tieren transportiert. Es kann von einem infizierten Tier über infizierte Nahrungsmittel, Wasser oder Fäkalien oder über rohes Fleisch und nicht pasteurisierte Milch an den Menschen weitergegeben werden. Typische Symptome sind Fieber und Durchfall, aber dieses invasive Bakterium wurde auch mit Morbus Basedow und der Hashimoto-Thyreoiditis in Verbindung gebracht und sogar mit einer Form der reaktiven Arthritis, die hauptsächlich die Beine betrifft.[94] Grundsätzlich ist dieses Bakterium in der Lage, sich an verschiedene Umgebungen im Körper anzupassen und sich an die Zellen des Wirts anzuheften. Ich habe es ausgewählt, um darauf hinzuweisen, dass sich viele Mikroben genau wie Yersinia so gut an die jeweilige Umgebung im menschlichen Körper anpassen können, dass ihre Anwesenheit die Manifestation chronischer Krankheiten, einschließlich einiger Autoimmunerkrankungen, zu begünstigen vermag. Da diese spezielle Infektion im Darm einer Person auftritt, würde ich mit dem zweiten Chakra und dem Mikrobiom arbeiten, selbst wenn sich die Krankheit in der Schilddrüse oder in den Beinen manifestiert.
- ***Zöliakie*** ist die Ursache dafür, dass Gluten den Dünndarm schädigt. Sie geht oft mit dem Leaky-Gut-Syndrom einher. Verwandte Probleme sind ein Ungleichgewicht im Mikrobiom und Probleme mit dem zweiten Chakra. In Bezug auf Letzteres stelle ich normalerweise fest, dass persönliche Emotionen unterdrückt werden, was zu bakteriellen Problemen führen kann, und dass die Emotionen anderer in einem Pilz wie Candida gefangen sind. Es ist hilfreich, eigene Emotionen aufzudecken und zum Ausdruck zu bringen und die eingebrachten Emotionen anderer freizusetzen. Suchen Sie nach Kräften,

die im ersten bis dritten Chakra und in den entsprechenden Entwicklungsperioden ein Trauma und selbstverletzende Einstellungen oder Verhaltensweisen hervorrufen. Behandeln Sie die Allergie gegen Gluten auch mit Technik 29 (»Ihre Nahrungsmittel und andere Substanzen auf Heilung programmieren«) oder Technik 30 (»Heilen einer fehlenden Kraft bei Allergien und Suchtprozessen, einschließlich energetischer Co-Abhängigkeit«) – oder mit beiden. Sie werden in Kapitel 10 beschrieben.

• • • • •

Zusammenfassung

Aus energetischer Sicht treten chronische Krankheiten nach einem Trauma auf, wenn eine intern erzeugte sekundäre Kraft den verwundeten Teil des Selbst verkapselt und einen selbstverletzenden Prozess in Gang setzt. Verbunden mit dem selbstverletzenden Aspekt ist ein Objekt, eine Mikrobe, eine Person, ein Verhalten oder ein anderer Faktor, der diesen Teil des Selbst in Knechtschaft hält. Um diese selbstverletzenden Probleme energetisch anzugehen, haben Sie in diesem Kapitel verschiedene Techniken kennengelernt, von denen viele Auszüge aus anderen in diesem Buch vorgestellten Techniken enthielten. Außerdem haben Sie eine Liste häufig auftretender chronischer Krankheiten bekommen und Tipps, wie Sie diese energetisch angehen können.

Jetzt ist es an der Zeit, weitere feinstoffliche und physische Maßnahmen zu untersuchen, die Sie im Zusammenhang mit Sucht und Nahrungsmitteln und in bestimmten Situationen ergreifen können.

Kapitel 10

Techniken zur Weiterführung Ihrer Genesung

Das Leben ist wie Fahrrad fahren. Um die Balance zu halten, musst du in Bewegung bleiben.

Albert Einstein

In diesem Kapitel werde ich Ihnen helfen, sowohl ein Trauma als auch chronische Krankheiten von einem eher physischen Standpunkt aus anzugehen. Wir beginnen jedoch energetisch, indem wir uns auf die Vergebung konzentrieren. Wenn wir uns von der Vergangenheit befreien wollen, müssen wir die Vergangenheit von uns befreien. Ich werde mich dann auf körperliche Belange konzentrieren, die eine Transformation ermöglichen können, und Ihnen zunächst dabei helfen, Ihre Beziehung zu verschiedenen Nahrungsmitteln ebenso zu untersuchen wie die fehlenden Kräfte, die Allergien und Abhängigkeiten zugrunde liegen. Dann werden Sie erfahren, wie Sie Ihre Sexualhormone energetisch ins Gleichgewicht bringen können. Auch werde ich dafür sorgen, dass Sie in Bewegung kommen und sich zum Ausdruck bringen. Schließlich finden Sie sich auf Ihrem Lebensweg genau dort wieder, wo Sie sein sollten!

Technik 28

Vergebung: Ein Schlussstein für die Trauer

Vergebung ist der Schlussstein für die Heilung von Traumata und die Genesung von chronischen Krankheiten. Sie spielt auch eine notwendige Rolle bei der Lockerung co-abhängiger Bindungen und beim Übergang zum Akzeptanzaspekt der Trauer.

Vergeben heißt verzeihen und entschuldigen. Wenn wir jemand oder etwas anderem vergeben oder die einer Situation zugrunde liegenden Faktoren entschuldigen, erklären wir uns freiwillig bereit, unsere Haltung zu ändern und Emotionen wie Groll und Hass loszulassen. Es ist sehr viel einfacher zu vergeben, wenn es der Person, der wir vergeben müssen, leidtut, dass sie uns verletzt hat. Aber in vielen Fällen bereut sie es nicht, oder sie kann es uns nicht mehr sagen, falls sie zum Beispiel bereits verstorben ist. Müssen wir uns selbst vergeben, wird dies einfacher, wenn wir Mitgefühl für uns selbst aufbringen können, was manchmal leichter gesagt ist als getan.

Glücklicherweise kann Vergebung einfacher werden, wenn wir verstehen, dass es eine Entscheidung ist, kein Gefühl. Und es ist eine Entscheidung, die das Vergessen keineswegs voraussetzt. Warum sollten wir eine Lektion auch vergessen wollen, etwa die Notwendigkeit, einer bestimmten Art von Mensch zu misstrauen? Vergebung ist vielmehr ein Akt der Befreiung. Sie entledigen sich selbst und jemand anderen der schädlichen Energien, die Sie aneinander binden.

Vergebung ist aber nicht nur eine Entscheidung, sondern auch eine spirituelle Eigenschaft, ähnlich wie Glaube, Hoffnung, Wahrheit und Liebe. Als solche kann sie als etwas gesehen werden, was direkt vom großen Geist ausgeht. Das bedeutet: Wenn Sie um Vergebung bitten, befähigen Sie den großen Geist, alle Beteiligten damit auszustatten. Machen Sie sich keine Sorgen, wenn Sie nicht voll und ganz in der Lage sind, Vergebung zu wünschen oder zu empfinden. Für die Barmherzigkeit ist der große Geist verantwortlich, nicht wir. Sie müssen ihn lediglich bitten, Sie von der Last zu befreien, nicht vergeben zu können, und die Verantwortung für die Barmherzigkeit zu übernehmen. Grundsätzlich machen Sie es zur Aufgabe des großen Geistes herauszufinden, wie Vergebung aussehen oder sich anfühlen muss, und nicht zu Ihrer eigenen.

Jetzt ist es an der Zeit, die Freiheit der Vergebung zu erfahren:

1. **Vorbereiten:** Begeben Sie sich in Ihren Heilraum oder an einen ruhigen Ort, an dem Sie nachdenken können.
2. **»Geist zu Geist« durchführen:** Bestätigen Sie Ihren Geist. Erkennen und bestätigen Sie dann die Geister anderer, die an den Umständen, die Vergebung notwendig machen, beteiligt sind. Erkennen Sie schließlich den großen Geist an.
3. **Sich in die eigenen Gefühle vertiefen:** Erlauben Sie Ihrem Bewusstsein, sich in Ihre aktuellen Gefühle über die herausfordernde Situation zu vertiefen. Verändern Sie nichts daran. Fühlen Sie Ihren Schmerz, Ihre Verzweiflung, Ihre Hoffnungslosigkeit, Ihre Wut und alles andere. Fragen Sie sich: »Bin ich bereit, frei von dieser ganzen Negativität zu sein?« Wenn ja, machen Sie mit dem nächsten Schritt

weiter. Wenn dies nicht der Fall ist, nehmen Sie sich mehr Zeit, um sich auf diese Frage zu konzentrieren, und fahren Sie erst dann mit dem nächsten Schritt fort, sobald Sie dazu bereit sind. Denken Sie daran: Sie bagatellisieren, legitimieren oder leugnen nichts, was geschehen ist. Vielmehr möchten Sie frei sein.

4. **Um Vergebung bitten:** Bitten Sie den großen Geist, Sie mit der geistigen Eigenschaft der Vergebung auszustatten. Spüren Sie, wie der Strom der Vergebung in alle Aspekte Ihrer selbst eindringt – Körper, Geist und Seele. Sie werden vollständig aus der Knechtschaft des Mangels an Vergebung befreit, und damit verschwinden auch alle sich ständig wiederholenden negativen Emotionen, Muster, Einstellungen und Verhaltensweisen. Wenn es Ihnen schwerfällt, jemand anderen oder sich selbst von Schuld zu befreien, übertragen Sie diese Aufgabe dem großen Geist.
5. **In Frieden abschließen:** Spüren Sie den daraus resultierenden Frieden, und seien Sie gewiss, dass diese Gelassenheit mit der Zeit zunimmt. Kehren Sie in Ihren Alltag zurück, wenn Sie dazu bereit sind.

Technik 29

Nahrungsmittel und andere Substanzen auf Heilung programmieren

Ein Trauma kann unsere Beziehung zu Nahrungsmitteln und anderen Substanzen durcheinanderbringen. Beispielsweise könnte ein Teil des Selbst in einer Traumablase nach Essen verlangen, das seinem Alter entspricht, aber nicht Ihrem. Sie können nur eine bestimmte Menge Hotdogs für Ihren inneren Siebenjährigen essen und gesund bleiben. Und chronische Krankheiten sind häufig mit Reaktionen auf Lebensmittel verbunden, die Heißhungerattacken, Überempfindlichkeiten und sogar Allergien und Abhängigkeiten verursachen – oder auf sie reagieren.

Nahrungsmittel und Substanzen Ihrer Wahl können einen Heilungsprozess voranbringen oder behindern. Sinn und Zweck dieser Technik, die eigentlich ein Konglomerat aus Techniken ist, besteht darin, Ihnen zu helfen, nahrungsmittelbezogene Probleme zu lösen und Lebensmittel mit positiven feinstofflichen Energien anzureichern.

Erste Schritte

Schauen Sie sich zunächst die Tabelle an, in der Lebensmittel und bestimmte Substanzen nach Chakras gruppiert sind. Jedes Chakra und die ihm zugeordnete Hormondrüse liegt innerhalb eines bestimmten Frequenzbandes. Auch die Lebensmittel strahlen bestimmte Frequenzbänder aus und beeinflussen sie. Daher unterstützen die Frequenzen bestimmter Lebensmittel und Substanzen ein bestimmtes Chakra und die damit verbundenen Funktionen, während andere Substanzen eine neutrale oder negative Wirkung haben können.

Den Chakras zugeordnete Nahrungsmittel und Substanzen

Chakra und die ihm zugeordnete(n) Drüse(n)	Unterstützende Nahrungsmittel und Substanzen	Stress auslösende Nahrungsmittel und Substanzen
Erstes Chakra Nebennieren	Rotes Fleisch von mit Gras gefütterten und biologisch gehaltenen Tieren. Bio-Eier (wenn keine Überempfindlichkeit oder Allergie gegen sie vorliegt), Wurzelgemüse, Kirschen, Erdbeeren (wenn keine Überempfindlichkeit oder Allergie gegen sie vorliegt), rote Trauben, violette Trauben, Himbeeren und andere rote und violette Früchte. Dieses Chakra benötigt viele Mineralien und viel Wasser.	Fleisch von unter Stress geschlachteten (die Nebennierenhormone verbleiben im Fleisch) oder von mit Antibiotika und Wachstumshormonen aufgezogenen Rindern. Alkohol. Histaminproduzierende Lebensmittel, einschließlich Muscheln, Schokolade, bestimmte Nüsse, Wurstwaren, fermentierte Lebensmittel, alkoholische Getränke und essighaltige Lebensmittel. Jeder lebensgefährliche Gebrauch von verschreibungspflichtigen Medikamenten. Dazu gehören Opiate, Straßendrogen wie Kokain und Heroin oder gefährliche Leistungs- und Diätmedikamente. Das Verlangen nach gefährlichen Mengen einer Substanz weist auf Stressfaktoren hin, die mit Karriere, Sexualität oder Identität zu tun haben, sowie auf Burn-out.
Zweites Chakra Hoden und Eierstöcke	Fleisch von Hühnern, Truthahn und anderem Geflügel aus biologischer Haltung. Yamswurzeln und Süßkartoffeln, Kürbis, tropische Früchte, Lachs, Thunfisch, Leinsamen, Karotten, Orangen, Quinoa, gekeimte Körner, Orangenkürbis, Kokosnussprodukte, Joghurt, Nüsse.	Kuhmilch- und Sojaprodukte, Erdnüsse, Gluten (Weizen, Hafer, Gerste, Roggen) und andere komplexe und zuckerhaltige Kohlenhydrate. Verlangen nach reichhaltigen Kohlenhydraten, Kartoffeln und weißem Zucker und Mehl kann auf emotionalen Stress und das Bedürfnis nach Geborgenheit hinweisen.

Chakra und die ihm zugeordnete(n) Drüse(n)	Unterstützende Nahrungsmittel und Substanzen	Stress auslösende Nahrungsmittel und Substanzen
Drittes Chakra Bauchspeicheldrüse	Gentechnisch unveränderter Mais, gelber Kürbis, Bananen, Kochbananen, gelbe Paprika, brauner Reis, Bohnen, Linsen, Äpfel, Buchweizen, Ananas, Papaya und viele Arten von Nüssen und Vollkornprodukten. Um die Bauchspeicheldrüse zu unterstützen, müssen viele Menschen mehrere kleine Mahlzeiten am Tag zu sich nehmen.	Bier, aus Mais hergestellter Alkohol, verarbeiteter Mais und Maisprodukte, einschließlich Maissirup, Diät-Soda. Stress kann zur missbräuchlichen Verwendung von koffeinhaltigen Produkten wie Limonaden, Kaffee und koffeinhaltigen Energydrinks sowie Schmerzmitteln, welche die Leber beeinflussen, führen. Möglicherweise müssen auch Lebensmittel gemieden werden, die reich an Purin sind, wie Innereien, Sardellen, Meeresfrüchte, rotes Fleisch und andere, die Produktion von Harnsäure anregende Speisen. Heißhunger auf knusprige Esswaren wie Popcorn und Pommes kann auf Stress hinweisen. Übermäßiger Genuss von Koffein kann ein Zeichen dafür sein, dass ein Job zu anstrengend oder »ungeliebt« ist.
Viertes Chakra Herz	Mediterrane Ernährung, etwa mit grünem Blatt- und Kreuzblütlergemüse, Avocados, Ölen (beispielsweise Oliven-, Kokos- und Artischockenöl), Tees, Kräutern, Gewürzen, quecksilberfreiem Fisch, Vollkornprodukten und den meisten Früchten.	Weißer Zucker, Wein, zu viel Salz, Obst- und Gemüsekonserven, ungesättigte Fettsäuren, Sülze, Zusatzstoffe, einschließlich Mononatriumglutamat (MNG). Der zwanghafte Genuss eines der oben genannten Nahrungsmittel oder von Zucker, Schokolade oder süßen alkoholischen Getränken kann auf Stress im Zusammenhang mit Liebe und Beziehung hinweisen.
Fünftes Chakra Schilddrüse	Säuerliche Früchte wie Heidelbeeren, Brombeeren, Zitronen, Kiwi und Grapefruit. Jodreiche Lebensmittel, einschließlich Chlorella und Seetang. Magnesiumreiche Lebensmittel wie Nüsse. Kräutertees, Gewürze und Wasser. Suppen und Eintöpfe.	Je nach Hormonstatus kann es zu Reaktionen auf Soja, Kreuzblütler, Gluten, Kuhmilchprodukte, ungesättigte Fettsäuren, Zucker, Alkohol und verarbeitete Lebensmittel kommen. Ein zwanghaftes Bedürfnis, ständig etwas zu kauen oder zu trinken, kann auf Stress im fünften Chakra hinweisen.

Chakra und die ihm zugeordnete(n) Drüse(n)	Unterstützende Nahrungsmittel und Substanzen	Stress auslösende Nahrungsmittel und Substanzen
Sechstes Chakra Hypophyse	Quecksilberfreier Fisch, Blattgemüse, Nüsse, Vollkornprodukte, dunkle Schokolade, violette Beeren und Lebensmittel mit einem hohen Gehalt an Omega-3-Fettsäuren.	Die Hypophyse steuert unser Hormonsystem. Daher kann jedes Verlangen, das unser Hormonsystem aus dem Gleichgewicht bringt, auf Stress in diesem Zentrum hinweisen oder mehr Stress in anderen Chakras erzeugen. Wenn der Stress etwas mit diesem Chakra zu tun hat, ist das zugrunde liegende Problem das eigene Selbstbild oder die Verwirrung im Hinblick auf die Zukunft.
Siebtes Chakra Zirbeldrüse	Generell gehören zu den Maßnahmen, die das siebte Chakra verbessern, Gebete oder Segnungen beim Essen und Trinken, Verzicht auf chemisch belastete Lebensmittel und die Verwendung von Substanzen in einer verehrenden Weise, beispielsweise im Rahmen von Ritualen, einschließlich Fasten. Nahrungsmittel oder Nahrungsergänzungsmittel, welche die Funktion der Zirbeldrüse fördern, sind sehr wichtig (entsprechende Anweisungen bekommen Sie von einem Heilpraktiker oder Ernährungsberater). Wählen Sie außerdem Nahrungsergänzungsmittel, welche die Blut-Hirn-Schranke im Körper überwinden und ins Gehirn abgegeben werden können. Diese schützende Schranke trennt das Verdauungssystem vom Gehirn.	Jede ungesunde Nahrung oder Substanz kann die Funktion der Zirbeldrüse und des siebten Chakras beeinträchtigen oder auf Stress im siebten Chakra hinweisen. Eine gewisse Unbeweglichkeit in der Wahl der Nahrungsmittel weist auf Stress im siebten Chakra und mangelndes Wohlgefühl mit der eigenen spirituellen Identität hin.

Chakra und die ihm zugeordnete(n) Drüse(n)	Unterstützende Nahrungsmittel und Substanzen	Stress auslösende Nahrungsmittel und Substanzen
Achtes Chakra Thymusdrüse	Reine und biologische Lebensmittel aller Art. Wenn Sie Fleisch essen, bitten Sie den Geist des Wesens um Erlaubnis, seinen Körper essen zu dürfen. Setzen Sie Heilströme ein, um Lebensmittel oder Substanzen von einigen oder allen Anhaftungen, dunklen Kräften oder Entitäten zu befreien.	Anhaftungen, dunkle Kräfte und Entitäten an Substanzen oder im Essen können übertragen werden. Substanzen können Probleme aus der Kindheit oder früheren Leben auslösen. Arbeiten Sie mit den Techniken aus Kapitel 8 an diesen Traumata.
Neuntes Chakra Zwerchfell	Die am meisten verbessernde Nahrung entspricht Ihren Werten und Idealen – sei es veganes Essen oder Paläo-Nahrung oder eine andere Art von Diät.	Lebensmittel und Substanzen, die gegen Ihre Moral verstoßen, rufen negative Reaktionen in einem Organsystem oder in allen Systemen hervor.
Zehntes Chakra Knochenmark	Hier sind Lebensmittel und Substanzen gefragt, die im Boden oder in Bodennähe wachsen, etwa alle Arten von Kartoffeln, Nüssen, Linsen und Erbsen.	Lebensmittel oder Wasser, die/das durch genetische Veränderungen, Düngemittel und andere Arten von Verschmutzung beeinflusst werden/wird, können/kann negative Auswirkungen haben.
Elftes Chakra Bindegewebe und Muskeln	Die gesündesten Lebensmittel sind in der Regel eher alkalisch als sauer. Sie fördern das Gleichgewicht im Körper und stärken Ihre Kraft und Beweglichkeit.	Entzündungsfördernde Lebensmittel weisen auf ein potenzielles Problem hin, das Sie mit der Inanspruchnahme Ihrer persönlichen Macht haben, und könnten Sie auch davon abhalten, diese Macht in Anspruch zu nehmen. In der Regel handelt es sich dabei um Lebensmittel, die weiß sind – Weißmehl, Zucker, Milchprodukte und dergleichen – und auch genetisch oder chemisch verändert.
Zwölftes Chakra 32 Sekundärpunkte, etwa die Leber	Ihr persönlicher Geist wird die Lebensmittel und Substanzen auswählen, die für Sie am besten geeignet sind.	Ihr persönlicher Geist wird der Nahrung entgegenwirken, die Sie nicht unterstützt.

Lebensmittel sind nicht nur von Natur aus mit bestimmten Frequenzen programmiert, sondern nehmen auch externe Frequenzen auf. Beispielsweise ist Rindfleisch, das für das erste Chakra von Vorteil sein kann, möglicherweise negativ geladen, wenn die Kühe nicht möglichst stressfrei geschlachtet wurden. Finden die Kühe keinen »sanften Tod«, erleiden sie ein Trauma und absorbieren die gewalttätige physische Kraft und die entsprechenden feinstofflichen Ladungen, die alle in Ihren Körper gelangen können, wenn Sie dieses Fleisch essen. Ihr erstes Chakra, das mit der Frequenz von Rindfleisch übereinstimmt, könnte sich abschalten oder hyperaktiv werden. Ihre Nebennieren könnten eine Stressreaktion zeigen und dann erschöpft sein. Vielleicht leben Sie auch Emotionen wie Angst oder Wut aus, ohne zu wissen, warum.

Erste Schritte für alle Lebensmitteltechniken

Um Ihre Beziehung zu Lebensmitteln zu verbessern und sich insbesondere besser von Traumata erholen und chronische Krankheiten behandeln zu können, begeben Sie sich in Ihren Heilraum und führen »Geist zu Geist« durch. Nehmen Sie sich das Ernährungsproblem vor, auf das Sie sich konzentrieren möchten. Setzen Sie die Schritte einer der folgenden Techniken oder all dieser Techniken ein, um sich selbst zu unterstützen.

Lebensmitteltechnik 1: Das traumatisierte Selbst heilen

Die folgenden Schritte helfen Ihnen bei der Heilung eines traumatisierten Teils des Selbst, der von durch Lebensmittel und Substanzen verursachten Problemen betroffen ist. Wenn Sie an einer chronischen Krankheit leiden, helfen sie Ihnen, das ursprüngliche Trauma zu heilen, das Sie in einer selbstverletzenden Endlosschleife gefangen hält. Sie bitten dann um Heilungsströme, um sich von sekundären Kräften zu befreien:

1. **Das Verursacher-Chakra lokalisieren:** Schauen Sie sich die Nahrungsmittelliste noch einmal an, und verfolgen Sie Ihr Problem bis zu dem Chakra, das am besten dazu passt. Wenn Sie beispielsweise mit Heißhunger auf Weizenprodukte zu kämpfen haben, landen Sie bei Ihrem zweiten Chakra. Wenn Sie glauben, dass sich das, was Sie essen, nicht mit Ihren Werten vereinbaren lässt, ist es Ihr neuntes Chakra. Verwenden Sie bei Bedarf die Tabelle »Chakra-Symptome« aus der persönlichen Einschätzung in Kapitel 4. Oder arbeiten Sie mit Technik 4 (»Ein Verursacher-Chakra aufspüren«), um das Chakra ins Rampenlicht zu rücken.
2. **Das traumatisierte Selbst finden und heilen:** Es gibt einen Grund, warum das traumatisierte Selbst auf bestimmte Substanzen reagiert. Setzen Sie Fähigkeiten

ein, die Sie bereits in den vorherigen Kapiteln erworben haben, und beziehen Sie sich auf dieses traumatisierte Selbst, das möglicherweise ganz oder teilweise in einer Schockblase eingeschlossen oder bereits fast befreit ist. Sie können immer Technik 5 (»Den Weg einer Kraft und das traumatisierte Selbst aufspüren«) anwenden, um dieses traumatisierte Selbst zu heilen, oder Technik 13 (»Die fünf Phasen der Heilung für ein traumatisiertes Selbst«).

Nachdem Sie das Verursacher-Chakra gefunden haben, können Sie auch Technik 6 (»Das äußere Rad eines Chakras analysieren«) verwenden, um sich auf Themen auszurichten, die in Zusammenhang mit dem Ernährungsproblem stehen, und dann um heilende Ströme bitten, die von dem inneren Rad ausgehen, wie in Technik 7 »Das innere Rad eines Chakras erleuchten« gezeigt, um die Heilung durchzuführen.

Weitere Hinweise darauf, warum ein traumatisiertes Selbst Probleme mit Nahrungsmitteln oder Substanzen entwickelt hat, gebe ich im Folgenden. Lesen Sie den Absatz über das Lebensalter oder den Zeitraum, in dem sich das Problem entwickelt hat:

Probleme aus der Kindheit: Viele unserer Heißhungerattacken und Reaktionen auf Lebensmittel und Substanzen sind auf Verletzungen und Programmierungen in der Kindheit zurückzuführen. Wenn Ihre Mutter Ihnen beispielsweise eher Muffins statt Umarmungen gegeben hat, liegt bei Ihnen möglicherweise das Fehlen einer Kraft vor, was Heißhunger auf Kohlenhydrate verursacht. Wenn Ihre Mutter nicht gern Frühstück gemacht hat, wird Ihnen vielleicht schlecht, wenn Sie Frühstücksnahrungsmittel zu sich nehmen. Bitten Sie um heilende Ströme, um diese Programmierung zu löschen, die wahrscheinlich eine psychologische Kraft enthält, und löschen Sie alle feinstofflichen Programme, die diesen Lebensmitteln anhaften.

Probleme aus früheren Leben: Manchmal reagieren wir aufgrund früherer Erfahrungen negativ auf bestimmte Lebensmittel. Es kann beispielsweise sein, dass unsere Nebennieren, die sich auf das erste Chakra beziehen, heißlaufen, weil wir in einem früheren Dasein einen giftigen und tödlichen Eintopf gegessen haben. Wenn Ihr traumatisiertes Selbst oder das äußere Chakra-Rad Hinweise darauf gibt, dass Ihre Probleme aus einem vergangenen Leben stammen, stellen Sie sich die Frage: »Was ist passiert, das eine derart schädliche Reaktion hervorgerufen hat?« Und: »Welche Emotionen muss ich mir offen eingestehen, damit ich sie nicht mehr auslöse?« Und schließlich: »Wie kann der große Geist mir helfen, dieses Problem zu lösen?« Arbeiten Sie so lange wie nötig mit den damit verbundenen Gefühlen und Vorstellungen.

Epigenetische Auslöser: In vielen Fällen ist unser Ernährungsproblem aus einem Ahnentrauma entstanden oder wurde durch dieses verstärkt. Wenn beispielsweise einige unserer Vorfahren krank geworden sind, weil sie während einer Dürre nur schimmelige Nüsse essen konnten, sind wir möglicherweise überempfindlich gegenüber Nüssen. Wenn Ihr Problem von Ihren Vorfahren ausgeht, was das zehnte Chakra betreffen würde, bitten Sie den großen Geist, Heilungsströme an die Seelen aller an der Herausforderung Beteiligten und auch an Sie zu senden.

Lebensmitteltechnik 2: Bewertung der Nährstoffe

Wie in den Kapiteln 4 und 5 untersucht wurde, dient uns jeder der sieben Grundnährstoffe physisch und feinstofflich. Wenn Sie wissen, welche Art von Nährstoff Sie plagt, konzentrieren Sie sich darauf, und setzen Sie gleichzeitig Heilströme ein. Wenn Sie sich nicht sicher sind, überprüfen Sie Ihre Antworten anhand der persönlichen Einschätzung in Kapitel 4. Wie haben Sie auf Frage 6 geantwortet, in der es darum ging, wie Ihr Körper auf jeden einzelnen Nährstoff reagiert?

Sie können sich auch die folgenden Charakterisierungen der physischen und feinstofflichen Eigenschaften jedes Lebensmittels durchlesen und den großen Geist bitten, eines auszuwählen, auf das er sich konzentrieren möchte. Führen Sie dann »Geist zu Geist« durch, und bitten Sie um Informationen und auch um heilende Ströme:

Kohlenhydrate: Eine ungesunde Beziehung zu Kohlenhydraten, die Zucker für die körperliche Energie liefern, kann auf Probleme mit Sicherheit und dem Gefühl hinweisen, der Liebe würdig zu sein. Wie bietet Ihre derzeitige Beziehung zu Kohlenhydraten eine falsche Garantie für Sicherheit und Liebenswürdigkeit? Wie könnten diese Bedürfnisse besser erfüllt werden?

Fette: Diese kalorienreichen Säuren können Grenzen setzen, aber auch Scham absorbieren. Haben Sie ein Problem mit Scham, das eine gesunde Beziehung zu Fetten verhindert? Wie zeigt es sich? Sind Sie bereit, sich durch heilende Ströme von diesem Problem und von der Scham (sei es Ihre eigene oder die eines anderen) befreien zu lassen? Wenn ja, lassen Sie diese Befreiung zu, und sorgen Sie für bessere Grenzen, etwa indem Sie Technik 10 (»Reinigung und Stärkung des Aurafeldes«) einsetzen.

Proteine/Eiweiß: Dieser stärkende Nährstoff stimuliert negative Reaktionen, wenn wir glauben, machtlos zu sein. Wie ist Ihr traumatisiertes

Selbst davon überzeugt worden, sich selbst für ein Opfer zu halten? Akzeptieren Sie Ihre Begründungen, und machen Sie dann einen mutigen Schritt nach vorn: Unterstützen Sie das machtlose Selbst, indem Sie sich dem Bewusstsein hingeben, machtlos zu sein. Auf einer Ebene sind wir machtlos. Der menschliche Zustand ist ein Zustand der Abhängigkeit voneinander und der Abhängigkeit vom großen Geist. Sobald wir diese Tatsache akzeptieren, kann unser traumatisiertes Selbst aufhören zu protestieren und einfach mit dem großen Geist verschmelzen. Die Wahrheit ist, dass der große Geist und seine Helfer uns zur Seite stehen, wenn wir wehrlos sind, und es uns so ermöglichen, Eiweiß auf eine gesunde Weise zu verwerten.

Ballaststoffe: Unsere Beziehung zu unverdaulichem Material kann gestört sein, wenn unser traumatisiertes Selbst Schwierigkeiten mit dem Loslassen hat. Vielleicht halten wir zu lange an Überflüssigem oder Problemen fest, weil wir Angst haben, dann mit nichts dazustehen. Vielleicht lassen wir aber auch zu früh los, weil wir nicht sicher sind, was wohl passiert, wenn wir alles Gute aus dem Leben herausholen. Geben Sie dem traumatisierten Selbst die Erlaubnis, die Energien anderer freizusetzen und den damit verbundenen Traumapfad sowie alle Eintritts- und Austrittswunden zu klären und zu reinigen. Lassen Sie zu, dass heilende Ströme die Energien entfernen, die nicht zu Ihnen gehören, Sie in den Kreislauf des Lebens geleiten und vollständig Ihre Fähigkeit aktivieren, zu empfangen, zu ernten und loszulassen. Jede Zelle und jeder Aspekt des Selbst kann sich jetzt auf diesen Zyklus einlassen.

Mineralien: Können Sie einige – oder viele – anorganische, aber notwendige Elemente nicht verarbeiten? Das Problem liegt im Nierenmeridian und kann mit Technik 27 (»Die eigenen Meridiane heilen«) behoben werden, welche die Heilung durch das Mingmen-Tor einleitet. Wenn Sie sich den weiblichen und männlichen Aspekten des Göttlichen geöffnet haben, bitten Sie den großen Geist, Ihren physischen und Ihren feinstofflichen Körper von allen mineralischen Problemen ebenso zu befreien wie von allen generativen oder degenerativen Kräften, die bestimmte Mineralien für ihre Zwecke missbrauchen. Spüren Sie, wie die Heilungsströme Sie bei der Umwandlung dieser Kristallenergien der Erde und des Kosmos unterstützen.

Vitamine: Jeder dieser wasser- oder fettlöslichen Nährstoffe spiegelt eine Qualität wider, die wir aufnehmen, verarbeiten und einsetzen müssen.

Bitten Sie den großen Geist zu bestimmen, wie einem traumatisierten Selbst eine bestimmte spirituelle Wahrheit am besten vermittelt werden kann, um die folgenden Probleme zu klären:

- Vitamin A: Bereitschaft, die Wahrheit zu sehen.
- Vitamin B: Unterstützung für Leidenschaften und Ziele.
- Vitamin C: Ermöglichung von bedeutsamen Verbindungen und Intimität.
- Vitamin D: Eintritt in den Fluss des Lebens und der Liebe.
- Vitamin E: Bereitschaft, Altes und die Energien anderer loszulassen.
- Vitamin K: Annahme persönlicher Stärke und Kontrolle über negative Gedanken und Verhaltensweisen.

Wasser: Die Moleküle in diesem Nährstoffträger und reinigenden Medium werden von Überzeugungen geprägt. Sind wir bereit, uns als rein, unschuldig und geliebt zu akzeptieren? Lassen Sie zu, dass heilende Ströme alle Lügen durch Wahrheiten ersetzen.

Lebensmitteltechnik 3: Mikrochimäre Faktoren neutralisieren

Ich konnte feststellen, dass mikrochimäre Faktoren bei Problemen mit Lebensmitteln und Substanzen häufig eine Rolle spielen. Die Zellen anderer Menschen in unserem Körper - ob in der Gebärmutter, durch Bluttransfusionen oder sogar beim Sex dorthin gelangt - können darüber bestimmen, wie wir auf bestimmte Substanzen regieren. Mit anderen Worten, wir könnten Lust auf Nahrungsmittel für das dritte Chakra verspüren, weil die Zellen eines anderen Menschen Lust darauf haben. Außerdem können unsere Zellen, wenn sie im Körper einer anderen Person weiterleben, deren Probleme mit bestimmten Substanzen aufnehmen und auf uns übertragen. Vielleicht hat Ihre Mutter Lust auf Zucker, und wann immer sie Süßes zu sich nimmt, sorgen die feinstofflichen Ladungen zwischen Ihren Zellen dafür, dass Sie dasselbe tun.

Schauen Sie sich die Ergebnisse Ihrer persönlichen Einschätzung aus Kapitel 4 noch einmal an. Haben Sie festgestellt, dass auf der Zellebene möglicherweise mikrochimäre Zellen zu Ihrem Trauma oder Ihrer Herausforderung beitragen? Wenn ja, bitten Sie um heilende Ströme, um die mikrochimären Zellen oder ihre Auswirkungen zu neutralisieren. Wenn Sie sich nicht sicher sind, ob es sich um mikrochimäre Zellen handelt, setzen Sie Ihre intuitiven Fähigkeiten ein, um es sich vom großen Geist zeigen zu lassen.

Lebensmitteltechnik 4: Die energetischen Konstrukte und die Energie anderer freisetzen

Sind wir ganz sicher, dass ein Problem mit Substanzen unser eigenes ist? Dass eine Abneigung oder ein Verlangen in uns selbst begonnen hat? Oft klärt sich ein Problem, wenn wir die Energien loslassen, die sich negativ auf uns auswirken. Beispielsweise hatte ich einen Klienten, der regelmäßig zu viele Kohlenhydrate (die mit dem zweiten Chakra assoziiert sind) zu sich nahm. Er war über eine Schnur und durch sein fünftes Chakra mit einer dunklen Entität verbunden. Diese Entität flüsterte ihm ständig Botschaften zu, die ihn unsicher machten und ihm das Gefühl gaben, nicht liebenswert zu sein. Daher sein Verlangen nach weichen und liebevollen Lebensmitteln. Sobald wir diese Schnur gelöst hatten, hörte sein Verlangen auf. Sie können Technik 8 (»Befreiung von den Energien und energetischen Konstrukten anderer«) aus Kapitel 7 anwenden, um dieses Problem anzugehen.

Lebensmitteltechnik 5: Degenerative und generative Kräfte verlagern

Manchmal üben wir unbewusst eine Kraft auf eine bestimmte Art von Nahrung aus, um ihre Wirkung zu steigern oder zu verringern, und manchmal tut dies unser Familiensystem, ein Vorfahr, eine Entität oder ein anderes Wesen.

Wie kann das passieren?

Stellen Sie sich vor, Ihre Eltern seien durchweg gemein und kritisch gewesen. Um dies zu kompensieren, bemühten Sie sich, mehr Protein zu essen, um sich selbst zu stärken, bis Sie unbewusst eine generative Kraft auf die von Ihnen konsumierten Proteine ausübten. Aber jetzt haben Sie eine Nierenerkrankung, weil Sie die Proteine nicht vollständig verarbeiten können, obwohl Sie nur noch wenig davon essen. In diesem Fall werden Ihre Proteine durch die generative Kraft ständig überfordert, sodass Ihre Nieren (und Ihr Immunsystem) glauben, Sie nähmen mehr Protein zu sich, als wirklich der Fall ist. Verwenden Sie Technik 9 (»Aufdecken, Bewegen und Hinzufügen generativer und degenerativer Kräfte«), um diese Situation zu verbessern.

Technik 30

Heilung der fehlenden Kraft bei Allergien und Suchtprozessen einschließlich energetischer Co-Abhängigkeit

Wie in diesem Buch bereits an mehreren Stellen erläutert wurde, führen chronische Krankheiten ebenso wie Co-Abhängigkeit häufig zu Allergien oder Suchtproblemen. Diese Probleme haben alle eines gemeinsam: die Herausforderung einer fehlenden Kraft.

Fehlende Kräfte sind leer. Das bedeutet: Ein Aspekt von uns weiß, dass wir eine wesentliche Energie erhalten sollen, etwa Liebe, Fürsorge, richtige Ernährung, Bildung oder etwas anderes Lebenswichtiges, aber wir erhalten sie nicht. Die Natur verabscheut das Vakuum und kann sekundäre Kräfte aufbringen, die uns helfen, die durch die fehlende Kraft entstandene Leere zu füllen, selbst wenn dies ungesund ist. Wenn wir einen schlechten Ersatz bekommen, etwa Essen statt Liebe oder ein starres Wertesystem statt spiritueller Unterstützung, werden unsere physischen und feinstofflichen Systeme diese Substanz, diese Aktivität oder dieses Objekt begehren und gleichzeitig angreifen. Früher oder später gerät der Körper in eine chronisch selbstverletzende Endlosschleife oder Krankheit oder in eine energetische Co-Abhängigkeit, und eine sekundäre Kraft bindet uns an das negative Substitut.

Aus energetischer Sicht ist es unerlässlich, dass wir eine fehlende Kraft klären. Wir tun dies, indem wir herausfinden, was uns hätte gegeben werden sollen, und es in Form einer spirituellen Eigenschaft bereitstellen. Wir befreien uns dann von unangemessenen Beziehungen, unabhängig davon, ob es sich um solche zu feinstofflichen oder physische Faktoren handelt oder beides, und heilen uns schließlich auch von den entsprechenden sekundären Kräften.

Diese Technik basiert auf anderen, mit denen Sie bereits vertraut sind, etwa den Techniken 4, 13 und 20, die Ihnen helfen, ein Verursacher-Chakra zu lokalisieren, ein traumatisiertes Selbst zu heilen und sich von einer sekundären Kraft zu erholen. Ich fasse diese wichtigen Prozesse zusammen, damit Sie sie schnell durchlaufen können.

Achtung: Diese Technik spricht nur feinstoffliche Probleme an. Sie ist in keiner Weise ein Ersatz für professionelle Unterstützung.

Erste Schritte

Um der Aufgabe einer Allergie oder eines Suchtprozesses – und dem damit verbundenen Chakra – auf die Spur zu kommen, können Sie die Nahrungsmittel und Substanzen untersuchen, die in der Tabelle »Den Chakras zugeordnete Nahrungsmittel und Substanzen« weiter oben aufgeführt sind.

Sie können auch die Tabelle »Den Chakras zugeordnete Suchtprobleme« verwenden, in der Süchte hervorgehoben werden, die mit bestimmten Chakras zusammenhängen können, sowie das Bedürfnis, das ein traumatisiertes Selbst befriedigen möchte. Hinsichtlich des Letzteren beschreibt die Tabelle den metaphysischen Zweck eines Suchtprozesses und auch die Angst, die das Suchtproblem verursachen könnte.

Den Chakras zugeordnete Suchtprobleme

Chakra	Mögliche Suchtprobleme	Bedürfnis, das befriedigt werden soll, und Angst, die das Suchtproblem verursacht
Erstes Chakra	Harte Drogen oder Opiate, Arbeit, Sex, Sport, ständige Krankheit, Geld ausgeben und zu viel Geld ausgeben, masochistisches und sadistisches Verhalten, Ritzen, Unfallneigung, harter Alkohol wie Wodka	Eine Identität finden; Angst, sich mit einem Urtrauma zu konfrontieren, und nachfolgendes Gefühl der Unwürdigkeit
Zweites Chakra	Alkohol auf Getreidebasis, Emotionalismus, Methamphetamie, Opiate, Co-Abhängigkeit generell	Persönliche Gefühle spüren; Angst vor den eigenen Gefühlen
Drittes Chakra	Alkohol auf Maisbasis, Arbeit, kohlensäurehaltige Getränke, Koffein, Marihuana, Dextrose (aus Mais hergestellter Zucker), Bier, Perfektionismus	Das Selbstwertgefühl erhöhen; Angst vor persönlicher Macht
Viertes Chakra	Zucker, Wein, »Liebe« (muss immer in einer Beziehung sein), Rauchen, Ekstase, Süßstoff (zum Beispiel Saccharin, Aspartam)	Sich liebenswert fühlen; Angst vor Intimität
Fünftes Chakra	Zwanghaft reden, essen, lesen und Tabak kauen	Sich zum Ausdruck bringen; Angst vor mutigem Verhalten
Sechstes Chakra	Probleme mit dem eigenen Körperbild (in Zusammenhang mit Essen und auf andere Weise), Fixiertheit auf das Aussehen, zwanghaftes Verhalten, Schokolade, alterungsbedingte Zwänge wie ungesund viele Antifaltenspritzen oder Schönheitsoperationen	Ein verwirrtes Selbstbild klären; Scham über das echte Selbst

Chakra	Mögliche Suchtprobleme	Bedürfnis, das befriedigt werden soll, und Angst, die das Suchtproblem verursacht
Siebtes Chakra	Aufputsch- und Beruhigungsmittel, Fanatismus, Einsatz von Meditation oder Religion, um der Realität zu entgehen, Selbstscham wegen psychischer Erkrankungen oder Lernproblemen	Eine spirituelle Aufgabe haben; Angst, vom Göttlichen zurückgewiesen zu werden
Achtes Chakra	Sämtliche süchtig machende Substanzen wie Tabak, Alkohol, Zucker und Kaffee	Entdecken oder Wiederherstellen mystischer Kräfte; Angst vor mystischen Kräften
Neuntes Chakra	Armut und Mangel, Selbstanklage	Die Welt verändern; Angst, dazu nicht in der Lage zu sein
Zehntes Chakra	Heilige Pflanzenmedizin (Ayahuasca, Zauberpilze, Marihuana), Besessenheit von der Natur oder Naturwesen	Einheit mit der Natur erreichen; Urteil über das, was nicht aus der Natur ist.
Elftes Chakra	Macht und Herrschaft, Mobbing, Negativität	Die eigenen praktischen und magischen Kräfte akzeptieren; Angst, etwas Böses zu tun
Zwölftes Chakra	Eine Sucht, die man nur selbst hat	Die eigene Einzigartigkeit finden; Angst, anders zu sein

Beide Tabellen helfen Ihnen, logisch zu bestimmen, mit welchem Problem Sie konfrontiert sind, und ein Verursacher-Chakra aufzudecken. Denken Sie daran, dass die in beiden Tabellen aufgeführten Faktoren auch eine allergische Herausforderung hervorrufen können.

Die nächsten Schritte

1. **Vorbereiten:** Machen Sie es sich an einem ruhigen Ort oder in Ihrem Heilraum gemütlich. Nehmen Sie Papier und Schreibzeug mit, wenn Sie möchten.
2. **»Geist zu Geist« durchführen:** Bestätigen Sie Ihren Geist und den großen Geist. Bitten Sie den großen Geist, Helfer aus den Imaginalwelten zu ernennen, wenn diese hilfreich sind bei der Auflösung negativer Bindungen oder bei der Heilung von Traumata, chronischen Krankheiten oder Herausforderungen, zu denen auch Ernährungsprobleme, Allergien, Abhängigkeiten und energetisch co-abhängige Muster gehören.
3. **Auf das Problem konzentrieren:** Welches Problem haben Sie? Schauen Sie es sich genau an, und schreiben Sie es auf Ihr Papier, wenn Sie möchten. Stellen Sie fest, auf

welches Chakra sich diese Herausforderung bezieht, entweder logisch oder mithilfe von Technik 4 (»Ein Verursacher-Chakra aufspüren«). Lassen Sie sich ganz auf das Problem ein – auf die Gründe dafür, seine Auswirkungen, die Art des Traumas und alle sekundären Kräfte, die festgestellt wurden. Wenn Sie sich der traumatischen und selbstverletzenden Aspekte der Situation voll bewusst sind, geben Sie die gesamten Umstände und alle Facetten der Situation in die Obhut des großen Geistes.

4. **Um Informationen bitten:** Bitten Sie darum, dass Ihnen intuitiv alle Einzelheiten angezeigt werden, die Sie wissen müssen, um Ihre Heilung zu unterstützen. Sind Energien anderer beteiligt? Holds oder Anhaftungen? Mikrochimäre Zellen? Sind weitere Daten erforderlich?
5. **Ausrichten:** Unabhängig vom Erscheinungsbild und den Symptomen ist für die Situation höchstwahrscheinlich eine fehlende Kraft mitverantwortlich. Lassen Sie sich vom großen Geist offenbaren, welche Kraft oder Art von Energie Ihnen fehlt und wie das zu den Problemen geführt hat, die Sie ansprechen. Was sollte Ihnen zur Verfügung gestellt werden? Was genau brauchen Sie tatsächlich? Wer oder was hätte Ihren Bedarf decken sollen? Durch was wurde diese erforderliche Kraft ersetzt, wenn überhaupt? Wie haben die Umstände zu dem Problem geführt, auf das Sie sich konzentrieren? Bleiben Sie so lange bei diesem Prozess, wie nötig ist, um sich all dessen voll bewusst zu werden.
6. **Um heilende Ströme und die fehlenden Eigenschaften bitten:** Bitten Sie den Geist, Sie über die heilenden Ströme mit den Eigenschaften zu versorgen, die Ihnen fehlten. Diese geistige Energie wird in Ihr »Ich« der Vergangenheit gesendet, in jeden Aspekt von Ihnen, der in einer sekundären Kraft gefangen ist, und in alle anderen Menschen oder Energien, die an dem festgefahrenen Muster beteiligt sind. Seien Sie sich bewusst, dass alle damit verbundenen negativen Teile dieser Situation geheilt werden und dass jeder Aspekt von Ihnen unterstützt wird. Fühlen Sie sich von dieser Liebe umarmt, und nehmen Sie die nachfolgenden Veränderungen wahr, die auf jeder Ebene Ihres Seins auftreten.
7. **Um Anleitung bitten:** Bitten Sie den großen Geist um Einblicke und Ratschläge, wohin Sie von hier aus gehen sollen. Brauchen Sie eine Therapie oder weitere professionelle Hilfe? Gibt es eine Gruppe, die Sie aufsuchen oder der Sie sich anschließen können? Ein spezielles Programm? Eine besondere Übung, die Sie machen sollten? (Hier kommt Technik 32 [»In Bewegung kommen – und zum Ausdruck bringen«] infrage.) Sie sollten wissen, dass der große Geist Sie im Laufe der Zeit noch weiter unterstützen wird.
8. **Dankbar abschließen:** Seien Sie dankbar für sämtliche traumatisierten oder selbstverletzenden Aspekte des Selbst, die darauf gewartet haben, dass ihre Be-

dürfnisse endlich erfüllt werden. Sie wussten immer, dass sie Besseres verdient haben, und Sie auch. Und dann vergeben Sie sich selbst und allen Beteiligten. Falls nötig, setzen Sie Technik 28 ein, um diese Vergebung zu ermöglichen. Wenn Sie bereit sind, atmen Sie tief durch und kehren erneuert in Ihren Alltag zurück.

Technik 31

Feinstofflicher Ausgleich von Sexualhormonen

Hormone spielen eine wesentliche Rolle für unsere Körperfunktion, insbesondere die Sexualhormone. Nachdem wir unsere Probleme untersucht haben, müssen wir manchmal unsere Sexualhormone ansprechen und wieder ins Gleichgewicht bringen. Das energetische Löschen der feinstofflichen Energien, die sie beeinflussen, kann uns auch helfen, gesünder zu werden und Heißhungerattacken und andere Herausforderungen abzumildern.

Ich ermutige jeden, der unter Problemen mit Sexualhormonen leidet, sich einen guten ganzheitlichen Arzt zu suchen, der Blut- oder Speicheltests durchführt. Deren Ergebnisse können in diese Technik eingebracht werden. Sie können auch untersuchen, welche feinstofflichen Faktoren mit Hormonungleichgewichten zu tun haben könnten:

1. **Vorbereiten:** Machen Sie es sich in Ihrem Heilraum gemütlich, und entspannen Sie sich.
2. **»Geist zu Geist« durchführen:** Bestätigen Sie Ihren eigenen Geist, die Geister anderer und den großen Geist.
3. **Testosteron bewerten und behandeln:** Dieses männliche Hormon, das sowohl bei Männern als auch bei Frauen vorhanden ist, fördert Kraft und Ermächtigung. Möglicherweise wissen Sie bereits über Ihren Testosteronspiegel Bescheid, aber wenn nicht, bitten Sie den großen Geist, das aktuelle Niveau Ihrer Testosteronproduktion zu bestimmen. Ist es energetisch zu hoch oder zu niedrig? Kann Ihr Körper Ihr Testosteron metabolisieren oder nicht?

   Bitten Sie den großen Geist, Ihnen zu zeigen, ob es einen unbewussten Grund gibt, aus dem Sie übermäßig oder unterdurchschnittlich befähigt sind. Fühlen Sie sich wohl, wenn Sie befähigt werden? Damit, die Muskeln spielen lassen zu können? Damit, sich selbst schützen zu können? Ist Ihnen mit einem Mann oder einer männlichen Energie etwas passiert, was Sie dazu veranlasst hat, Ihren männlichen Eigenschaften zu misstrauen, vielleicht bis zu dem Punkt, dass Sie Ihre eigene

Testosteronproduktion beeinflussen? Gibt es eine andere Person, ein energetisches Konstrukt oder eine Kraft, die dieses Problem noch verstärkt? Bitten Sie den großen Geist, Ihnen zu helfen, alle zugrunde liegenden Probleme zu verarbeiten und zu lösen. Gnadenströme werden diese Heilung einleiten.

4. **Östrogen einschalten:** Östrogen ermöglicht weibliche Kraft und Schutz. Was wissen Sie über Ihren aktuellen Östrogenspiegel? Sie können den großen Geist immer fragen, ob er zu hoch oder zu niedrig ist oder ob Sie auf Ihr Östrogen zugreifen können oder nicht.

   Wenn Sie praktisch keine Beziehung zu Ihrer eigenen weiblichen Autorität haben, fragen Sie nach dem Grund. Ist etwas passiert, das ein Problem verursacht hat, oder werden Sie von Energien beeinflusst, die nicht Ihre eigenen sind?

   Bleiben Sie in einem kontemplativen Raum, bis es Ihnen klar ist, und fragen Sie dann, was passieren könnte, wenn Sie ins Gleichgewicht gebracht würden. Welche weiblichen Eigenschaften könnten auftauchen oder untergehen? Wie könnte dies Ihr Leben und Ihre Stimmungen beeinflussen? Bitten Sie um heilende Ströme, um Veränderungen herbeizuführen, damit Sie Ihre weiblichen Kräfte wecken können.

5. **Beruhigen mit Progesteron:** Progesteron ist das andere Gesicht von Östrogen. Östrogen ermutigt und macht leidenschaftlich, Progesteron beruhigt. Es ist die weibliche Energie der Anmut und Leichtigkeit, die sich durch Ihr Leben zieht. Wie würden Sie Ihre Beziehung zu den friedlichen weiblichen Aspekten in sich selbst und der Welt beschreiben? Übertreiben Sie Ihr Bedürfnis nach Leichtigkeit, oder lehnen Sie die Gelassenheit ab, die Sie annehmen müssen? Bitten Sie den großen Geist, Ihnen zu zeigen, welche Probleme Sie möglicherweise beeinflussen und wie Sie diese lösen können. Lassen Sie zu, dass Ströme der Gnade den Rest erledigen.

6. **Gleichgewicht der Triade und mehr:** Bitten Sie nun den großen Geist, eine liebevolle und unterstützende Beziehung zwischen allen drei Sexualhormonen ebenso zu ermöglichen wie zwischen allen, die für das Zusammenspiel zwischen Körper und Geist notwendig sind. Jede einzelne Chakra-Hormondrüse wird unterstützt, ebenso wie die sekundären Hormondrüsen in Ihrem System.

   Bitten Sie den großen Geist, Ihnen zu offenbaren, was Sie möglicherweise auf der physischen Ebene tun müssen, um Ihre Hormone zu fördern und kontinuierlich auszugleichen. Sollen Sie bestimmte Lebensmittel essen oder darauf verzichten? Spezielle Übungen durchführen? Wäre es hilfreich, mit einem Endokrinologen zusammenzuarbeiten? Machen Sie sich ein Bild von Ihrem Weg nach vorn.

7. **Abschließen:** Danken Sie dem großen Geist und Ihrem eigenen Körper, dass sie das Gleichgewicht Ihrer Sexualhormone ermöglichen. Wenn Sie bereit sind, kehren Sie in Ihren Alltag zurück.

Technik 32

In Bewegung kommen – und zum Ausdruck bringen

Bewegung und Ausdruck sind zwei Seiten derselben Medaille. Beide können uns von einem lang anhaltenden Trauma befreien und bewirken, dass wir uns auf den Weg aus einer chronischen Krankheit zurück zur Selbstliebe machen. Der Schlüssel zur körperlichen Aktivität oder Form des Selbstausdrucks, die unsere Heilung am besten unterstützt, ist, die Aktivitäten und den Selbstausdruck zu wählen, die dem Chakra entsprechen, das am dringendsten wiederhergestellt werden muss.

In der Regel fördert Bewegung das erneute Einbringen des einst traumatisierten oder selbstverletzenden Teils des Selbst in unseren Körper. Kreativer Ausdruck löst unsere Hemmungen und offenbart sich sowohl der Außenwelt als auch dem Selbst.

Wenn Sie bereits das beste Chakra gefunden haben, auf das Sie sich konzentrieren können, führen Sie »Geist zu Geist« durch, und schauen Sie sich die Tabelle »Den Chakras zugeordnete Aktivitäten« an. Wenn Sie Zweifel haben, setzen Sie Technik 4 (»Ein Verursacher-Chakra aufspüren«) ein. Sie können jederzeit zwei Chakras auswählen und Aktivitäten kombinieren oder versuchen, Ihr Leben einen Monat lang auf ein Chakra und den nächsten Monat auf ein neues auszurichten.

Den Chakras zugeordnete Aktivitäten

Chakra	Körperliche Aktivitäten	Kreative Aktivitäten
Erstes Chakra	Laufen, Walking, Gewichtheben, Tanzen, Sex, jede aerobe Aktivität, einschließlich Skifahren und Radfahren	Bauen und konstruieren, Sport schauen, Gegenstände sammeln, trommeln, sich rar machen
Zweites Chakra	Schwimmen, Yoga, Tai Chi, Qigong, Pilates, Wassersport	Malen, zeichnen, kochen, dekorieren, jede Aktivität, bei der Farbe verwendet wird, Massagen bekommen oder geben, Schauspielerei und Theateraktivitäten
Drittes Chakra	Trainingskurse, anaerobe Aktivitäten, Stepp- und Gesellschaftstanz, Zirkeltraining	Mentalgymnastik, Meditation, Studienreisen, Orientierungslauf, eine Idee oder ein Produkt erfinden
Viertes Chakra	Übungsprogramme mit einem Partner, Gehen, Wandern, Kajakfahren, jede (Cardio-)Übung für die Herzgesundheit	Teilnahme an Beziehungsgruppen, interkulturelle Reisen, Freiwilligenarbeit, schreiben, singen

Chakra	Körperliche Aktivitäten	Kreative Aktivitäten
Fünftes Chakra	Walking, Rudern, Partnertraining	Singen, Musik hören, schreiben, an philosophischen Kursen oder Reisen teilnehmen, Tagebuch schreiben, schauspielern, Mantras singen
Sechstes Chakra	Spazierengehen in einer wunderschönen Umgebung, Yoga	Malen, zeichnen, Museen besuchen, dekorieren, Kleidung einkaufen, hellsehen lernen
Siebtes Chakra	Gehmeditation, Yoga, Körperübungen in der Sonne	Gebet, Besuch von Gottesdienstvorbereitungen oder Gottesdiensten, Erforschung des Spirituellen, Unterrichten von Spiritualität, andere in Bezug auf spirituelle Themen coachen
Achtes Chakra	Langsame und schnelle Muskelfasern trainieren, aerobe und anaerobe Übungen	Beschäftigung mit oder Üben in Mystik, Kommunizieren und intuitives Sprechen mit Tieren (einschließlich Haustieren), Analyse von Träumen
Neuntes Chakra	Yoga, Kampfkunst, Gewichtheben, Aerobic	Freiwilligenarbeit für eine Organisation, die für bestimmte Werte eintritt, Meditation, einem Guru folgen
Zehntes Chakra	Training oder Bewegung im Freien, Spazierengehen, Wandern, Abenteuerreisen	Haustiere trainieren, Gärtnern, Ahnenforschung, Landschaftsgestaltung, Kochen mit Bio-Zutaten, Beschäftigung mit Kräutern, Kristallen und Naturheilmethoden
Elftes Chakra	Ganzkörpertraining, Kampfkunst, Interaktion mit der Umwelt	Erfinden von Rezepten, Teilnahme an Kursen zur außersinnlichen Entwicklung, freiwilliges Engagement in einer Führungsposition
Zwölftes Chakra	Wählen Sie Aktivitäten, die für Sie persönlich von Bedeutung sind	Wählen Sie einzigartige Ausdrucksmöglichkeiten

• • • • •

Zusammenfassung

In diesem Kapitel haben Sie erfahren, wie Sie Ihren Körper unterstützen und Entscheidungen treffen können, um Ihre laufende Genesung zu fördern. Zuerst haben Sie eine Methode kennengelernt, um Vergebung möglich zu machen, co-abhängige

Bindungen zu lösen und sich in die Gegenwart zu versetzen. Sie haben dann Mittel und Wege gefunden, um Veränderungen in anderen Bereichen Ihres Alltags zu bewirken, wie Ernährung und Bewegung. Kurz gesagt, Ihr historisches Selbst hat sich in die Gegenwart begeben, und jetzt sind Sie bestens vorbereitet, sich auf den Weg in Ihre Zukunft zu machen.

Nachwort

Ich gehe nicht, wohin der Weg mich führen mag, sondern dahin, wo es keinen Weg gibt, und ich werde eine Spur hinterlassen.
Muriel Strode: »Wind-Wafted Wild Flowers«

Als Sie diese Reise antraten, wussten Sie wahrscheinlich nicht genau, wo Sie landen würden. Sie wussten aber sehr wohl, dass Sie bereit waren, sich besser zu fühlen und besser zu leben.

Das Leben ist voller Herausforderungen, aber einige sind problematischer als andere. Dies sind energetische Herausforderungen, die uns sowohl auf der physischen als auch auf der feinstofflichen Ebene nachteilig beeinflussen können. Wie Sie erfahren haben, werden besonders schwere Kämpfe von Kräften ausgelöst, von Energiefeldern, die feinstoffliche Energien auf uns übertragen und einen langfristigen, störenden Stresszyklus auslösen können. Egal, ob an den Ereignissen, die uns am meisten geschädigt haben, Umweltkräfte, physische, psychische, moderne, geistige oder »fehlende« Kräfte beteiligt waren, ging die daraus resultierende Belastung über die im Moment übliche momentane Stressreaktion hinaus und führte zu mindestens einem traumatischen Zustand.

Trauma ist kein einmaliges Phänomen. Wenn das Ereignis und unsere diesbezüglichen Gefühle nicht ins Licht des Bewusstseins gerückt und von außen nach innen geheilt werden, bleibt das traumatisierte Selbst in uns stecken, gefangen in einer energetischen Schockblase. Wenn dieses gefangene Selbst nicht befreit wird und nicht trauern und heilen darf, können sich chronische Krankheiten entwickeln, Autoimmunerkrankungen eingeschlossen.

Auf der physischen Ebene treten chronische Krankheiten auf, wenn der Körper selbstverletzend auf die feinstoffliche Energie des Traumas reagiert. Auf der energetischen Ebene entwickelt sich eine sekundäre Kraft um ein in einer Schockblase eingeschlossenes Selbst und verbindet dieses Selbst mit einem äußeren Objekt, einem Verhalten, einer Entität oder sogar einer Nahrungsquelle. Wenn dieses Selbst und seine ungesunde Verbindung nicht von innen geheilt werden, bleiben wir stecken.

In diesem Buch haben Sie Dutzende feinstofflicher Heiltechniken kennen- und anwenden gelernt, die Ihnen helfen sollen, sich energetisch zu erholen und verschiedene Traumata ebenso zu transformieren wie die selbstverletzenden Muster, die sich entwickeln können, wenn die Auswirkungen des Traumas unbemerkt bleiben.

Und jetzt sind Sie hier.

Hier, an der Kreuzung von gestern und morgen. Hier, wo Sie gestärkt und geliebt werden und wo eine weitere Herausforderung auf Sie wartet: die Herausforderung des Träumens.

Was werden Sie tun oder werden, jetzt, wo die traumatisierten Anteile Ihres Selbst frei sind von den Energien von Trauma, Stress und chronischen Krankheiten oder Herausforderungen? Was können Sie jetzt tun, wo diese Herausforderungen Ihre Träume nicht mehr davon abhalten, sich zu verwirklichen?

Sie haben die Wahl, und die Herausforderungen sind jetzt Ihre.

Anhang

Verzeichnis der Energieheilungstechniken

Kapitel 7

1. »Geist zu Geist«: Ihre Haupttechnik
2. Heilende Ströme der Gnade: Der Universalprozess
3. Anleitung aus den Imaginalwelten bekommen
4. Ein Verursacher-Chakra aufspüren
5. Den Weg einer Kraft und das traumatisierte Selbst aufspüren
6. Das äußere Rad eines Chakras analysieren
7. Das innere Rad eines Chakras erleuchten
8. Befreiung von den Energien und energetischen Konstrukten anderer
9. Aufdecken, Bewegen und Hinzufügen generativer und degenerativer Kräfte
10. Reinigung und Stärkung des Aurafeldes

Kapitel 8

11. Einen sicheren Raum für die Heilung schaffen
12. Die Wiederentdeckung Ihres ursprünglichen Selbst und Ihrer ursprünglichen Signatur
13. Die fünf Phasen der Heilung für ein traumatisiertes Selbst
14. Den Vagusnerv reinigen und umgestalten
15. Die Nadis beruhigen
16. Harmonisieren der infraniedrigen Gehirnwellen
17. Farbe für Ihre Chakras
18. Das traumatisierte Selbst mit den Keimsilben der Chakras heilen
19. Zentrieren: Hilfe bei energetischer Angst und energetischer Depression

Kapitel 9

20. Das selbstverletzende Selbst entdecken und heilen
21. Epigenetische Faktoren, Mastzellen und Miasmen heilen
22. Energetische Co-Abhängigkeit in Angriff nehmen
23. Eine Mikrobe zutage fördern
24. Geführte Meditation für eine futuristische Klang- und Lichtmaschine
25. Neukodierung von Phononen und Photonen
26. Möbiusbänder erzeugen
27. Die eigenen Meridiane heilen

Kapitel 10

28. Vergebung: Ein Schlussstein für die Trauer
29. Nahrungsmittel und andere Substanzen auf Heilung programmieren
30. Heilung der fehlenden Kraft bei Allergien und Suchtprozessen einschließlich energetischer Co-Abhängigkeit
31. Feinstofflicher Ausgleich von Sexualhormonen
32. In Bewegung kommen – und zum Ausdruck bringen

Abbildungsverzeichnis

1. Das Zwölf-Chakra-System
2. Die Hauptmeridiane
3. Die sieben innerkörperlichen Chakras und die drei Hauptnadis
4. Die zwölf Aurafelder
5. Der Einfluss von Kräften
6. Der Stresskreislauf
7. Der Vagusnerv im Körper
8. Das Möbiusband
9. Die DNA-Doppelhelix
10. Energetische Angst und energetische Depression
11. Die Räder eines Chakras
12. Ryans durch das Trauma induzierter Zustand, Ansicht von vorn
13. Ryans durch das Trauma induzierter Zustand, Ansicht von der Seite
14. Die Matrixmuster des epigenetischen Materials, der Mastzellen und der Miasmen
15. Marthas Autoimmunerkrankung vor 45
16. Marthas Autoimmunerkrankung nach 45
17. Die Imaginalwelten
18. Die sekundäre Kraft bei chronischen Erkrankungen
19. Mingmen – Das Tor des Lebens

Quellen

Aguilera, Greti: »HPA Axis Responsiveness to Stress: Implications for Healthy Aging«. *Experimental Gerontology* 46, No. 2–3 (1. Februar 2012), S. 90–95. www.ncbi.nlm.nih.gov/pmc/articles/PMC3026863/

American Academy of Pediatrics: »Electromagnetic Fields: A Hazard to Your Health?« Aufgerufen am 5. September 5, 2019. www.healthychildren.org/English/safety-prevention/all-around/Pages/Electromagnetic-Fields-A-Hazard-to-Your-Health.aspx

American Cancer Society: »Infectious Agents and Cancer«. Aufgerufen am 31. Juli 2019. www.cancer.org/cancer/cancer-causes/infectious-agents.html

American Psychological Association (APA): »Stress Effects on the Body«. Psychology Help Center. Aufgerufen am 5. September 2019. www.apa.org/helpcenter/stress-body.aspx

Anxiety and Depression Association of America (ADAA): »Symptoms of PTSD«: Fact sheet. Aufgerufen am 5. September 2019. www.adaa.org/understanding-anxiety/posttraumatic-stress-disorder-ptsd/symptoms

Azab, Marwa: »The Brain on Fire: Depression and Inflammation«. *Psychology Today*. 29. Oktober 2018. www.psychologytoday.com/us/blog/neuroscience-in-everyday-life/201810/the-brain-fire-depression-and-in-ammation

Badenoch, Bonnie: *The Heart of Trauma*. New York: W. W. Norton & Norton, 2018

Baerbel (Hg. und Übers.): »Russian DNA Discoveries Explain Human ›Paranormal‹ Events«. 17. Juni 2013. www.abundanthope.net/pages/Environment_Science_69/Russian-DNA-Discoveries-Explain-Human-Paranormal-Events_printer.shtml

Bair, Puran: »Visible Light Radiated from the Heart with Heart Rhythm Mediation«. *Subtle Energies & Energy Medicine Journal* 16, No. 3 (2005), S. 211–217. http://journals.sfu.ca/seemj/index.php/seemj/article/viewFile/56/44

Barnes, John F.: »What Is Fascia?« Myofascial Release Treatment Centers and Seminars. Aufgerufen am 5. September 2019. www.myofascialrelease.com/about/fascia-de!nition.aspx

Bender, James: »What Are the Differences Between PTS and PTSD?« Aktualisiert am 25. Juli 2019. wwww.brainline.org/article/what-are-differences-between-pts-and-ptsd

Beyond Blue Support Service: »What Is Grief ?« Aufgerufen am 5. September 2019. www.beyondblue.org.au/the-facts/suicide-prevention/understanding-suicide-and-grief/suicide-and-grief/what-is-grief

Blaser, Martin J.: »Understanding Microbe-Induced Cancers«. Juni 2008. www.cancerpreventionresearch.aacrjournals.org/content/1/1/15

Bonaz, Brono, Thomas Bazin und Sonia Pellissier: »The Vagus Nerve at the Interface of the Microbiota-Gut-Brain Axis«. *Frontiers in Neuroscience.* Aufgerufen am 13. August 2019. www.ncbi.nlm.nih.gov/pmc/articles/PMC5808284/

Bowen, Richard A.: »The Enteric Nervous System«, in *Pathophysiology of the Digestive System: Digestive System Function.* Colorado State University Hypertexts for Biomedical Sciences. Aufgerufen am 5. September 2019. www.vivo.colostate.edu/hbooks/pathphys/digestion/basics/gi_nervous.html

Breit, Sigrid, et al.: »Vagus Nerve as Modulator of the Brain-Gut Axis in Psychiatric and Inflammatory Disorders«. *Front Psychiatry* 9, No. 44 (13. Mai 2018). www.ncbi.nlm.nih.gov/pmc/articles/PMC5859128/

California Department of Public Health. »CDPH Issues Guidelines on How to Reduce Exposure to Radio Frequency Energy from Cell Phones«. Office of Public Affairs. Aktualisiert am 22. Dezember 2017. www.cdph.ca.gov/Programs/OPA/Pages/NR17-086.aspx

Cedars-Sinai: »Connective Tissue Disorders. Conditions and Treatments«. Aufgerufen am 5. September 2019. www.cedars-sinai.edu/Patients/Health-Conditions/Connective-Tissue-Disorders.aspx

Centers for Disease Control and Prevention (CDC): »Chronic Disease in America«. CDC's National Center for Chronic Disease Prevention and Health Promotion (NCCDPHP). Aktualisiert am 15. April 2019. www.cdc.gov/chronicdisease/resources/infographic/chronic-diseases.htm

Cincinnati Children's Hospital Medical Center: »Epstein-Barr Virus Linked to Seven Serious Diseases«. 16. April 2018. www.medicalxpress.com/news/2018-04-epstein-barr-virus-linked-diseases.html

Columbia University Medical Center: »Parkinson's Is Partly an Autoimmune Disease, Study Finds: First Direct Evidence That Abnormal Protein in Parkinson's Disease

Triggers Immune Response«. 21. Juni 2017. www.cuimc.columbia.edu/news/parkinsons-partly-autoimmune-disease-study-finds

Crime Victims Center, Inc.: »Statistics: Child Sexual Abuse«. Aufgerufen am 28. Juli 2019. www.parentsformeganslaw.org/statistics-child-sexual-abuse/

Crosbie, Rita, und Phil Crosbie: »The Role of Quantum Physics: The Body and the ›Field‹«. Aufgerufen am 5. September 2019. www.soundbeings.com/?page_id=910

Davis, Devra: »The FCC Needs to Update Its Cellphone Tests for Radiofrequency Radiation«. Kommentar, ursprünglich veröffentlicht in der *Chicago Tribune*. Environmental Health Trust. 26. August 2019. www.ehtrust.org/scientific-research-on-5g-and-health/,ehtrust.org/wp-content/uploads/5g-emf-hazards-dr-martin-l.-pall-eu-emf2018-6-11us3.pdf

Dittfeld, Anna, et al.: »A Possible Link Between the Epstein-Barr Virus Infection and Autoimmune Thyroid Disorders«. *Central European Journal of Immunology* 41, No. 3 (25. Oktober 2016). www.ncbi.nlm.nih.gov/pmc/articles/PMC5099387/

Eustice, Carol: »Cytokines and How They Work«. 30. November 2018. www.verywellhealth.com/what-are-cytokines-189894

Ferguson, Richard: *A Real-Life Christian Spiritual Journey*. Bloomington, IN: iUniverse, 2011

Fisher, Tim: »5G Spectrum and Frequencies: Everything You Need to Know«. Aktualisiert am 1. Juli 2019. www.lifewire.com/5g-spectrum-frequencies-4579825

–, »How are 4G and 5G Different?« Aktualisiert am 3. September 2019. www. lifewire.com/5g-vs-4g-4156322

Fortson, Leigh: »Bruce Lipton, PhD – Epigenetics«, in *Embrace, Release, Heal: An Empowering Guide to Talking About, Thinking About, and Treating Cancer*. Boulder, CO: Sounds True, 2011. Aufgerufen am 5. September 2019. www.brucelipton.com/resource/article/epigenetics

Fraser, Jack: »How the Human Body Creates Electromagnetic Fields«. 3. November 2017. www.forbes.com/sites/quora/2017/11/03/how-the-human-body-creates-electromagnetic-fields/#6783d42a56ea

Fraser, Peter H., und Harry Massey: *Decoding the Human Body-Field: The New Science of Information as Medicine.* New York: Simon and Schuster, 2008

Friedland-Kays, Eric, und Deb Dana: »Being Polyvagal: The Polyvagal Theory Explained«. Windhorse Integrative Mental Health. 8. Dezember 2017. Aufgerufen am 5. September 2019. www.windhorseimh.org/mental-health-education/polyvagal-theory-explained/

GreenMedInfo Research Group: »Epigenetic Memories Are Passed Down 14 Successive Generations«. 13. Oktober 2018. www.greenmedinfo.com/blog/epigenetic-memories-are-passed-down-14-successive-generations-game-changing-resea

Hadhazy, Adam: »Think Twice: How the Gut's ›Second Brain‹ Influences Mood and Well-Being«. 12. Februar 2010. Aufgerufen am 13. August 2019. www.scientificamerican.com/article/gut-second-brain/

Hannaford, Peter, und Krzysztof Sacha: »Time Crystals Enter the Real World of Condensed Matter«. 17. März 2020. https://physicsworld.com/a/time-crystals-enter-the-real-world-of-condensed-matter/

HeartMath Institute: »The Making of Emotions«. 30. Mai 2015. Aufgerufen am 5. September 2019. www.heartmath.org/articles-of-the-heart/science-of-the-heart/making-emotions/

Hurley, Dan: »Grandma's Experiences Leave a Mark on Your Genes«. *Discover*. 25. Juni 2015. Aufgerufen am 4. August 2019. https://www.discovermagazine.com/health/grandmas-experiences-leave-a-mark-on-your-genes

Iliades, Chris: »How Stress Affects Digestion«. Everyday Health. Zuletzt aktualisiert am 16. Oktober 2018. www.everydayhealth.com/wellness/united-states-of-stress/how-stress-affects-digestion/

Kolk, Bessel van der: *The Body Keeps the Score*. New York: Penguin Books, 2014

Krans, Brian: »6 Surprising Facts About the Microbes Living in Your Gut«. 7. September 2013. www.healthline.com/health-news/strange-six-things-you-didnt-know-about-your-gut-microbes-090713#1

Kshatri, Jay: »Sound Healing: More Than Just a Good Vibration«. 5. Juli 2015. www.thinksmarterworld.com/sound-healing-more-than-just-a-good-vibration/

Kübler-Ross, Elisabeth, und David Kessler: *On Grief and Grieving: Finding the Meaning of Grief Through the Five Stages of Loss*. Reprint. New York: Scribner, 2014

Kurtzman, Laura: »Scientists Discover Autoimmune Disease Associated with Testicular Cancer: Technology That Uncovered Antibody Has Potential to Identify Other Autoimmune Diseases«. University of California San Francisco. 5. Juli 2019. www.ucsf.edu/news/2019/07/414876/scientists-discover-autoimmune-disease-associated-testicular-cancer

Kwon, Diana: »Does Parkinson's Begin in the Gut?« 8. Mai 2018. www.scientificamerican.com/article/does-parkinsons-begin-in-the-gut/

Lehrer, P.: »Anger, Stress, Dysregulation Produces Wear and Tear on the Lung«. *Thorax* 61, No. 10 (Oktober 2006), S. 833 f., www.thorax.bmj.comcontent/61/10/833

Levine, Beth: »Stress-Related Disorders Linked to Autoimmune Diseases, Study Finds«. 19. Juni 2018. www.everydayhealth.com/rheumatoid-arthritis/stress-related-ders-linked-autoimmune-diseases-study-finds/

Linsteadt, Stephen: »Scalar Waves and the Human Mobius Coil System«. Auszüge aus *The Heart of Health: The Principles of Physical Health and Vitality*. Aufgerufen am 5. September 2019. www.scalarheartconnection.com/articles/scalar-waves-and-the-human-mobius-coil-system-1018/

MacLean, Paul D.: *The Triune Brain in Evolution: Role in Paleocerebral Functions*. New York: Springer, 1990

Makin, Simon: »New Evidence Points to Personal Brain Signatures«. 13. April 2016. www.scientificamerican.com/section/news/new-evidence-points-to-personal-brain-signatures1/

Matone, Robert: »Scientists Discover Children's Cells Living in Mothers' Brains«. 4. Dezember 2012. www.scientificamerican.com/article/scientists-discover-childrens-cells-living-in-mothers-brain/

McCraty, Rollin: »Energetic Communication«. Kapitel 6 in *Science of the Heart: Exploring the Role of the Heart in Human Performance*. Vol. 2. Boulder Creek, CA: HeartMath, 2015. www.heartmath.org/research/science-of-the-heart/energetic-communication/

–, »Resilience, Stress & Emotions«. Kapitel 2 in *Science of the Heart: Exploring the Role of the Heart in Human Performance*. Vol. 2. Boulder Creek, CA: HeartMath, 2015. www.heartmath.org/research/science-of-the-heart/resilience-stress-and-emotions/

McLeod, Saul: »Stress, Illness and the Immune System«. Simply Psychology. Zuletzt aktualisiert 2010. www.simplypsychology.org/stress-immune.html

Mercola, Joseph: »Your Body Literally Glows with Light«. 15. August 2009. www.articles.mercola.com/sites/articles/archive/2009/08/15/your-body-literally-glows-with-light.aspx

Merriam-Webster Dictionary: »Electromagnetic Wave«. Aufgerufen am 20. August 2019. www.merriam-webster.com/dictionary/electromagnetic%20wave

Merrick, Melissa T., Derek C. Ford und Katie A. Ports: »Prevalence of Adverse Childhood Experiences from the 2011–2014 Behavioral Risk Factor Surveillance System in 23 States«. JAMA Pediatrics 2018; 172 (11), S. 1038–1044. www.jamanetwork.com/journals/jamapediatrics/article-abstract/2702204

Moskowitz, Joel M.: »5G Wireless Technology: Millimeter Wave Health Effects«. Electromagnetic Radiation Safety. Aktualisiert am 22. Februar 2019. www.safe-remr.com/2017/08/5g-wireless-technology-millimeter-wave.html

Moskowitz, Joel M., et al.: »What You Need To Know About 5G Wireless and ›Small‹ Cells«. 2017 PDF. Environmental Health Trust. www.ehtrust.org/wp-content/uploads/5G_What-You-Need-to-Know.pdf

Muehsam, David: »The Energy That Heals Part II: Biophoton Emissions and the Body of Light«. 22. April 2018. www.chi.is/energy-heals-part-ii-biophoton-emissions-body-light/

Myers, Amy: »9 Signs You Have Leaky Gut«. 9. Februar, 2019. www.amymyersmd.com/2019/02/9-signs-you-have-leaky-gut/

National Cancer Institute: »Cell Phones and Cancer Risk«. Cell Phones Fact sheet. Aktualisiert am 9. Januar 2019. www.cancer.gov/about-cancer/causes-prevention/risk/radiation/cell-phones-fact-sheet

–, »Electromagnetic Fields and Cancer«. Aktualisiert am 3. Januar 2019. www.cancer.gov/about-cancer/causes-prevention/risk/radiation/electromagnetic-fields-fact-sheet

National Institute of Environmental Health Sciences: »Autoimmune Disease«. Aktualisiert am 31. Juli 2019. www.niehs.nih.gov/health/topics/conditions/autoimmune/index.cfm

National Institute of Mental Health: »Post-Traumatic Stress Disorder«. Aktualisiert im Mai 2019. www.nimh.nih.gov/health/topics/post-traumatic-stress-disorder-ptsd/index.shtml

Neeld, Elizabeth Harper: »The Physical Stress of Grieving«. Aufgerufen am 5. September 2019. http://connect.legacy.com/inspire/physical-stress-of-grieving

Oaklander, Mandy: »New Hope for Depression«. *Time*. 27. Juli 2017. Aufgerufen am 5. September 2019. http://time.com/4876098/new-hope-for-depression/

Office of National Statistics: »People Who Were Abused as Children Are More Likely to Be Abused As an Adult: Exploring the Impact of What Can Sometimes Be Hidden Crimes«. Aktualisiert am 27. September 2017. www.ons.gov.uk/peoplepopulationandcommunity/crimeandjustice/articles/peoplewhowereabusedaschildrenaremorelikelytobeabusedasanadult/2017-09-27

Ogloff, James, Margaret Cutajar, Emily Mann und Paul Mullen: »Child Sexual Abuse and Subsequent Offending and Victimization: A 45-Year Follow-Up Study«. *Trends & Issues in Crime and Criminal Justice*, No. 440 (22. Juni 2012). Aufgerufen am 28 Juli 2019. Canberra: Australian Institute of Criminology. www.aic.gov.au/publications/tandi/tandi440

Paul, Marla: »How Traumatic Memories Hide in the Brain, and How to Retrieve Them«. *Northwestern Medicine*. 17. August 2015. www.news.feinberg.northwestern.edu/2015/08/how-traumatic-memories-hide-in-the-brain/

Porges, Stephen W.: *The Polyvagal Theory*. New York: W. W. Norton & Company, 2011

Radiation Safety Institute of Canada: »Cell Phones and Radiation: What You Should Know«. Aufgerufen am 5. September 2019. www.radiationsafety.ca/wp-content/uploads/2009/05/cellphones_emf_factsheet.pdf

Rajiv: »Is 5G Technology and Millimeter Waves Safe?« 24. November 2018. www.rf-page.com/is-5g-technology-and-millimeter-waves-safe/

Reshkova, V., et al.: »Evaluation of Antiviral Antibodies Against Epstein-Barr Virus and Neurotransmitters in Patients with Fibromyalgia«. *Journal of Neurology and Neuroscience* 6, No. 3 (14. November 2015). www.jneuro.com/neurology-neuroscience/evaluation-of-antiviral-antibodies-against-epsteinbarr-virus-and-neurotransmitters-in-patients-with-fibromyalgia.php?aid=7360

Ropp, Thomas: »12 Ways to Unlock the Powers of the Vagus Nerve«. Aufgerufen am 5. September 2019. www.upli.connect.com/12-ways-unlock-powers-vagus-nerve/

Rosenberg, Stanley: *Accessing the Healing Power of the Vagus Nerve*. Berkeley, CA: North Atlantic Books, 2017

Shute, Nancy: »Beyond Birth«. *Scientific American*. 30. April 2010. www.scientificamerican.com/article/fetal-cells-microchimerism/

Smith, LeCain W.: *Our Inner Ocean: A World of Healing Modalities*. Bloomington, IN: Balboa Press, 2014

Song, Huan, Fang Gang, Gunnar Tomasson et al.: »Association of Stress-Related Disorders with Subsequent Autoimmune Disease«. *JAMA* 319, No. 23 (19. Juni 2018), S. 2388–2400

Stratton, Charles W.: »Association of Chlamydia pneumoniae with Chronic Human Diseases«. *Antimicrobics and Infectious Diseases Newsletter* 18, No. 7 (Juli 2000). www.pdfs.semanticscholar.org/e049/1a9cce6bea12d351156e30acd743a0f04f01.pdf

–, »Chlamydophila pneumoniae. A Pathogen Causing More Than Pneumonia«. In *Reference Module in Biomedical Sciences: Encyclopedia of Microbiology* (4th Edition). Elsevier. Januar 2018

Sukakov, K. V.: »Connective Tissue Under Emotional Stress«. *Aviakosm Ekolog Med* 34, No. 3 (2000), S. 27–33. Aufgerufen am 5. September 2019. www.ncbi.nlm.nih.gov/pubmed/10948405

Tarasuik, Joanne C., Con K. K. Stough und Joseph Ciorciari: »Understanding the Neurobiology of Emotional Intelligence: A Review«. In *Assessing Emotional Intelligence: Theory, Research, and Applications*, S. 307–320. Springer, April 2009. www.researchgate.net/publication/225310877_Understanding_the_Neurobiology_of_Emotional_Intelligence_A_Review

Tiller, William A.: »What Are Subtle Energies?« *Journal of Scientific Exploration* 7, No. 3 (1993), S. 293–304. www.pdfs.semanticscholar.org/c82e/35d051ca75a2327af27975d216f498+05b9.pdf

Uliczka, Frank, et al.: »Unique Cell Adhesion and Invasion Properties of Yersinia enterocolitica 0:3«. *National Institute of Allergy and Infectious Diseases.* 7. Juli 2011. www.journals.plos.org/plospathogens/article?id=10.1371/journal.ppat.1002117

Walia, Arjun: »Precognition: Science Shows How Our Body Reacts to Events Up to 10 Seconds Before They Happen«. 28. November 2014. www.collective-evolution.com/2014/11/28/precognition-science-shows-how-our-body-reacts-to-events-up-to-10-seconds-before-they-happen/

Walker, Peter: »Codependency, Trauma and the Fawn Response«. *The East Bay Therapist* (Jan./Feb. 2003). www.pete-walker.com/codependencyFawnResponse.htm

Weinhold, Bob: »Epigenetics: The Science of Change«. *Environmental Health Perspectives* 114, No. 3 (März 2006): A160–167. www.ncbi.nlm.nih.gov/pmc/articles/PMC1392256/

Wonderopolis: »Why Does Everyone Have a Unique Voice?« Aufgerufen am 5. September 2019. www.wonderopolis.org/wonder/why-does-everyone-have-a-unique-voice

World Health Organization: »Depression«. Aktualisiert am 22. März 2018. www.who.int/en/news-room/fact-sheets/detail/depression

–, »Electromagnetic Fields and Public Health: Mobile Phones«. 8. Oktober 2014. Aufgerufen am 5. September 2019. www.who.int/en/news-room/fact-sheets/detail/electromagnetic-fields-and-public-health-mobile-phones

–, »Electromagnetic Fields and Public Health: Electromagnetic Hypersensitivity«. Dezember 2005. Aufgerufen am 5. September 2019. www.who.int/peh-emf/publications/facts/fs296/en/

–, »What Are the Health Risks Associated with Mobile Phones and Their Base Stations?« Online Q&A. 20. September 2013. www.who.int/features/qa/30/en/

Yury, Carrie: »Your Heartbeat May Soon Be Your Only Password«. *Wired.* Juni 2014. Aufgerufen am 5. September 2019. www.wired.com/insights/2014/06/heartbeat-may-soon-password/

Zhu, Xiqun, et al.: »Microbiota-Gut-Brain Axis and the Central Nervous System«. *Oncotarget* 8, No. 32 (8. August 2017). www.ncbi.nlm.nih.gov/pmc/articles/PMC5581153/

Zimmermann, Kim Ann: »Endocrine System: Facts, Functions and Diseases«. 15. Februar 2018. www.livescience.com/26496-endocrine-system.html

Anmerkungen

Einleitung

1 Centers for Disease Control and Prevention: »Chronic Diseases in America«.
2 Unter dem Begriff »Koabhängigkeit« bzw. »Co-Abhängigkeit« versteht man in der Regel zweierlei: einerseits die Situation des engen Umfelds von Suchtkranken (also die Lage ihrer Partner, Kinder oder Eltern), andererseits eine Liebes- oder Beziehungssucht, die im Extremfall so weit gehen kann, dass man an einer Partnerschaft festhält, obwohl man an ihr zu zerbrechen droht.

Kapitel 2

3 Tiller: »What Are Subtle Energies?«, S. 293–304.
4 Ferguson: *A Real-Life Christian Spiritual Journey*, S. 240.
5 Fraser: »How the Human Body Creates Electromagnetic Fields«.
6 Smith: *Our Inner Ocean*, S. 295.
7 Crosbie und Crosbie: »The Role of Quantum Physics«.
8 Yury: »Your Heartbeat May Soon Be Your Only Password«.
9 Makin: »New Evidence Points to Personal Brain Signatures«.
10 Wonderopolis: »Why Does Everyone Have a Unique Voice?«
11 Ogloff et al.: »Child Sexual Abuse and Subsequent Offending and Victimization«; Crime Victims Center, Inc.: »Statistics – Child Sexual Abuse«; Office of National Statistics: »People Who Were Abused As Children Are More Likely To Be Abused As an Adult«.

Kapitel 3

12 Walker: »Codependency, Trauma and the Fawn Response«.
13 American Psychological Association (APA): »Stress Effects on the Body«.
14 Ropp: »12 Ways to Unlock the Powers of the Vagus Nerve«.
15 HeartMath Institute: »The Making of Emotions«.
16 Tarasuik et al.: »Understanding the Neurobiology of Emotional Intelligence«, S. 307–320.
17 Bowen: »The Enteric Nervous System«.
18 Zhu et al.: »Microbiota-Gut-Brain Axis and the Central Nervous System«.
19 Ropp: »12 Ways to Unlock the Powers of the Vagus Nerve«.
20 Porges: *The Polyvagal Theory*.
21 Friedland-Kays und Dana: »Being Polyvagal«.
22 American Psychological Association (APA): »Stress Effects on the Body«.
23 Sukakov: »Connective Tissue Under Emotional Stress«.
24 American Psychological Association (APA): »Stress Effects on the Body«; Aguilera: »HPA Axis Responsiveness to Stress«.
25 Myers: »9 Signs You Have Leaky Gut«; Illiades: »How Stress Affects Digestion«.
26 Krans: »6 Surprising Facts About the Microbes Living in Your Gut«.
27 Kwon: »Does Parkinson's Begin in the Gut?«; Bonaz et al.: »The Vagus Nerve and the Interface of the Microbiota-Gut-Brain Axis«.
28 Hadhazy: »Think Twice. How the Gut's ›Second Brain‹ Influences Mood and Well-Being«.
29 World Health Organization: »Depression«.
30 Oaklander: »New Hope for Depression«.
31 Azab: »The Brain on Fire. Depression and Inflammation«.
32 Eustice: »Cytokines and How They Work«.
33 McLeod: »Stress, Illness and the Immune System«.
34 Hurley: »Grandma's Experiences Leave a Mark on Your Genes«; Weinhold: »Epigenetics. The Science of Change«.
35 Shute: »Beyond Birth«.
36 Matone: »Scientists Discover Children's Cells Living in Mothers' Brains«.
37 Auszüge aus Linsteadt: *The Heart of Health*.
38 Fraser und Massey: *Decoding the Human Body-Field*, S. 206–214.
39 Kshatri: »Sound Healing: More Than Just a Good Vibration«.
40 Mercola: »Your Body Literally Glows with Light«.
41 Bair: »Visible Light Radiated from the Heart with Heart Rhythm Meditation«.
42 Baerbel: »Russian DNA Discoveries«.
43 Muehsam: »The Energy That Heals Part II: Biophoton Emission and the Body of Light«.
44 Ebenda.

45 Badenoch: *The Heart of Trauma*, S. 21 f.
46 Kolk: *The Body Keeps the Score*, S. 66–71.
47 Paul: »How Traumatic Memories Hide in the Brain, and How to Retrieve Them«.
48 National Institute of Environmental Health Sciences: »Autoimmune Diseases«.
49 Columbia University Medical Center: »Parkinson's Is Partly an Autoimmune Disease, Study Finds«; Kurtzman: »Scientists Discover Autoimmune Disease Associated with Testicular Cancer«.
50 Levine: »Stress-Related Disorders Linked to Autoimmune Disease, Study Finds«; Song et al.: »Association of Stress-Related Disorders with Subsequent Autoimmune Disease«.
51 Merrick et al.: »Prevalence of Adverse Childhood Experiences from the 2011–2014 Behavioral Risk Factor Surveillance System in 23 States«.
52 Das Modell beziehungsweise die Theorie des dreieinigen Gehirns wurde in den 1960er-Jahren von dem Neurowissenschaftler MacLean aufgestellt. Er beschrieb es in seinem Buch *The Triune Brain in Evolution*.
53 Breit et al.: »Vagus Nerve als Modulator of the Brain-Gut Axis in Psychiatric and Inflammatory Disorders«.
54 McCraty: »Energetic Communication«, Kapitel 6 in *Science of the Heart*.
55 McCraty: »Resilience, Stress and Emotions«, Kapitel 2 in *Science of the Heart*.
56 Zimmermann: »Endocrine System. Facts, Functions, and Diseases«.
57 Barnes: »What Is Fascia?«
58 Hurley: »Grandma's Experiences Leave a Mark on Your Genes«; Weinhold: »Epigenetics«.
59 GreenMedInfo Research Group: »Epigenetic Memories Are Passed Down 14 Successive Generations«.
60 Fortson: »Bruce Lipton, PhD – Epigenetics«, in *Embrace, Release, Heal*.
61 Shute: »Beyond Birth«.

Kapitel 4

62 Cedars-Sinai: »Connective Tissue Disorders«.
63 National Cancer Institute: »Electromagnetic Fields and Cancer«.
64 Ebenda; Merriam-Webster Dictionary, Stichwort: »Electromagnetic Wave«.
65 National Cancer Institute: »Electromagnetic Fields and Cancer«.
66 National Cancer Institute: »Cell Phones and Cancer Risk«.
67 Radiation Safety Institute of Canada: »Cell Phones and Radiation. What You Should Know«; World Health Organization (WHO): »Electromagnetic Fields and Public Health. Mobile Phones«; WHO: »Electromagnetic Fields and Public Health. Electromagnetic Hypersensitivity«.
68 World Health Organization: »What Are the Health Risks Associated with Mobile Phones and Their Base Stations?«

69 American Academy of Pediatrics: »Electromagnetic Fields. A Hazard to Your Health?«
70 California Department of Public Health: »CDPH Issues Guidelines on How to Reduce Exposure to Radio Frequency Energy from Cell Phones«.
71 Fisher: »5G Spectrum and Frequencies«.
72 Fisher: »How are 4G and 5G Different?«
73 Davis: »The FCC Needs to Update Ist Cellphone Tests for Radiofrequency Radiation«.
74 Fisher: »How are 4G and 5G Different?«
75 Rajiv: »Is 5G Technologies and Millimeter Waves Safe?«; Moskowitz: »5G Wireless Technology«; Moskowitz et al.: »What You Need to Know About 5G Wireless and ›Small‹ Cells«.
76 Fisher: »5G Spectrum and Frequencies«; Rajiv: »Is 5G Technologies and Millimeter Waves Safe?«; Moskowitz et al.: »What You Need to Know About 5G Wireless and ›Small‹ Cells«.
77 American Cancer Society: »Infectious Agents and Cancer«.
78 Blaser: »Understanding Microbe-Induced Cancers«.

Kapitel 5

79 Walia: »Precognition. Science Shows How Our Body Reacts to Events Up to 10 Seconds Before They Happen«.
80 Bonaz et al.: »The Vagus Nerve at the Interface«; Breit et al.: »Vagus Nerve as Modulator of the Brain-Gut Axis«.
81 National Institute of Mental Health: »Post-Traumatic Stress Disorder«.
82 Anxiety and Depression Association of America: »Symptoms of PTSD«.
83 Bender: »What Are the Differences Between PTS and PTSD?«

Kapitel 6

84 Kübler-Ross und Kessler: *On Grief and Grieving.*
85 Beyond Blue Support Service: »What Is Grief?«
86 Neeld: »The Physical Stress of Grieving«.

Kapitel 8

87 Rosenberg: *Accessing the Healing Power of the Vagus Nerve*, S. 52.
88 Ebenda, S. 63.
89 Ebenda, S. 186–190.

Kapitel 9

90 Stratton: »Association of *Chlamydia pneumoniae* with Chronic Human Diseases« und Stratton: »*Chlamydia pneumoniae*. A Pathogen Causing More Than Pneumonia«, S. 641–650.

91 Cincinnati Children's Hospital Medical Center: »Epstein-Barr Virus Linked to Seven Serious Diseases«.

92 Reshkova et al.: »Evaluation of Antiviral Antibodies Against Epstein-Barr Virus and Neurotransmitters in Patients with Fibromyalgia«.

93 Dittfeld et al.: »A Possible Link Between the Epstein-Barr Virus Infection and Autoimmune Thyroid Disorders«.

94 Uliczka et al.: »Unique Cell Adhesion and Invasion Properties of Yersinia enterocolitica 0:3«.

Register

Abschirmschild 123, 135, 171, 218
Abtreibung 151f., 158, 160
Adrenalin 53, 76f., 85, 139
Ahnen (*siehe auch* Vorfahren) 101, 103, 142, 164, 172, 216, 218, 220, 260f.
Al-Anon 183, 187
Alkoholismus 57, 160, 179
Allergien 8, 10, 21, 40, 42, 60, 72, 82f., 101, 116, 161, 166, 170, 191, 195, 218, 235, 281, 283, 285, 296, 298, 308
Allopathische Medizin 11, 126
Alzheimer-Krankheit 262
Aminosäuren 71
Arrhythmie (*siehe auch* Herzrhythmusstörungen) 15
Arthritis 178
- juvenile idiopathische 274
- Schuppenflechtenarthritis 279
- rheumatoide 62, 72, 91, 274, 279
Asthma 54, 60, 72, 81f., 178, 272
Atmungssystem 57, 74, 78, 99
Atome 24, 26, 66
Aufmerksamkeitsdefizit-Hyperaktivitätssyndrom (ADHS) 20, 110, 165f., 191
Aurafeld(er) 30, 32f., 38, 43, 64, 98, 101, 106f., 109, 111, 114, 119, 122ff., 134, 136, 139, 143, 146, 150, 152, 155ff., 162ff., 171f., 179f., 184, 188ff., 216, 218, 221ff., 236, 244f., 257f., 264, 274, 279
Ausscheidungssystem 83
Autismusspektrum 20, 61, 166, 191
Autoimmunerkrankungen 8, 10, 23, 40ff., 47, 59, 60, 71ff., 81, 89, 95, 147, 151, 202, 274, 276, 280, 305
Autonomes Nervensystem (ANS) 76

Bakterien 25, 56, 80f., 83, 124f., 135, 155, 181f., 261ff., 273, 275
Basophile 81
Bauchspeicheldrüse 83ff., 287
Beschützer 233f., 238f., 248
Beziehungsprobleme 7, 21, 52, 172, 196
Bijas 99
Bindegewebe 27, 58, 66, 74, 82, 87, 101, 106, 127, 129, 156, 165, 269, 279, 289
Biophotonen 67ff., 266
Bipolare Störung 169

Blase 41, 68, 84, 140, 146, 150, 179f., 182, 184, 214, 216, 225, 263, 276
Blasenentzündung 276
Blut 57ff., 65f., 73, 78, 80f., 84, 87, 91
Blut-Hirn-Schranke 262, 288
Blutgefäße 54, 58, 78, 85, 87, 278, 280
Blutplättchen 80
Borderline-Persönlichkeitsstörung 21, 169, 193
Borreliose 15, 72, 125, 261, 272
Bronchitis 178, 261

Candida 142, 145, 277, 280
Chakras 26ff., 30, 54, 65, 98f., 101ff., 109f., 114, 121, 131, 134, 136, 140ff., 146, 152f., 161, 164f., 167, 171f., 180, 188, 190ff., 198, 209ff., 214, 216ff., 236, 243ff., 266ff., 273, 275, 278f., 285, 288, 297, 302
- erstes 28, 32, 128, 133, 139f., 144, 158f., 172, 191, 195, 211, 213, 245, 247, 249, 273, 286, 290, 297, 302
- zweites 28, 32, 99, 107, 128, 133, 142, 144, 158f., 195, 211, 213, 247, 249, 286, 297, 302
- drittes 28, 32, 99, 133, 158f., 163, 172, 191, 211, 213, 247, 249, 287, 297, 302
- viertes 28,32, 99, 109, 133, 163, 191, 210f., 213, 247, 249, 287, 297, 302
- fünftes 28, 32, 100, 211, 213, 277, 279, 297, 303
- sechstes 28, 32, 100, 110, 140, 142f., 163ff., 190, 192, 195, 210, 213, 247, 249, 279, 288, 297, 303
- siebtes 28, 32, 100, 110, 139ff., 164, 166f., 169, 172, 190, 196, 210ff., 243, 247ff., 278, 288, 298, 303
- achtes 28, 32, 100, 110, 133, 162, 164, 166, 171f., 188f., 191, 196, 210, 212f., 244, 247ff., 273, 289, 298, 303
- neuntes 28, 32, 100, 110, 125, 133, 164, 190, 211, 213, 237, 244, 247ff., 278, 289, 290, 298, 303
- zehntes 28, 32, 43, 101ff., 133, 141f., 161, 163ff., 171f., 188ff., 195f., 211ff., 237, 244, 248f., 273, 275, 279, 289, 292,. 298, 303
- elftes 28, 32, 101, 133, 156, 164f., 190f., 211, 313, 248, 274, 279f., 289, 298, 303
- zwölftes 28, 32, 101, 133, 214, 248, 289, 298, 303
- Aktivierung nach Alter 212ff.
- äußeres Rad 113f., 212, 216f., 219f., 244ff., 267
- Farben 30, 99ff., 210, 247f., 302
- inneres Rad 113, 243
- Keimsilben (Bijas) 99
- Klänge 248, 266
- Räder 113, 216, 245f., 268
- Rückseite 104f., 141f., 165, 171, 249
- Vorderseite 104f., 141f., 165
- zugeordnete Aktivitäten 302
- zugeordnete Nahrungsmittel und Substanzen 296ff.
- zugeordnete Suchtprobleme 296ff.
Chinesische Medizin (*siehe* traditionelle chinesische Medizin)
Chlamydia pneumonia 261f.
Chronische Krankheit 7, 10, 16, 18, 21ff., 40ff., 46f., 49, 52, 59f., 63, 71, 82,

85, 89, 91, 106f., 126, 129, 147, 150, 152, 155, 161f., 179, 200, 212, 221, 251, 253, 259, 261f., 265, 267, 272, 275, 282, 285, 290, 296, 305
Chronisches Müdigkeitssyndrom 149, 155, 261, 273
Co-Abhängigkeit 10, 20, 168f., 172, 176f., 182f., 185, 188, 190, 193, 195f., 225, 234, 237, 259, 296f.
Codierende Genetik 88
Corbin, Henry 206
Cortisol 53, 58f., 76f., 85, 139

Dämonen 118, 134
Darm 54ff., 59ff., 73, 77, 89, 128, 139, 142, 148, 152f., 163, 278, 280
Darm-Hirn-Achse 55f., 77, 170
Darmentzündung 275
Darmhirn 56, 78, 142

Degenerative Kräfte (*siehe* Kräfte, degenerative)
Denkender Geist (einer von vier wesentlichen Anteilen des Selbst) 115ff., 136, 150, 251
Depression 15, 20, 42, 59ff., 73, 89, 100, 104f., 138, 141f., 144ff., 152, 166f. 178f., 192, 237, 249
Dharma 114f., 272
Diabetes 57, 59f., 63, 79, 178, 259
- Typ 1 72, 273f.
- Typ 2 59, 84, 273
Dickdarm 62, 84, 99, 277
Digitaler Missbrauch 20, 164
Dissoziative Identitätsstörung 196
Distraktor 234, 239
Divertikulitis 60
DNA 63, 65, 67f., 70, 88f., 91, 157, 261, 268
Dünndarm 59, 82ff., 99, 280
Dynamic Neural Retraining System (DNRS) 70

Einfache Berührung 242
Einstein, Albert 25
Eintrittswunde 40, 139, 141, 146, 215
Elektrizität/elektrische Energie 26f., 33, 77, 108, 152, 163, 245, 257
Elektromagnetische Felder (EMF) 26, 79, 91, 106ff., 128, 165, 266, 277
Elektromagnetische Strahlung 108
Elektromagnetisches Spektrum 68, 108
EMDR-(Eye-Movement-Desensitization-and-Reprocessing-)Therapie 44
Emotionaler Missbrauch 20, 164, 190, 211
Endokrines System 53, 58, 60, 80, 84
Endometriose 273
Energetische Co-Abhängigkeit (*siehe auch* Co-Abhängigkeit) 177, 183, 185, 193, 199f., 252, 259, 296
Engel 118, 120, 134, 204, 206
Enterisches Nervensystem 77, 99, 154
Entitäten 21, 37, 118, 120f., 134, 136, 148f., 151, 153, 161, 169, 172, 189, 204f., 264, 289
Entzündung 58ff., 81, 84f., 87, 89, 106, 126f., 138, 152, 156, 262, 272, 276f., 280
Eosinophile 81
Epigene 69, 157, 191, 252, 258, 261, 268, 275, 277
Epigenetik 69, 88, 163f., 171, 218

Epigenetisches Material 63, 68f., 89f., 114, 118, 122, 141, 146, 155f., 159, 161, 163, 168, 220, 257, 270
Epstein-Barr-Virus 274f., 277

Faszien 27
Fehlende Energien 40f., 46
Fehlende Kräfte (*siehe* Kräfte, fehlende)
Fette 62, 66, 79, 84, 127, 135, 278, 292
Fibromyalgie 60, 72, 274
Flüche 122, 135, 151, 218
Frequenzen 24f., 33f., 38, 66, 99, 106, 110, 121, 128, 245, 266, 286, 290
Frühere(s) Leben 15, 97, 104, 110, 113ff., 121, 134, 139, 146, 148, 151, 154, 160f., 166, 168ff., 172, 176, 188f., 191, 196, 199, 212ff., 216, 218, 220, 234, 237, 240, 289, 291
Fünf Phasen der Heilung für ein traumatisiertes Selbst 232, 236
Fünf Phasen des Trauerns 178

Gallenblase 83f., 163
Gamma-Aminobuttersäure (GABA) (*siehe auch* Aminosäure) 71, 185
Gebärmutter 63f., 70, 154, 273, 294
Gehirn 30, 34, 50, 56ff., 70f., 75ff., 85, 100, 103, 115, 124f., 139ff., 164ff., 185, 245, 277, 288
Gehirnentzündung 262
Gehirnwellen 44, 185, 245f.
Geist (einer von vier wesentlichen Anteilen des Selbst) 112
Geist, der große 17, 33f., 42, 112, 114, 116, 118, 124, 126, 129, 136, 148, 150f., 160, 203ff., 210, 215ff., 222, 238ff., 256ff., 272ff., 284ff., 293ff., 305
Geister 39, 42, 73, 118, 134, 219
Geistführer 17, 42, 203f., 206
Geistige Kräfte 17, 39, 46f., 51, 117f., 134, 175, 211, 280
Gene 20, 63, 69, 88f., 100, 155
Generationenübergreifende Vererbung 63
Genetisches System 88
Geschwüre 275
Gliazellen 77
Gluonen 25
Glutamat 71
Grippe 179
Guillain-Barré-Syndrom 275

Hämolytische Anämie 275
Hashimoto-Thyreoiditis 274f., 280
Hautprobleme 60, 72
Heilende Ströme der Gnade 124, 205, 214, 216, 219ff., 228, 246ff., 267ff., 293f., 301
Heilraum 235, 240, 247, 249f., 252, 257, 259, 262, 265, 267f., 270, 284, 290, 298, 300
Helicobacter-Pylori-Infektion 275
Hepatitis C 275
Herpes 276
Hertz (Hz) 110, 185, 245
Herz 7, 14, 26, 54f., 58, 65ff., 77ff., 84, 99, 109, 246, 287
Herz- und Skelettmuskeln 87
Herz-Kreislauf-Probleme 89, 179
Herz-Kreislauf-System 27, 53, 58, 61, 74, 78, 99, 127, 140, 268f.
Herzrhythmusstörungen 15, 42, 55
Hirnnerven 243
Hirnstamm 54, 75, 142, 278

Hochfrequenzstrahlung 108, 110f.
Holds 122, 135, 151, 188, 205, 218, 299
Hormonale Ungleichgewichte 15, 60, 161, 163, 300
Hormone 53, 57, 59, 76ff., 84ff., 126, 135f., 139, 155, 159f., 189, 276f., 300f.
Hyperthyreose 277
Hyperverfügbarkeit 20, 164
Hypophyse 58, 75, 85, 100, 139, 163, 288
Hypothalamus 58, 75, 85, 100, 139ff.
Hypothalamus-Hypophyse-Nebennieren-Achse (HHNA) 58, 139
Hypothyreose 86

Ibn Arabi 206
Ida 27, 31, 104
Imaginalwelten 86, 206ff., 215, 220f., 224f., 228f., 235f., 238, 240, 252, 257f., 260ff., 270, 298
Immunsystem 42, 53, 59ff., 66, 72ff., 79, 81, 95, 100, 106, 139, 142, 147, 153, 155, 177, 179, 261, 273, 275f., 279, 295
Infraniedrige Gehinwellen 44, 185, 245f.

Kampf-Flucht-Erstarren-Reaktion 168
Kanäle 9, 26f., 30f., 98, 103, 114, 121, 128
Kanda 244f.
Karma 100, 114ff., 164, 171, 272
Kindheit 15, 18, 21, 30, 35f., 41, 52, 73, 149, 153, 169f., 175, 178, 180f., 185, 194, 259, 289, 291
Klang 14, 24, 66, 68, 106, 229, 269
Klang- und Lichtfrequenzen 53, 265
Klang- und Lichtsysteme 91
Klassische Naturwissenschaft 24f., 36
Klimawandel 19, 39
Knochenmark 58, 62, 74, 80, 82, 101, 192, 275, 289
Kolk, Bessel van der 71
Kohlenhydrate 62, 127, 135, 142, 286, 291f., 295
Komplementärmedizin 11
Körper (als einer von vier wesentlichen Teilen des Selbst) 97
Kräfte
- degenerative 221f., 236, 260, 267, 293, 295
- fehlende 16, 40, 46f., 51, 153, 158f. 170, 211, 215, 253, 281, 283, 296, 299, 305
- geistige 17, 39, 46f., 51, 117f., 134, 175, 211, 280
- generative 221f., 247f., 260, 267, 293, 295
- moderne 39, 46f., 51, 106, 211, 215, 253, 277, 305
- physische 17, 39ff., 45, 47, 51, 101f., 139ff., 211, 253, 290, 305
- psychische
- sekundäre 17, 142, 147, 162, 184, 186, 196, 251ff., 276, 282, 290
- Umweltkräfte 16, 38f., 43, 45, 51, 101, 175, 188, 211, 215, 248, 305
Krebs 42, 61, 63f., 72, 84, 88f., 91, 109, 126, 147, 154, 179, 259, 276
Kübler-Ross, Elisabeth 178
Kuhmilch 149, 152f., 158, 160, 286f.

Lärmbelästigung 163
Leaky-Gut-Syndrom 15, 59, 142, 152, 280

Leber 26, 54, 58f., 83f., 154, 163, 275, 287, 289
Legasthenie 20, 166f., 192
Lernschwierigkeiten 8, 21, 46, 89
Limbisches System 53, 70, 75, 141
Linsteadt, Stephen 65
Lunge 43, 54, 66, 77, 79, 163, 181, 261
Lungenentzündung 15, 42, 261f.
Lupus 8, 72, 179, 259, 274, 276f.
Lymphom 179
Lymphozyten 61, 80f.
Lymphsystem 79

Mächte 118ff., 124, 134, 136, 161
Magen 59, 83, 253
Magenkrebs 275
Mantra-Klänge für die Chakras 303
Marker 122f., 135, 172, 218
Mastzellen 58, 62, 73, 81f., 87, 122, 155ff., 161, 163, 257f., 270, 272, 274, 277
Meister 119, 134
Meridiane 27, 29f., 98, 102, 106, 111, 122, 125, 136, 156, 165, 219, 269ff., 293
Miasmen 122, 135, 156f., 218, 252, 257, 270, 277
Mikroben 20, 37, 39, 43, 56, 59f., 74, 78f., 81ff., 124, 126, 135f., 163, 166, 181, 218, 254, 258, 261ff., 276, 278, 280
– morphende 261f., 278
Mikrobielle Infektionen 20, 98, 146, 161, 265, 277
Mikrobiom 56f., 60, 78, 89, 124, 139, 148, 152f., 163, 166, 169f., 179, 274, 278, 280
Mikrochimäre Faktoren 294
Mikrochimäre Zellen 63f., 73, 91, 128f., 135f., 163, 189, 197, 215, 218, 220, 254, 259, 294, 299
Mikrochimärismus 64, 90, 97, 155, 276
Mineralien 62, 127f., 135, 286, 293
Mingmen 269ff., 293
Mobbing 20, 164, 169, 211, 298
Möbiusband 65, 111, 268
Monozyten 81, 262
Moralisches Trauma 20, 164, 199
Morbus Basedow 147, 155, 274, 277, 280
Morbus Crohn 60, 277
Morbus Menière 277
Morphende Mikroben (*siehe* Mikroben, morphende)
Müdigkeit 15, 42f., 50, 59ff., 72, 82, 138, 178, 274
Multiple Sklerose (MS) 60, 64, 72, 261, 274, 277
Muster 8, 65, 130, 155f., 161, 172, 184ff., 189f., 192, 196, 199, 213, 252f., 256ff., 278, 285, 298f., 306
Myasthenia gravis 72, 278

Nadis 27, 30f., 98, 103f., 136, 219, 244ff., 268
Nahrungsmittelallergien 60, 152
Narkoloepsie 278
Nährstoffe 59, 62, 78, 83f., 127f., 135f., 261, 292ff.
Narzissmus 170, 193f., 259
Naturkatastrophen 19
Naturwesen 208, 231, 298
Nebennieren 58, 84ff., 99, 127, 139, 163, 171, 286, 290f., 293

Nebenschilddrüsen 85
Nervenentzündung 262
Nervensystem (*siehe auch* Autonomes NS, Parasympathisches NS, Sympathisches NS, Zentrales NS) 27, 31, 53f., 56, 60, 67, 70, 75ff., 95, 99f., 110, 140, 164ff., 243, 262, 275
Neuroimmunologie 60
Neuronen 56, 75ff., 245
Neuroplastizität 70
Neurosculpting 70
Neurotransmitter 54, 56, 61, 68, 78, 185, 278
Neutrophile 81
Nichtphysische Wesen 118, 134
Nieren 54, 59, 84f., 99, 101, 128, 269f., 295
Noradrenalin 53, 76f., 139

Om 249
Östrogen 76, 86f., 126, 135, 155, 301

Parasiten 56, 81, 125, 263
Parasympathisches Nervensystem (PNS) 57, 76
Parkinson 60, 72
Pathogene 77, 81f.
Perniziöse Anämie 278
Phononen 66f., 91, 109, 111, 128, 140, 163, 266f.
Photonen 67ff., 91, 109, 128, 140, 266f.
Physische Energien 9, 14, 16ff., 26, 39, 47, 107, 261, 268
Physisches Trauma 19, 163, 189
- körperliche Misshandlung und Gewalt 20, 39, 115, 182
- sexueller Missbrauch und sexuelle Gewalt 20, 72, 122, 211
- und Verletzungen 19, 47
Pilze 56, 81, 83, 124, 135, 145, 261f., 277
Pingala 27, 31, 103f.
Polyvagale Theorie 57
Polyvagalsystem 163, 166, 169, 185
Porges, Stephen W. 57
Posttraumatische Belastungsstörung (PTBS) 20, 168, 192, 245
Posttraumatischer Stress (PTS) 73, 168
Primärschleife 196
Progesteron 87, 126, 135, 301
Proteine 61f., 65, 80, 82, 85, 88, 189, 292, 295
Protozoen 83, 125, 135, 261ff.
Psychische Erkrankungen und Zustände 20ff., 61, 73, 89, 110, 167f., 192ff., 298
Psychischer Missbrauch 20, 164, 190
Psychisches Trauma 20
Psychoneuroimmunologie 60

Qi 27, 29, 270
Quanten 25, 33
Quantenenergie 16, 66
Quarks 25

Raynaud-Krankheit 278
Reizdarmsyndrom 59, 61, 152, 278
Reptilienhirn 54, 75
Restless-Legs-Syndrom 279
Rheumatoide Arthritis (*siehe* Arthritis)
Rosenberg, Stanley 242f.
Rosenbergs Übung 243
Rote Blutkörperchen 80, 86, 275, 278

Rückenmark 53, 56, 75f., 103, 244
Rückführung in frühere Leben 160

Saisonale Allergien 60
Säugetiergehirn 53, 75
Scham 44, 52, 107, 123, 127, 148, 151, 153, 161, 164, 171, 180f., 184, 189ff., 222, 234, 239, 254, 272, 276, 292, 297f.
Schilddrüse 85, 100, 147, 155, 163, 274f., 277, 280, 287
Schilddrüsenerkrankungen (*siehe auch* Hyperthyreose und Hypothyreose) 72, 84, 155
Schizophrenie 21, 60, 89, 170, 262
Schmerz 20, 37, 42, 58, 82, 87, 98, 114, 116, 147, 160, 180, 186, 191, 193, 215, 234, 241, 253f., 273f., 276, 279, 284
- primär 20
- sekundär 20
Schnüre 43, 122, 129, 135, 151, 154, 158, 171, 186, 189, 191, 218, 253
Schock 69, 104, 140, 146, 194, 234
Schockblase 17f., 41ff., 47, 54, 102, 115, 123, 131, 140, 144, 150ff., 158ff., 168, 172, 177f., 179f., 182, 186, 196, 198, 200, 203, 205, 212, 214, 216, 225, 233f., 237, 248, 257, 291, 305
Schuppenflechte 72, 279
Schuppenflechtenarthritis 279
Schwingung 24f., 79, 91, 109, 246
Seele (einer von vier wesentlichen Anteilen des Selbst) 97
Sekundäre Kräfte 17, 142, 147, 162, 184, 186, 196, 251ff., 276, 282, 290
Sekundäre Ladungen 41f., 134, 162
Sekundärenergien 17, 22, 36, 142, 198
Sekundärschleife 196
Selbstverletzend 72, 129, 153, 180, 185, 192, 234, 239, 251, 257, 260, 272f., 281f., 299, 305f.
Selbstverletzende Endlosschleife 147, 150, 156, 185, 275, 280, 290, 296
Selbstverletzendes Selbst 161, 252ff., 273, 276, 299, 302
Serotonin 60f., 142, 278
Sexualhormone 86, 126, 283, 300f.
Sexuelle Energie 276
Sjörgren-Syndrom 274, 279
Skalarwellen 66, 268
Sklerodermie 279
Somatische (körperliche) Empfindlichkeiten 20, 166, 192
Somatisches Nervensystem 77
Speiseröhre 56, 59, 83
Stammzellen 82
Stimmungsschwankungen 15, 42, 52, 77, 102, 109, 138, 142
Stressantwort 98, 139, 251
Sucht 8, 21, 52, 101, 120, 149, 153, 158, 161, 170, 182ff., 189ff., 195, 234, 239, 252, 296ff.
Sucht, Nahrungsmittel 251, 296ff.
Sucht, Substanzen 251, 296ff.
Sushumna 27, 31, 103ff., 141, 163, 237, 246, 249f.
Sympathisches Nervensystem 76

T-Lymphozyten (T-Zellen) 80f.
Tachyonen 25
Tensegrity 141
Testosteron 76, 86f., 126f., 135, 155, 189, 300f.

Thalamus 140
Thymusdrüse 820
Traditionelle chinesische Medizin 26, 242
Trauer, nicht erlöst/nicht zum Ausdruck gebracht 188, 198
Trauer/Trauern 10, 21, 42f., 46f., 129, 131, 145, 147, 160, 167, 176ff., 188f., 192, 198, 200, 234, 237f., 241, 259f., 279, 283, 305
Trauma
- Blase 115, 171, 184, 186, 232, 238, 285
- Definition von 17f.
- physisches 19
- psychisches 20
- umweltbedingtes 19
Trauma der ersten Ebene 21

Umweltbedingtes Trauma 19, 162, 188
- natürlich 19, 163, 188
- vom Menschen verursacht 19, 163, 188
Umweltverschmutzung 19, 39, 166
- geogene Belastung 19, 163, 166
- Toxizität in der Luft 19, 163
Universum 16, 24, 33, 67, 120
Ursprüngliche energetische Signatur 23, 33f., 47, 112, 116, 136, 145, 186, 219, 226, 229, 231f., 248, 250, 265, 268

Vagusnerv 54ff., 60, 76f., 103, 124, 139, 152f., 166, 171, 185, 191, 219, 242ff.
Vaskulitis 280
Verbaler Missbrauch 20, 164, 190, 211
Verdauungssystem 53, 59, 74, 79, 83, 85, 139, 288
Vergeben/Vergebung 42, 100, 115, 123, 272, 283ff., 300, 303, 308
Verursacher-Chakra 209ff., 216f., 221, 224, 233, 290f., 296, 298ff., 302, 307
Verwundetes Selbst 43, 141, 153, 164, 180, 184
Vier wesentliche Anteile des Selbst 97
Viren 56, 80f., 83, 124, 135, 261f., 276
Vitamine 62, 128, 135, 293
Vorfahren 39, 63, 69, 103, 114, 116ff., 121, 126, 134, 146, 155, 161, 172, 176, 195, 2180, 254, 258, 270, 275, 292

Weiße Blutkörperchen 61, 68, 78, 80f., 273
Weltgesundheitsorganisation 61
Wi-Fi 108f., 110f.
Wirbelsäule 27, 30, 103ff., 144, 152, 159, 163
Würmer 83, 125, 135, 261ff.

Yersinia enterocolitica 275, 277, 280

Zellsystem 63
Zentrales Nervensystem (ZNS) 75
Zirbeldrüse 100, 139, 142, 164, 288
Zöliakie 72, 274, 277, 280
Zweites Gehirn 56, 77
Zwerchfellatmung 242f.
Zytokine 61f., 73, 82, 156, 262, 272f.